D1994859

Mut steht am Anfang des Handelns,
Glück am Ende.

(Demokrit, griech. Philosoph 460 – 371 v. Chr.)

MIX
Papier aus verantwortungsvollen Quellen
FSC www.fsc.org
FSC® C011812

klimaneutral
natureOffice.com | DE-620-973866
gedruckt

Originalausgabe
1. Auflage August 2012
2. Auflage Januar 2018

Heidi Rauch & Peter Herrchen GbR
Schloss Aufhausen, Schlossallee 28
D-85435 Erding

Umschlagfoto

Das Foto entstand am 23. Juli 2012 um 9 Uhr früh am 1.100 m hohen Bergsee Ferchensee oberhalb von Mittenwald (zu Fuß in knapp einer Stunde erreichbar) bei neun Grad Außentemperatur und zeigt Gabriele Hornsteiner, die Ehefrau des Fotografen.

ISBN 978-3-00-058530-2

www.mut-zur-neuen-huefte.de
www.mut-zum-neuen-knie.de

Heidi Rauch & Peter Herrchen

Mut zur neuen Hüfte!!

- **Tipps rund um die Hüft-OP von A bis Z**
- **Sportliche „Titanhüften"-Träger berichten**
- **Renommierte Operateure im Interview**
- **Physio-Übungen für die (künstliche) Hüfte**

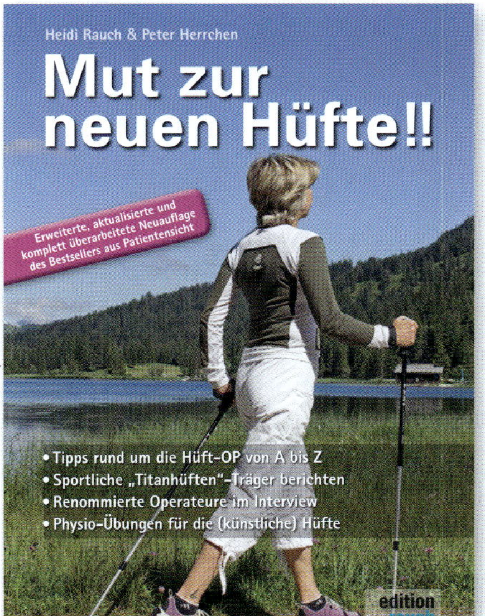

Vorwort

Vom Online-Kontakt zum Mutmach-Buch

Zwei Doppel-TEP-Träger wollen Mut machen – mit aufmunternden Tipps und wahren Geschichten

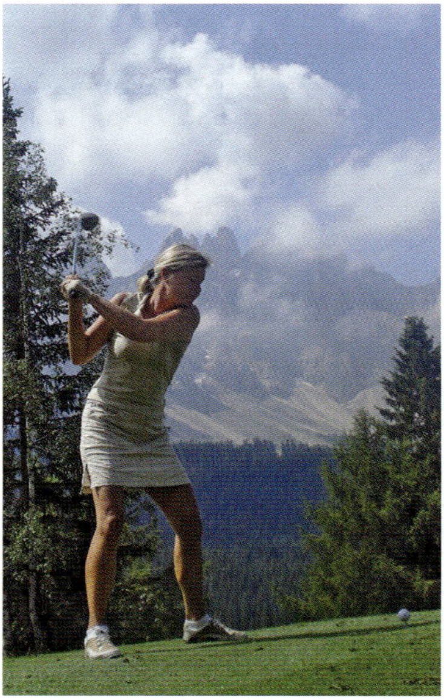

Heidi Rauch im Jui 2012 beim Abschlag im Golfclub Karersee in Südtirol.

Wir beide haben einiges gemeinsam: zwei Hüft-TEPs (für Nicht-Eingeweihte: Totalendoprothesen, vulgo künstliche Hüftgelenke), das Geburtsjahr 1957, Freude an Bewegung und einen Blog, ein Internet-Tagebuch. Heidi Rauch hat in ihrem Blog www.titanhuefte.com ihre Erfahrungen mit zwei Hüft-OPs in einem Jahr von A bis Z beschrieben; Peter Herrchen konzentriert sich in seinem Blog endoprothese-und-sport.de genau auf diese beiden Themen, gepaart mit Hinweisen auch auf medizinische Artikel und Studien. Über diese meist humorvoll und mit einem Schuss Selbstironie geschriebenen Texte haben wir uns kennengelernt, uns gemailt, telefoniert und uns dann getroffen. Aber nein, wir sind kein Liebespaar geworden! Wir sind beide glücklich verheiratet. Unsere Partnerschaft beschränkt sich auf diese Mutmach-Bücher und hat das Ziel, Sie glücklich zu machen!

Die vielen positiven Reaktionen auf unsere Blog-Beiträge haben uns selbst Mut gemacht, dieses Buch zu schreiben. Wir haben gemerkt, dass unser Beispiel viele Menschen ermutigt hat – ermutigt zu mehr Bewegung vor oder nach der Hüft-OP oder ermutigt zur Hüft-OP selbst. Wir möchten mit „Mut zur neuen Hüfte!!“ möglichst vielen Menschen Hilfestellung geben, denen noch der letzte Anstoß fehlt, die noch unsicher sind. Wir hoffen, viele offene Fragen rund um das künstliche Hüftgelenk beantwortet zu haben – aus weiblicher Genuss-Sportlerin-Sicht und aus männlicher Sportverrückten-Sicht, aus medizinischer und physiotherapeutischer Sicht sowie aus der Sicht vieler sportlicher TEP-Träger von 21 bis 72 Jahren. An dieser Stelle einen ganz herzlichen Dank allen, die hier mitgemacht haben!

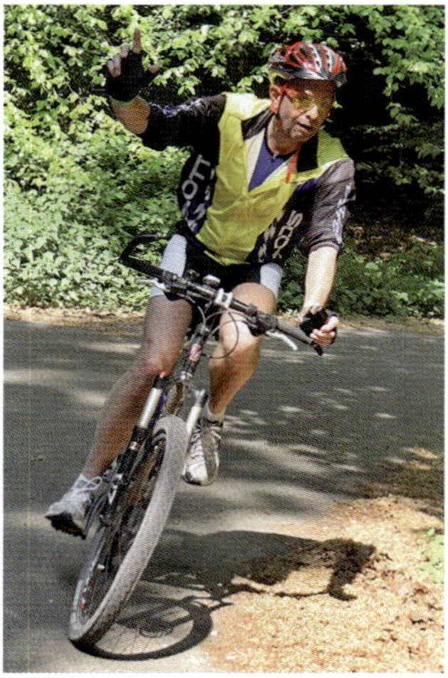

Peter Herrchen im April 2011 beim Cross-Triathlon „Neroman“ in seiner Heimatstadt Wiesbaden.

In dieser Neuauflage unseres Erfolgsratgebers haben wir einige Erfahrungsberichte aus der Erstauflage auf den heutigen Stand gebracht und viele neue hinzugenommen. Zwei Fachärzte-Interviews haben wir mit aktuellen Erkenntnissen ergänzt, zwei Ärzte neu befragt, u. a. weil Heidi Rauchs Operateur Dr. Jürgen Radke aus Altersgründen nicht mehr operiert. Das Thema Revisions-OP ist hinzugekommen, und bei der Gestaltung haben wir analog zu unserem zweiten Buch „Mut zum neuen Knie!“ noch mehr Fotos zur Auflockerung eingestreut.

Viele Themen und Anregungen sind auch aus der inzwischen über 2.000 Mitglieder umfassenden TEPFIT-Facebook-Gruppe eingeflossen. Nicht zuletzt verdanken wir dieser Gruppe einige interessante Hüft-Fälle, die hier nachzulesen sind. Die Admins Peter Herrchen, Therese Schreiber und Ulrike Steyer haben ein unschätzbares Netzwerk aufgebaut, das auch viele Operateure, Physiotherapeuten und Fachleute überzeugt. Der Austausch unter den Betroffenen scheint mehr denn je nötig zu

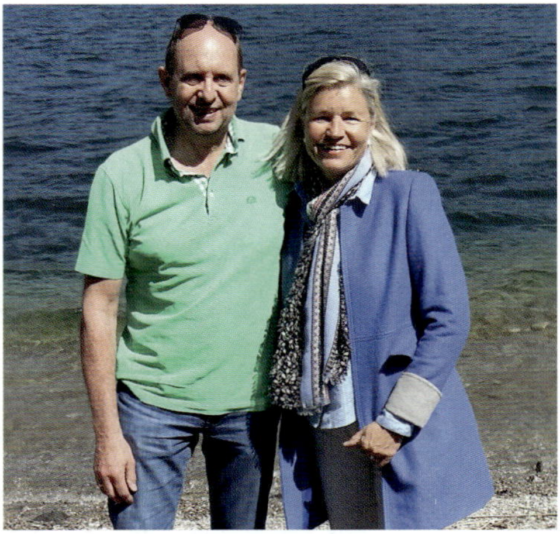

Am Tegernsee waren wir beide in der Reha. Und weil der See so schön ist, finden hier auch die meisten unserer Autoren-Treffen statt: Heidi Rauch und Peter Herrchen, fotografiert von unseren Ehepartnern.

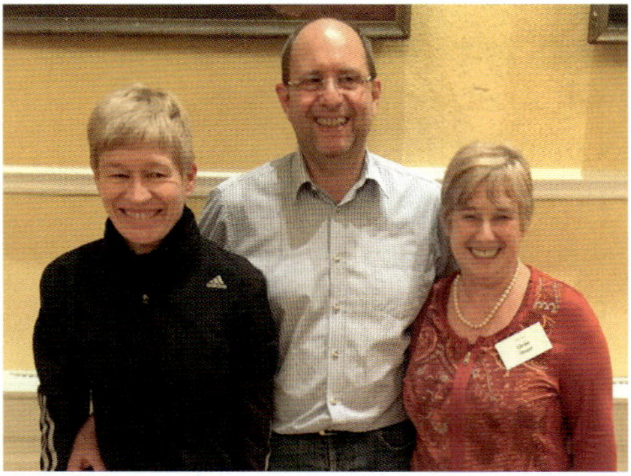

Selten zusammen, da in der Schweiz, in Wiesbaden und Berlin wohnend: die Admins der TEPFIT-Facebook-Gruppe Therese Schreiber, links, Peter Herrchen und Ulrike Steyer beim TEPFIT-Gesundheitsworkshop am 19. November 2016 auf Schloss Aufhausen bei Erding.

sein. Es ist erstaunlich, dass trotz guter Aufklärung über die verschiedensten medialen Kanäle so viele Ängste und Bedenken herumschwirren, die oft nur Gleichgesinnte ausräumen können.

Liebe Leser, wir freuen uns über Ihre Resonanz und wünschen uns, dass Sie dieses Buch all denjenigen weiterempfehlen, die Sie – dank selektiver Wahrnehmung – nach der Lektüre auch als potentielle Hüft-Patienten identifizieren.

In diesem Sinne wünschen wir allen Lesern Mut zur Hüft-OP, wenn sie denn nötig ist, und Mut zu mehr Bewegung, die bestimmt nötig ist. Wir freuen uns jetzt schon mit Ihnen, wenn Sie hinterher eine neue „bewegte" Lebensqualität erleben!

Heidi Rauch und Peter Herrchen

Inhaltsverzeichnis

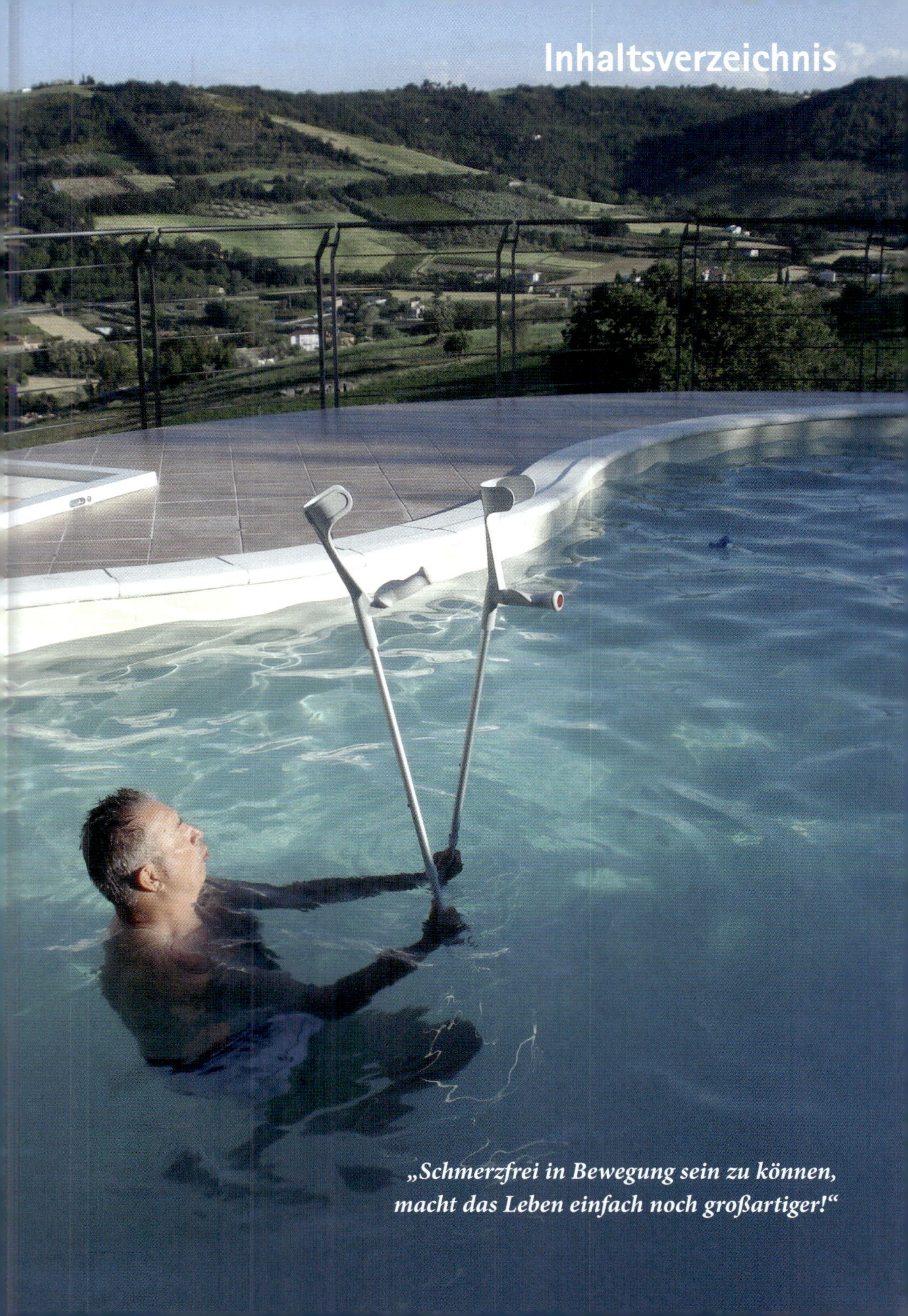

„Schmerzfrei in Bewegung sein zu können, macht das Leben einfach noch großartiger!“

Inhalt

V Nachher = Bewegung und Sport sind wieder möglich Erfahrungsberichte

VI 10 ultimative Hüft-Mutmach-Ratschläge

VII Service

Nachwort

Heidi Rauch, 60, zwei Hüft-OPs in einem Jahr

Titanhüften-Glück

Wenn ich davon erzähle, dass ich im Jahr 2011 mit 53 bzw. 54 Jahren zwei künstliche Hüftgelenke bekommen habe, will das immer keiner glauben. „Was, Du?" (wahlweise: „Was, Sie?") – so jung und schon „Ersatzteile"? Aber ich kann nur sagen: Besser jetzt als gut trainierter, sportlicher Mensch als später, wenn Heilung und Muskelaufbau sicher noch mühsamer sind. Deshalb schreibe ich ja mit Peter Herrchen zusammen auch dieses Mutmach-Buch.

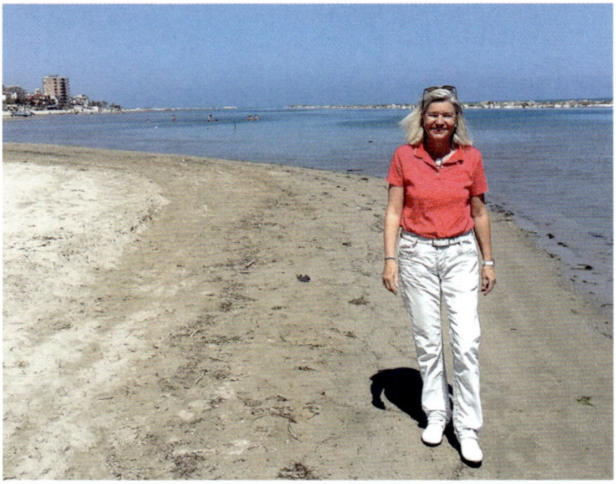

Am flachen Adria-Strand trainiert Heidi auch noch Jahre nach der Hüft-OP ihr Gangbild.

Natürlich habe auch ich versucht, diese nicht gerade kleine Operation so lange wie möglich hinauszuzögern. Was habe ich nicht alles probiert, um meine immer schlimmer werdenden Schmerzen loszuwerden – von Alexander-Technik über Manuelle Therapie, Rolfing und Shiatsu bis zu Yoga. Zum Schluss konnte ich als passionierte Hobby-Golferin nicht einmal mehr neun Löcher gehen, ohne mich hinterher zu fühlen wie nach einem Marathonlauf!

Für Nicht-Golfer: Neun Löcher auf einem 18-Loch-Golfplatz bedeuten ungefähr eine Strecke von drei Kilometern, die man mit meinem damaligen Handicap von 16,5 (heute 19) zügig allein in anderthalb Stunden bewältigen kann; in Gesellschaft mit einem bis drei weiteren Spielern dauert es entsprechend länger.

Diagnose nach Osteoporose-Untersuchung

Alle genannten Therapien finde ich durchaus nützlich, aber nicht, wenn die Diagnose „fortgeschrittene Coxarthrose beidseitig" heißt, also Arthrose in beiden Hüftgelenken. Diese endgültige Diagnose habe ich allerdings erst nach einer Osteoporose-Untersuchung bekommen. Erst auf dem Röntgenbild der Hüfte (und nicht des Beckens oder der Wirbelsäule) und der anschließenden Computertomographie haben Röntgenologe und Arzt erkannt, dass beide Hüftköpfe schon mehr als angegriffen waren. Also keine Iliosakralgelenk-Blockaden (das ist das Kreuzbein-Darmbein-Gelenk, auf das gern bei diffusen Beschwerden des Geh-Apparats getippt wird), kein Ischiasproblem. Nein, eine in der Kindheit nicht erkannte Hüftdysplasie, also eine Fehlstellung des Hüftgelenks, hat den Abrieb des Knorpels zwischen Hüftpfanne und Hüftkopf verursacht. Man hätte mich als Baby wohl nur ein paar Wochen lang breit wickeln müssen. Aber 1957 kannte man die routinemäßigen Ultraschall-Untersuchungen noch nicht. Mir als Preußin, die ich schon seit meinem Studium in München bzw. nun in Erding bei München lebe, sagte eine Bayerin doch angesichts meiner Hüften: „Da host dei Spreizhoserl net ang'habt, gelt?"

„Keine Iliosakralgelenk-Blockade, kein Ischiasproblem – nein, eine fortgeschrittene Coxarthrose beidseitig."

„Nach 9 Löchern Golf habe ich mich gefühlt wie nach einem Marathonlauf!"

Meine arme Mutter ist angesichts meiner Beschwerden ganz unglücklich gewesen und hat sich gemartert, ob sie nach meiner Geburt wohl etwas versäumt hätte. Aber sobald die Pobacken bei einem auf dem Bauch liegenden Säugling gleichmäßige Falten aufgewiesen haben, ist man damals davon ausgegangen, dass alles in Ordnung sei.

Geröllzysten behindern das Gehen

Durch das jahrelange Gehen fast „auf den Felgen“ – meine Beschwerden begleiteten mich ja schon ein paar Jahre – hatten sich sogenannte „Geröllzysten“, kleine Stalaktiten quasi, gebildet, die noch mehr Reibung verursachten. Kein Wunder, dass selbst Schmerzmittel wie Voltaren oder Ibuprofen nichts mehr bewirkt haben – außer Magen-Darm-Probleme.

Interessanterweise war mein behandelnder Orthopäde immer noch ganz angetan von meiner Beweglichkeit. Orthopäden führen dazu ja am liegenden Patienten bestimmte Bewegungen mit den Beinen aus, testen das Abspreizen und Beugen. Diese Beweglichkeit habe ich mit Sicherheit den Fünf Tibetern zu verdanken, die ich seit Anfang der 90er Jahre täglich jeden Morgen mache. Diese Morgengymnastik habe ich nach zwei Qi Gong-Wochenenden auf der Fraueninsel im Chiemsee um einige Qi Gong-Übungen ergänzt und um Übungen, die mir meine Physiotherapeutin gezeigt hat. Ziel war immer, das Gelenk so lange wie möglich geschmeidig zu halten.

„Dank meiner allmorgendlichen Fünf Tibeter und anderer Gymnastikübungen war ich noch immer relativ beweglich.“

Was mir aber Schmerzen verursachte, war das Gehen. Meist bin ich schon nach wenigen Metern eingeknickt mit diesem gemeinen Messerstich-Schmerz in der Leiste, den Hüftpatienten nur zu gut kennen. Meine gute Oberschenkel-Muskulatur hat immer versucht auszugleichen, was das zunehmend unbeweglich werdende Gelenk nicht mehr geschafft hat. Glücklicherweise sind mir Schmerzen im Sitzen und nachts im Liegen erspart geblieben. Dieses „letzte Stadium“ habe ich nicht erreicht. Tröstlich fand ich den Satz, den wohl viele Orthopäden ihren Patienten sagen: „Wir operieren nicht das Röntgenbild, sondern Sie entscheiden über den Zeitpunkt. Sobald Ihre Lebensqualität zu sehr eingeschränkt ist, werden Sie es selber wissen.“

Ambulante Reha vor der OP

Netterweise hat meine Physiotherapeutin Birgit Ferber-Busse in Erding auch noch an meine Beweglichkeit und Sportlichkeit geglaubt und mir geraten, bei der gesetzlichen Krankenkasse – ich bin ganz normal bei der AOK versichert – eine Ambulante Reha zu beantragen. Mein Orthopäde Dr. Kurt Dworschak in Erding hat mich in diesem Wunsch unterstützt – und siehe da, Anfang 2011 fand ich mich im Ambulanten Reha-Zentrum in Erding inmitten von Wirbelsäulen, Hüften und Knien wieder, will sagen inmitten von Menschen mit diesen Problemen. Später in der Reha fragt und antwortet man übrigens tatsächlich nur noch in Kürzeln: „Rücken? Schulter? Nein, Sprunggelenk".

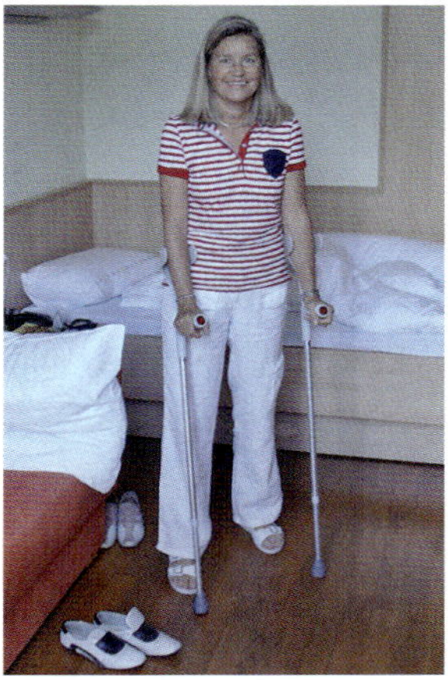

Heidi zwei Wochen nach der ersten Hüft-OP im Einzelzimmer in der Rehaklinik Bad Heilbrunn – man beachte die Slipper vorn und die festen Latschen an den Füßen.

Drei Wochen trainierte ich also mit wenig Gewichten an Geräten (es ging um Stoffwechsel-Training, nicht um Muskelaufbau), machte Gruppen-Übungen auf Wackel-Plattformen und auf Peci-Bällen (zur besseren Koordination), wurde in ein nahe gelegenes Hotel-Schwimmbad ins sogenannte Bewegungsbad gefahren, um dort Übungen im warmen Wasser zu machen, lernte Entspannungsübungen nach Jacobson – und durfte sogar im Rahmen eines Ernährungskurses meine nicht vorhandenen Kochkünste verbessern. Auch Psycho-Beratung wurde angeboten – und zwischendurch gab es Termine mit den Orthopäden vor Ort. Auch da immer wieder der Tenor: Ach, typische Einschränkungen, aber es geht doch noch ganz gut, oder? Klar, solange ich nur drei Schritte von Gerät zu Gerät gehen musste, war mir nichts anzumerken. Aber schon den Gang die Treppe hinunter zum Auto habe ich mir gut überlegt bzw. mich am Geländer festgehalten.

Insgesamt kann ich diese Art der Vorbereitung auf eine OP nur empfehlen. Man weiß dann schon, was einen in der anschließenden Reha erwartet.

Meine Hüftdysplasie-Freundin machte es vor

Um einen Operateur habe ich mich zu diesem Zeitpunkt noch gar nicht gekümmert. Ich habe ja immer noch gehofft… Mein Schlüssel-Erlebnis war das Schwimmen in einem warmen Thermalbad: Die Geh- und Paddelübungen im Bewegungsbad waren ja noch problemlos möglich, aber das Brustschwimmen ging gar nicht mehr! Die Spreizbewegungen taten ungeheuer weh. Das war mein „Point of no return".

> ***„Mein Point of no return war erreicht, als ich nicht mehr richtig Brustschwimmen konnte."***

Ich erzählte das meiner Freundin Susanne, die angeborene Hüftdysplasien hat – und siehe da: Sie hatte einen erfahrenen Operateur gefunden, der bereit war, einen komplizierten Trochanter-Umbau mit gleichzeitiger TEP und Beinverlängerung um drei Zentimeter vorzunehmen, damit sie nicht mehr hinken muss. Das war Dr. med. habil. Jürgen Radke, seines Zeichens schon über 70 Jahre alt und mit ca. 15.000 Hüft-OPs in seinem Leben als der erfahrenste Hüft-Endoprothesen-Operateur Bayerns geltend. Susanne also ging bzw. humpelte voran – und machte sehr gute Erfahrungen im Rotkreuzklinikum München. Ich besuchte sie in der Reha bei Medical Park in Bernau-Felden am Chiemsee, freute mich über ihre positiven Erfahrungen und machte ebenfalls einen Termin bei Dr. Radke aus. Der war kurz und schmerzlos: Ein Blick auf meine Röntgenbilder – und er fragte mich, wann ich

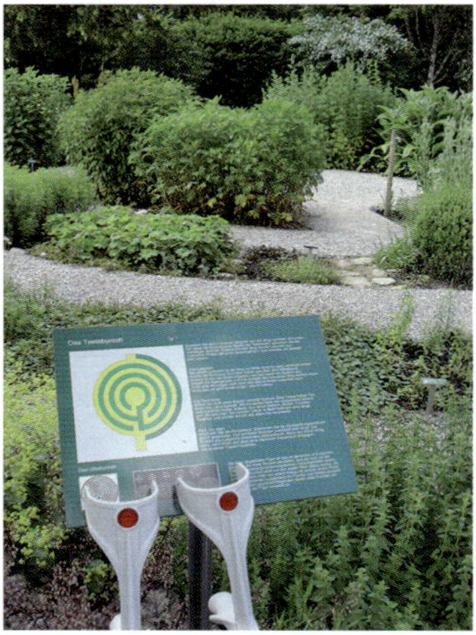

Ein beliebter Anlaufpunkt für Krückengeher: das Teelabyrinth im Kräuter-Erlebnispark von Bad Heilbrunn.

denn kommen wolle. Welche Hüfte zuerst war ihm auch egal. Beide seien ja gleich schlimm. Ich schluckte und nannte meinen Wunschtermin Ende Mai, der auch gleich bestätigt wurde. Nun gab es kein Zurück mehr. Gut so.

Hilfsmittel schon vorher besorgt

Dank Susannes Erfahrung deckte ich mich auch schon vorher mit den wichtigsten Utensilien ein, die zum Großteil auf Rezept von der Krankenkasse zu haben sind: ergonomische Unterarmstützen (die haben eine zusätzliche Handflächenstütze, sehr angenehm), eine Toilettensitzerhöhung, ein Dusch-Hocker, ein Keilkissen (das übernimmt die Kasse nicht oder nur selten). Zusätzlich besorgte ich mir einen langen Schuhlöffel und Schuhe zum Reinschlüpfen: einmal feste Latschen für die Klinik, zum anderen Turnschuhe mit Klettverschluss für das Training an den Geräten. Später stellte ich fest, dass auch Klettverschlüsse mit der Greifzange (gibt's in der Reha zum Ausleihen) von oben schwer zu schließen sind. Man soll ja als frisch Operierter die 90-Grad-Beugung des Gelenks vermeiden.

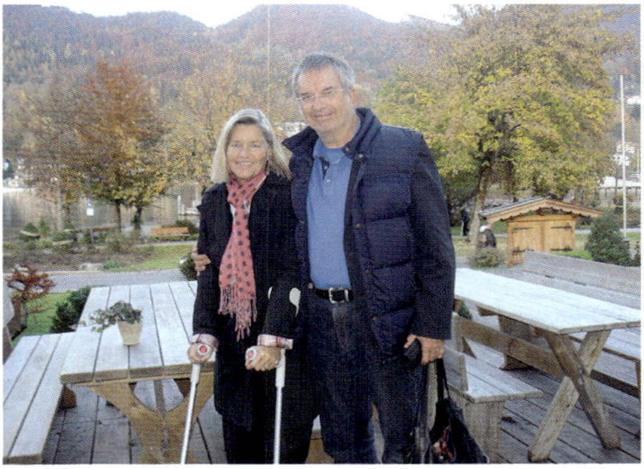

Mein lieber Mann Michael besuchte mich in meiner zweiten Reha am Tegernsee und trug meine Handtasche. Denn das geht mit zwei Krücken natürlich nicht.

Also schlüpfte ich meist in meine schon etwas ausgetretenen Straßenslipper. Und da meine Reha in den warmen Monat Juni fiel, konnte ich mir auch das Anziehen von Strümpfen mit Hilfe des Strumpfanziehers (gibt's auch in der Reha zum Ausleihen) tagsüber zumindest sparen.

„Im Frühahr und Sommer sind OP und Reha wesentlich effektiver.“

Daher mein Tipp an alle Operationswilligen: Wählt das Frühjahr. In der warmen Jahreszeit kann man einfach viel besser (und gefahrloser) spazieren gehen (wichtig für das neue Gelenk) und muss nicht so viele Gedanken ans Anziehen verschwenden. Meine zweite OP fiel dann notgedrungen in den Oktober und die Reha damit in den November. Aber da hatte ich fast unverschämtes Glück: Am Tegernsee herrschte im Herbst 2011 ein unerklärliches Sommerwetter, während München unter einer Nebelglocke versank und rund 15 Grad kälter war!

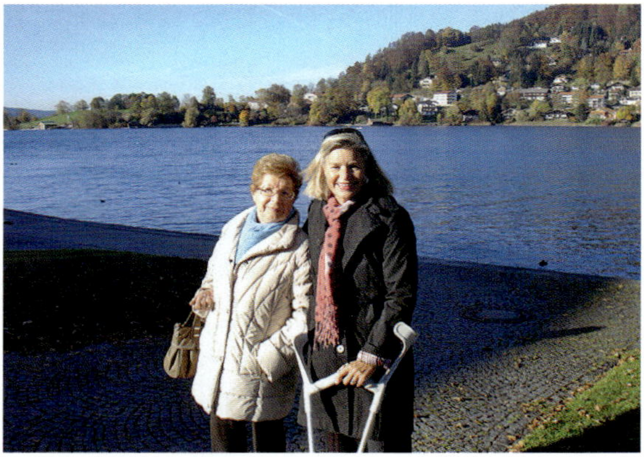

Meine inzwischen verstorbene, liebe Mama flog aus Berlin ein und freute sich über das Sommerwetter Ende Oktober am Tegernsee.

Pragmatische Einstellung war hilfreich

Ich bin meine beiden OP-Termine eher pragmatisch angegangen: Es muss sein, also füge ich mich, klage nicht und gebe mich vertrauensvoll in die Hände der Ärzte. Im Gegensatz zu den Lesern dieses Buchs hatte ich mich vorher auch nicht großartig mit der Operation an sich auseinandergesetzt. Weder habe ich das mir eingesetzte Material bei einem Kinesiologen testen lassen (da hatte ich in der Reha eine Mit-Patientin, die das getan hat), noch habe ich mir auf YouTube die Videos der doch sehr blutigen OP angeschaut.

„Im Krankenhaus war ich Vegetarierin und habe schon wieder am PC gearbeitet."

Ein bisschen war ich schon irritiert, als mir einige mitfühlende Zeitgenossen kurz vorher sagten, dass ich ja da doch einen sehr großen Eingriff vor mir hätte. Klar, habe ich geantwortet, weiß ich. Aber mittlerweile ist das ja eine Routine-OP: rund 200.000 Hüft-OPs werden in Deutschland pro Jahr durchgeführt! Wahrscheinlich war meine pragmatische Einstellung gar nicht schlecht. Konnte man sie bei der ersten OP noch fast naiv nennen, war sie bei der zweiten OP schließlich von Erfahrung geprägt, aber nicht minder positiv.

Im Krankenhaus entwickelte ich meine Eigenheiten, für die ich sicher nicht nur Bewunderung, sondern eher Verwunderung erntete. Zum einen habe ich am Tag vor der OP ab mittags schon nichts mehr gegessen. Ich wollte einfach nicht einsehen, warum ich jetzt noch eine feste Mahlzeit und später eine mir sowieso nicht schmeckende Suppe essen sollte, nur damit ich am frühen Abend einen Einlauf bekomme und alles wieder rausbringe. Sicher, nach der OP am folgenden Morgen gibt es erst einmal bis zum Abend nichts zu essen. Macht doch nichts. Ist gut für die Linie. Man liegt schließlich nur herum.

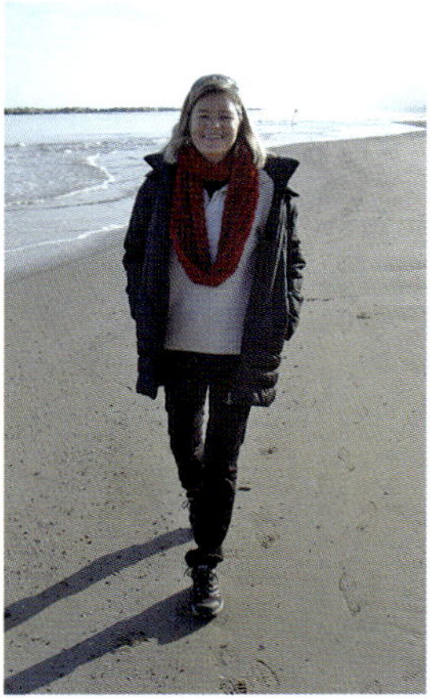

Zweieinhalb Monate nach der zweiten OP hieß Heidis Reha-Programm am Jahresanfang 2012: Strandspaziergang an der Adria.

Zum anderen habe ich mich als Vegetarierin angemeldet, obwohl ich keine bin. Ich wollte einfach keine zusätzlichen Antibiotika in Form von Fleisch aus Massentierhaltung zu mir nehmen. Leider machte mir der Ehec-Darmvirus-Skandal bei der ersten OP einen Strich durch die Rechnung: Da Salat- und Tomaten-Verbot herrschte bis sich Sprossen als die Übeltäter herausstellten, bekam ich abends Käseplatten zum Abwinken und tagsüber eben Fisch mit Reis ohne Gemüse oder Süßspeisen wie Dampfnudeln oder Apfelstrudel mit Vanillesoße. Bei der zweiten OP freute ich mich dann über Salate und Gemüse-Lasagne.

Schließlich habe ich schon im Krankenhaus wieder gearbeitet. Am OP-Tag selbst ist man natürlich noch zu schwach. Am Tag danach darf bzw. muss man ja wg. des Kreislaufs schon aufstehen und danach, wenn der Kreislauf mitspielt, die ersten Schritte mit dem „Maxl“, einem Gestell gehen. Später dann mit Krücken. Da die Physiotherapeutin auch schon am zweiten Tag nach der OP erste Bewegungsübungen im Bett verordnete, sah ich keinen Grund, mein Gehirn nicht ebenfalls nutzen zu wollen. Nachdem ich sämtlichen Verwandten und Freunden am Telefon ein „ärztliches Bulletin“ abgeliefert hatte, wollte ich auch nicht dauernd gedanklich mit meinem Gesundheitszustand beschäftigt sein. Also verband ich mich via PC und Internet (mit mobilem Zugang, da die Klinik kein WLAN anbot) wieder mit der Arbeitswelt – zunächst am Bett-Tisch, nach dem Ziehen des Katheters und mit zunehmender Beweglichkeit (endlich wieder allein aufs Klo gehen und duschen können!) dann am Tisch im Zweibettzimmer.

„Ich empfehle, sich in der Reha selbst um genügend Termine zu kümmern.“

Meine Bett-Nachbarin schüttelte zunächst den Kopf, später war sie fast neidisch, als sie mitbekam, wie schnell die Tage damit vergingen. Natürlich blieb ich nicht stundenlang wie angewurzelt auf meinem Keilkissen sitzen, sondern bin immer wieder über den Gang gegangen, habe am Fenstersims Dehnübungen gemacht, bin mit Freunden (verbotenerweise) im Klinik-Park spazieren gegangen und habe mich mit meinen Besuchern unten in die Cafeteria gesetzt. Zwischendurch habe ich immer wieder Liege-, Lese- und Schlafpausen eingelegt – und mich schließlich unbändig gefreut, als ich endlich nach zehn Tagen in die Reha wechseln durfte.

Erste Reha in Bad Heilbrunn

Mit meiner ersten künstlichen Hüfte war ich zur Reha in Bad Heilbrunn, der Einrichtung, die mit dem Rotkreuzklinikum kooperiert. Ich hatte Glück, dass ich ein sehr schön renoviertes Einzelzimmer bekam. Meine

Mitpatientin Christine, die ein paar Tage später kam, landete in einer eher deprimierenden „Abstellkammer“, die sie nach Protest gegen ein etwas weniger deprimierendes Zimmer tauschen durfte. Der Übergang vom Krankenhaus zum Reha-Ort an einem Wochenende ist allerdings problematisch. Da ist es gut, wenn man gleich viel Besuch bekommt, denn Samstag und Sonntag tut sich noch nicht viel. Zeit also, alles zu erkunden – in diesem Fall vor allem den sehr schönen Kräuter-Erlebnispark vor der Haustür. Wirklich ein Gewinn! Am schönsten fand ich die „Kurschatten-Gewächse“, das „Tee-Labyrinth“ und den Teich, an dem ich jeden Morgen meine Übungen machte.

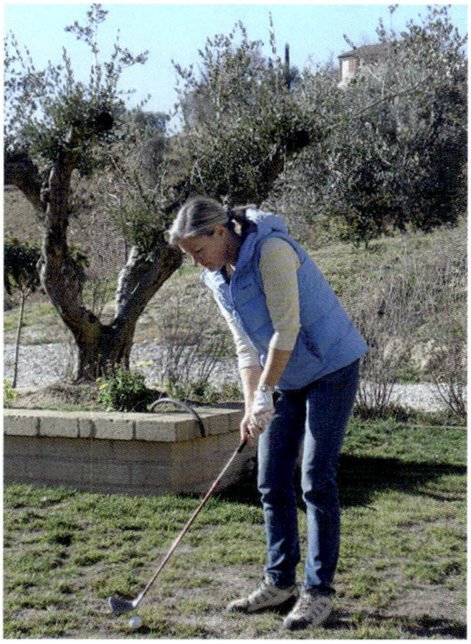

Knapp drei Monate nach der zweiten OP erste Chip-Versuche im italienischen Garten ...

Dann freute ich mich über das Essen – endlich doch wieder etwas Wurst, Schinken und Fleisch. Und das an einem Tisch mit netten Mitpatienten, jenseits von Krankenhaus-Gerüchen. Ich hatte auch das große Glück, einen ehemaligen Arbeitskollegen, Hans, zu treffen, der wiederum einen Mitpatienten, Hubert, an unseren Tisch holte, der Gestalter der Erstauflage dieses Buchs geworden ist. Wir Vier, Christine, Hubert, Hans und ich, verkürzten uns die Abende ungemein beim bayerischen Kartenspiel Wattn, das sie mir als Preußin beibrachten. Was haben wir gelacht und Spaß gehabt!

Sechs Wochen Teilbelastung von 20 kg

Die Anwendungen waren in Bad Heilbrunn insgesamt gut. Allerdings kann ich allen nur empfehlen, sich selbst um genügend Termine zu kümmern. In meinem Fall ging es derart schleppend los, sowohl bei der Physiotherapie als auch bei der Medizinischen Trainingstherapie, dass ich vehement protestieren gegangen bin. Netterweise hat sich Chefarzt Dr. Udo Gieler um meinen OP-Bericht bemüht, den ich erstaunlicherweise selbst nicht zu Gesicht bekommen hatte (bei der zweiten OP habe ich ihn gleich angefordert zur Entlassung). Darin stand die Begründung, warum ich sechs Wochen lang nur eine Teilbelastung von 20 kg hatte – und entsprechend „sanft" therapiert wurde. Dr. Radke hatte bei der Entfernung meiner Geröllzysten den Hüftknochen mit Spongiosa, Knochenmehl, aufgefüllt, um die Dicke der Hüftpfannenwand zu stärken. Diese Spongiosa braucht einfach Zeit zum Einwachsen und Verfestigen. Aber generell vertrat Dr. Radke die konservative Einstellung, seinen Patienten nicht sofort Vollbelastung zu empfehlen.

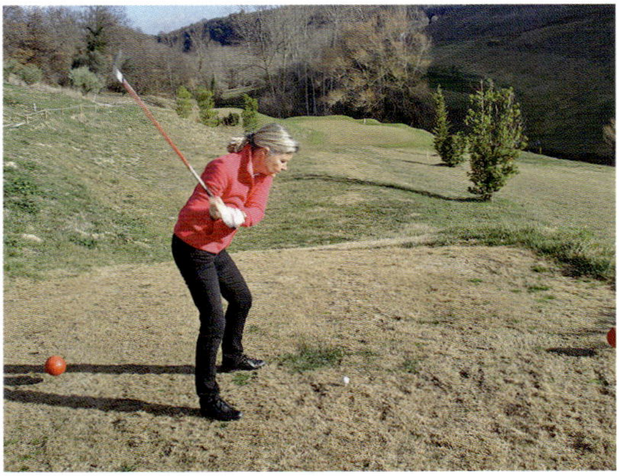

... und zwei Tage später am 14. Januar 2012: Die erste 9-Loch-Runde im Golfclub I Lauri. Hier genau an dem Abschlag des Par 3, an dem mir am 10. Juni 2012 das erste Hole-in-one meiner 24-jährigen „Golf-Karriere" gelang. Und das mit zwei TEPs!

Das war für mich zunächst schwer einzusehen, denn schließlich gingen viele Hüft-Patienten um mich herum schon nach wenigen Tagen in der Reha ohne Krücken. Aber ich fügte mich – und hätte aufgrund meiner geschwächten Muskulatur auch gar nicht anders gekonnt.

Dankenswerterweise setzte sich meine Physiotherapeutin dafür ein, dass ich nicht nur täglich eine halbe Stunde, wie im Therapieplan vorgesehen, sondern eine ganze Stunde an den Geräten trainieren durfte. So schaffte ich dann meine sechs gestatteten Übungen mit Teilbelastung wenigstens und hatte das beruhigende Gefühl, genügend für meinen Muskelaufbau zu tun.

Zweite Reha in Bad Wiessee

Dieses Problem hatte ich in der zweiten Reha in der Medical Park-Klinik St. Hubertus in Bad Wiessee nicht mehr, weil dort die Patienten frei wählen dürfen, wie oft und wie lange sie die Medizinische Trainingstherapie nutzen wollen. Diese Art der Selbstbestimmung kam mir natürlich viel mehr entgegen.

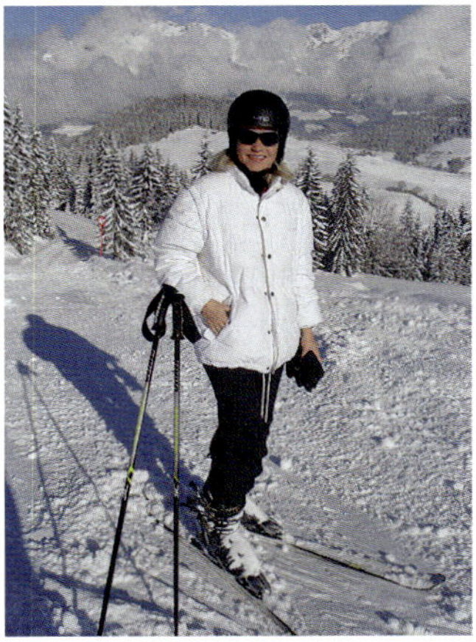

25. Januar 2012: Gute drei Monate nach der zweiten Hüft-OP erster Ski-Ausflug ins österreichische Skigebiet Hopfgarten.

Generell geht es in der Hubertus-Klinik wesentlich sportlicher zu. Während in Bad Heilbrunn doch sehr viele Schlaganfall-Patienten und neurologische Fälle im Rollstuhl anzutreffen sind, ist die Klientel am Tegernsee in Relation gesünder. Herzpatienten und Orthopädie-Patienten halten sich hier die Waage. Alle freuen sich an der tollen Lage direkt am See und treffen sich nebenan im „Aquadome", dem See-Bistro mit den frischen Saiblingen und dem kleinen Aquarium. Grundsätzlich kann man an beiden Orten viele schöne Ausflüge unternehmen, wenn nette Freunde und Bekannte mit dem Auto kommen. Die Gegend um Bad Tölz, dem Nachbarbad von Bad Heilbrunn, ist ebenso schönstes Oberbayern wie die Tegernseer Berge. Ich bin der festen Überzeugung, dass eine schöne Umgebung deutlich zur Heilung beiträgt. Schließlich will die Psyche nach so einem Eingriff auch wieder aufgerichtet werden.

Ach ja: Und in Bad Wiessee habe ich auch meinen Titanhüften-Blog begonnen. Denn natürlich habe ich nicht nur im Krankenhaus, sondern auch in der Reha stets gearbeitet, was in meinem Fall ja schreiben bedeutet.

Erst mit meinen beiden Endoprothesen ist es wirklich aufwärts gegangen mit meiner Beweglichkeit und dem Sport. Solange ich nur ein künstliches Hüftgelenk hatte, suchte der Körper immer noch nach der nicht möglichen Balance. Nach der ersten Reha bin ich im Sommer viel geschwommen und habe Spaziergänge am Strand und in der flachen Adria gemacht. Die ersten Golfschwünge waren ernüchternd. Die linke Seite tat einfach zu weh. Ich ging in Schonhaltung und war zunehmend frustriert. Also ließ ich es sein und entschloss mich nach einem Termin in der Praxis bei Dr. Radke zur zweiten OP bei ihm nach nur fünf Monaten. Die Zeit bis dahin nutzte ich zum stetigen Muskelaufbau mit Hilfe eines Personal Trainers und meiner Physiotherapeutin. Schließlich musste das operierte Bein kräftig genug sein, um die einseitige Voll- bis Doppelbelastung zu tragen. Bevorzugte Übung: Einbeinstand.

„Erst mit meinen beiden Endoprothesen war der Körper wieder so in der Balance, dass es auch sportlich aufwärts ging.“

Nach drei Monaten schmerzfrei Golfen und Skifahren

Nach der zweiten OP und Reha verzichtete ich erneut auf die sogenannte IRENA, das ambulante Reha-Programm, das Kassenpatienten zusteht. Mein Operateur meinte auch lapidar: „Das schaffen Sie schon alleine.“ Recht hatte er. Ich machte täglich meine Übungen zu Hause inklusive meiner geliebten Fünf Tibeter, trainierte auf dem Stil Fit-Ergometer im Wohnzimmer und auf meinem Bellicon-Mini-Trampolin. Mit dem Zutrauen, das ich nach der ersten OP gewonnen hatte, traute ich mir nach der zweiten OP natürlich viel mehr zu. Ich denke, dass ich genau gespürt habe, was ich wann meinen neuen Gelenken zumuten konnte. So habe ich also nach drei Monaten schon meine ersten neun Löcher Golf gespielt und habe nach dreieinhalb Monaten meine ersten Schwünge im Schnee gemacht.

„Fazit: Bewegung macht wieder Spaß, nichts tut mehr weh, ich fühle mich um Jahre verjüngt!“

Zweieinhalb Stunden sind wir im relativ anstrengenden Neuschnee Ski gefahren.

Nach diesen „Feuerproben" im Januar 2012 habe ich eine kleine Pause eingelegt, bevor ich Ende Februar, Anfang März mehrere Tage Ski gefahren bin, auch eine schwarze Piste (!), und danach meine ersten 18 Löcher Golf gespielt habe. Es ging alles wunderbar. Fazit: Bewegung macht wieder Spaß, nichts tut mehr weh, ich fühle mich um Jahre verjüngt!

Sechs Jahre danach: bewegungsfreudig und glücklich

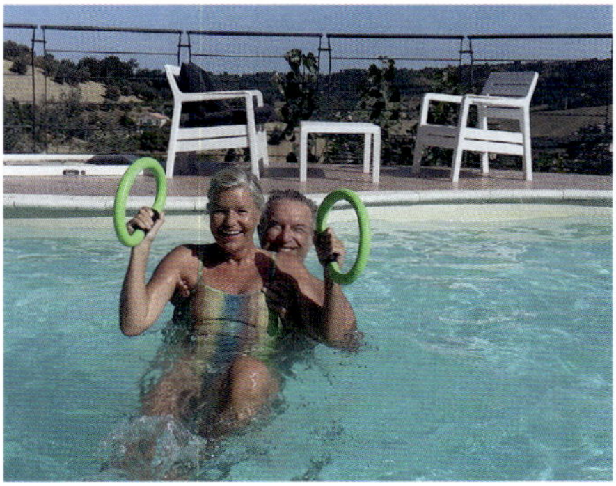

Lustiges Training im italienischen Pool mit Ehemann Michael und den grünen Smovey-Ringen.

Wenn ich heute, Ende 2017, erzähle, dass ich zwei künstliche Hüften habe, dann will das immer niemand glauben. Mein Gangbild ist besser denn je, ich gehe schwungvoll, gerade und aufrecht. Manchmal vielleicht etwas zu schnell, weil ich immer alles rasch erledigen will, möglichst viel auf einmal. Ich bin absolut schmerzfrei und kann meine geliebten Sportarten alle problemlos ausüben. Wenn doch mal etwas zwickt, dann gehe ich zu Manualtherapeutin Kerstin Reinicke in Erding, der Nachfolgerin von Birgit Ferber-Busse, die nach Bad Endorf gezogen ist, oder zu Markus Rossmann, meinem Rolfer, der sich inzwischen auf Faszientraining spezialisiert hat. Er gibt weltweit Kurse, was ich auf Facebook begeistert verfolge.

„Meist kommen Beschwerden von muskulären Verspannungen rund um die unteren Wirbel."

Denn manchmal kann sich der Körper tatsächlich nicht selbst helfen. Als am 1. August 2017 meine liebe Mama mit

89 Jahren plötzlich gestorben ist, hat sich die Trauer in meinem unteren Rücken massiv festgesetzt. Wie immer habe ich mich in Erledigungsaktivitäten gestürzt, aber der Körper hat sich bremsend gemeldet. Da konnte ich auch selbst nichts lockern, weder mit meiner Morgengymnastik, meinem Bellicon-Trampolin oder – neu – der Blackroll. Ich war so verspannt, dass ich mich gefühlt habe wie vor den OPs. Und natürlich bin ich relativ besorgt zum Röntgen meiner Hüften gegangen. Aber Entwarnung: Es war alles gut, die Hüften sitzen prima, was auch Dr. Fulghum in Garmisch via e-mail bestätigt hat. Also waren es, wie so oft, muskuläre Verspannungen rund um die unteren Wirbel.

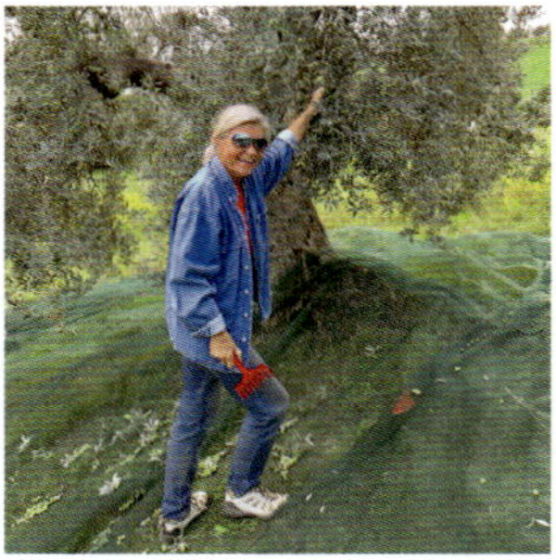

Olivenernte im schrägen Gelände trainiert wunderbar die stabilisierende Tiefenmuskulatur.

Olivenernte als Ganzkörpertraining

Solche Vorfälle sind mir auch immer eine Lehre in puncto Achtsamkeit. Ich habe nur diesen Körper und den werde ich weiterhin pflegen – im Einklang mit meiner Seele. Dafür sorgt auch dankenswerterweise unser Zweitdomizil in den mittelitalienischen Marken, das wir zusammen mit einer befreundeten Familie restauriert haben. Hier verbringen mein Mann Michael und ich inzwischen zusammengerechnet rund drei bis vier Monate im Jahr.

TEPFIT-Gesundheitsworkshops und TEPFIT-Golfturniere

Zudem „erfinden" wir uns auch immer wieder neue Betätigungsfelder. So haben wir im November 2016 den ersten TEPFIT-Gesundheitsworkshop in Erding organisiert und wollen das in regelmäßigen Abständen wiederholen. Hier bringen wir Hüft- und Kniepatienten zusammen, zeigen ihnen ein paar neue Bewegungs-

„Meine beiden künstlichen Hüften haben meinem Leben buchstäblich einen neuen Anstoß gegeben."

möglichkeiten, informieren sie mit einem Ärztevortrag und sorgen – wie auch in der aktiven TEPFIT-Facebook-Gruppe – für regen Austausch untereinander. Das gleiche Ziel, nämlich Kommunikation und Spaß, verfolgte auch das im Mai 2017 zusammen mit dem Garmischer endogap-Chefarzt Dr. Christian Fulghum organisierte 1. TEPFIT-Golfturnier, dem wir alljährlich weitere folgen lassen möchten.

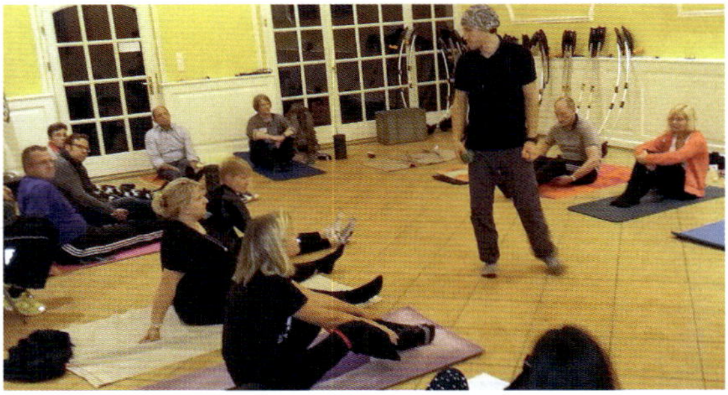

Übungsstunde mit Fascial Trainer Andreas Hiemeyer beim 1. TEPFIT-Gesundheitsworkshop im Rittersaal des Erdinger Schlosses Aufhausen.

Somit bleibe ich meinem Lebensmotto treu: Mut zur Veränderung und immer in Bewegung bleiben. Meine beiden künstlichen Hüften haben meinem Leben buchstäblich einen neuen Anstoß gegeben. Und dass wir mit unseren Erfahrungen so vielen Menschen helfen können, macht mich wirklich glücklich! *HR*

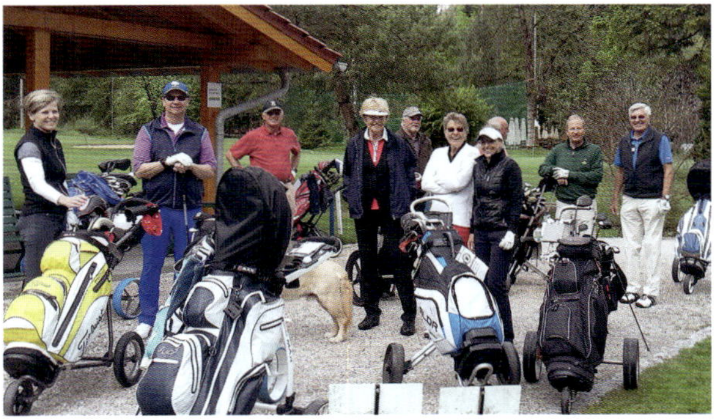

Insgesamt 15 künstliche Hüften und Knie waren am Start beim 1. TEPFIT-Golfturnier im GC Werdenfels bei Garmisch-Partenkirchen.

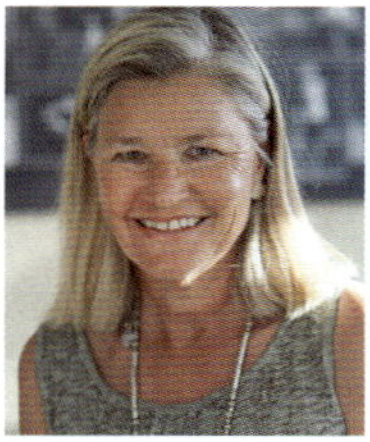

Die Pragmatische

Heidi Rauch

Diplom-Journalistin, Kultur PR und Autorin
*23.8.1957 in Berlin

Hüft-Beschwerden:
Ab ca. 2001, zunehmende Beschwerden beim Gehen, überfallsartiger stechender Schmerz in der Leistengegend mit Einknicken, zum Schluss Brustschwimmen nicht mehr möglich

Ursache: Wahrscheinlich nicht erkannte Hüftdysplasie als Baby

Diagnose: Juni 2010 fortgeschrittene Coxarthrose beidseitig

Behandlungen vor der OP:
Physiotherapie, ambulante Reha mit Stoffwechsel-Übungen zum Erhalt der Beweglichkeit; sporadisch Schmerzmittel; in den Jahren vor der richtigen Diagnose diverse andere Behandlungen
(s. ABC's in diesem Buch)

Hüft-OP: 24. Mai 2011 rechts, 18. Oktober 2011 links

Klinik und Operateur:
Beide Male Rotkreuzklinikum München, PD Dr. med. Jürgen Radke

Krankenkasse:
AOK, Private Krankenhaus-Zusatzversicherung (Zweibettzimmer) Axa

Technik und Material:
Unzementierte Totalendoprothesen; antero-lateraler minimal-invasiver Zugang modifiziert nach Watson-Jones; Pfanne: Typ EP Fit, Größe 50, Pure Titanium; Inlay: Typ Rexpol STD, Größe 36/50-52;
Kopf: Typ Keramik, Länge 36 M (rechts) 36 S (links);
Schaft Typ Polarschaft, Größe 3 (rechts), Größe 4 (links); Firma Smith & Nephew

Komplikationen nach der OP: Keine

Reha:
1. Hüfte m&i-Fachklinik Bad Heilbrunn
2. Hüfte Medical Park Klinik St. Hubertus Bad Wiessee, Tegernsee, jeweils drei Wochen

Reha-Ziel:
Wieder schmerzfrei 18 Löcher Golf spielen können

Behandlungen nach der Reha:
Physiotherapie, Übungen mit Personal-Trainer

Sportarten vor der Hüft-OP: Golf, Alpin-Ski, Radfahren

Sportarten nach der Hüft-OP und ab wann:
Golf jeweils knapp drei Monate nach der OP, nach der ersten Hüft-OP aber nicht schmerzfrei, nach der zweiten schon; Skifahren dreieinhalb Monate nach der zweiten OP

Fitness-Training vor der OP:
Gerätetraining, Personal Trainer, Bellicon-Trampolin, Ergometer bzw. Radfahren, tägliche Morgen-Gymnastik mit den Fünf Tibetern und Qi Gong-Übungen

Fitness-Training nach der OP:
Wie oben (ohne Gerätetraining) plus Schwimmen und Walken, Morgen-Gymnastik ergänzt durch Dehn- und Kräftigungsübungen, außerdem ca. 2 x pro Woche 18 Löcher Golf

Wie zufrieden heute, 2017? Sehr

Mutmach-Satz für andere:
Freuen Sie sich auf die wiederkehrende Lebensfreude nach der Hüft-OP! Denn schmerzfreie Bewegung macht Spaß – und schüttet Endorphine, Glückshormone, aus.

Peter Herrchen, 60, zwei Hüft-TEPs

Vom Gipsbett zum Tischtennis-Leistungssportler und Triathleten

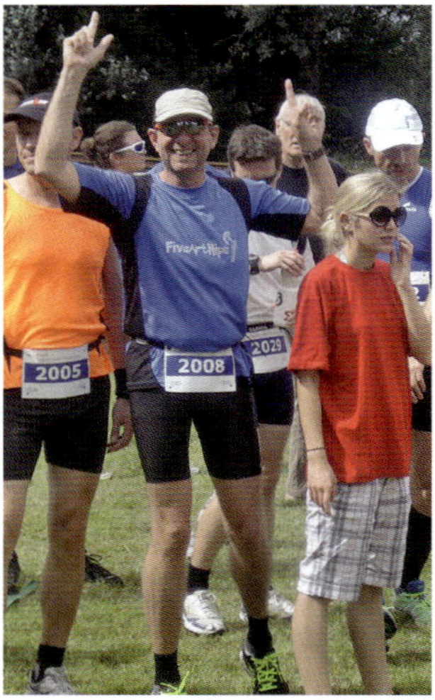

Laufen ist die Leidenschaft von Peter.

Es war ein Sonntag im September 1957, kurz nach 3.00 Uhr, als wieder einmal das schönste Baby von allen je geborenen Babies auf die Welt kam. Sein Name: Peter. Die Freude der Eltern war riesig über den Erstgeborenen.

Schade nur, dass der medizinische Standard noch nicht dem heutigen entsprach und Hüft-Screening (Ultraschall) bei Neugeborenen noch nicht erfunden war. Eine eventuelle visuelle Prüfung der Po-Falten stand oder fiel mit dem Kinderarzt. Bei mir war letzteres der Fall. Während der ersten Lebenswochen, ohnehin nur ein Pflegefall, verlief meine Entwicklung scheinbar völlig normal. Schreien, spucken, Bäuerchen, alles unter und hinter sich lassen, krabbeln und die ersten Steh- und Gehversuche.

Nicht erkannte angeborene Hüftdysplasie

Mit 13 Monaten endlich des aufrechten Ganges mächtig, freuen und wundern sich die Eltern zugleich. Wieso stehen ein Bein und ein Fuß ziemlich nach außen? Die Kinderärztin fand alles ganz normal und verschrieb Massagen. Drei Monate später überwies eine Vertretungskinderärztin zum Orthopäden Dr. Priessnitz. Das Röntgenbild gab traurige Gewissheit. Eine nicht erkannte angeborene Hüftdysplasie hatte sich inzwischen zur Hüftluxation (Hüftköpfe befinden sich oberhalb der Pfanne und die Pfanne ist nicht richtig ausgebildet) gemausert.

Eine niederschmetternde Diagnose, damals mangels Verständnis weniger für mich als für meine Eltern. Gab es doch jetzt scheinbar keine Aussicht mehr auf eine Korrektur, eine Heilung. Das Leben als Behinderter schien damit vorprogrammiert. Jeder hat vermutlich das eine oder andere Bild von alten, mit Gehstöcken ausgestatteten Männern und Frauen im Kopf, die krumm, gebückt und mit seltsam konvex geformten, viel zu kurzen Beinen durchs Leben humpeln. So sollte ich also ab jetzt die Welt erkunden?

Hartnäckige Eltern

In der orthopädischen Klinik in Wiesbaden wurde dann versucht, durch Einrenken und anschließende Ganzkörper-Streckverbände die Situation zu verbessern. Insgesamt wurden fünf Einrenk-Versuche über einige Monate, immer einhergehend mit Gipsverbänden vom Oberkörper bis zu den Füßen, unternommen. Danach sah der damalige Chefarzt Dr. Volk keine Besserung und brach die Behandlung ohne Erfolg ab. Von einer Operation riet er ab, da diese lebensgefährlich sei und selbst im besten Fall nur kurze Zeit halten würde.

„Leider muss ich die Behandlung wegen Erfolglosigkeit abbrechen, eine Operation wäre lebensbedrohlich. Sie müssen sich damt abfinden, dasss Ihr Sohn nie mehr richtig laufen wird.“

Meine Eltern, die sich mit der Unheilbarkeit nicht abfinden wollten, fanden im Oberarzt der Klinik einen Verbündeten, der sogar zu uns nach Hause kam. Er hatte noch einen Prof. Dr. Kaiser in Erfurt (damalige DDR) und einen Prof. Dr. Lange in München parat. Beide sagten nach Studium der Röntgenbilder zu, die weitere Behandlung ohne Operation zu versuchen bzw. zu übernehmen. Meine Eltern sollten mich einfach mal eben dorthin bringen. Nach nochmaliger Rücksprache mit der Orthopädischen Klinik Wiesbaden und mit dem erstbehandelnden Orthopäden Dr. Priessnitz übernahm dieser schließlich die weitere Behandlung. Er hat mich dann „nur" noch von oberhalb des Beckens bis zu den Knien eingegipst, so dass ich mich immerhin stellen konnte ohne umzufallen. Dieser Gips blieb noch gut ein Jahr mein Begleiter. Nach und nach konnte ich damit sogar ganz kleine Schritte machen.

Gut, dass einem der Lebensabschnitt bis ca. vier oder fünf Jahren nicht mehr im Gedächtnis bleibt, zumindest nicht in meinem.

Beginn der Bewegungssucht und Sportverrücktheit

1961 kam der Gips endlich ab. Überglücklich begannen meine Eltern, unterstützt von Experten, mit meinem Muskelaufbau. Ich bekam ein „Schiebe-Rädchen" (Dreirad ohne Pedale) und ging über einen Zeitraum von fünf Monaten zweimal wöchentlich zur Massage und Gymnastik. Heute würde man das wohl Physiotherapie nennen.

„Wenn schon eine unpopuläre Sportart wie Ping Pong, dann aber richtig. So wurde ich mehrfacher Hessen-Meister im Tischtennis bei Schülern und Jugendlichen."

Nachts musste ich in dieser Zeit noch in einer Plexiglas-Schale schlafen. Parallel dazu bekam ich auf privaten Rat ein Medikament aus gemahlenen Kalbsknochen (Ossopan), dessen Monatskosten mit DM 50,00 damals etwas mehr als der Hälfte der Monatsmiete unserer Wohnung entsprachen. Meine Eltern glauben bis heute daran, dass dieses Medikament den Heilungsprozess positiv beeinflusst hat.

Auch wenn ich mich an nichts in dieser Zeit erinnern kann, so bin ich fest davon überzeugt, dass die damalige über einjährige Bewegungsunfähigkeit dazu geführt hat, dass ich ab diesem Zeitpunkt bewegungssüchtig und damit dann später auch sportverrückt wurde.

Meine Kindheit verlief danach ganz normal, außer dass ich von morgens bis abends auf der Straße Fußball spielte, rannte, herumtobte, Rollschuh (ja so hießen Inliners früher) lief, kurz gesagt, keine freiwillige Minute ruhte. Meine Eltern, immer noch unsicher, ob das wirklich alles gut für mich sei, planten nun, den Bewegungsdrang vielleicht in einem Sportverein zu kanalisieren. Sicherheitshalber fragte man den Orthopäden, welches denn die geeignete Sportart bei meiner Vorgeschichte sei. Darauf empfahl er meinen Eltern und damit auch mir, etwas Ping Pong zu spielen.

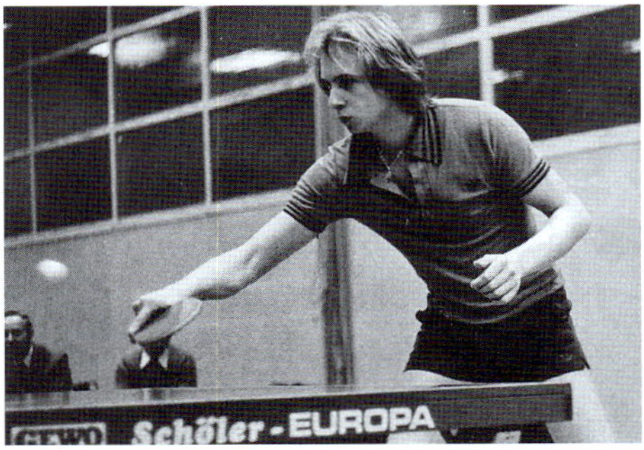

Peter Herrchen 1977 an der geliebten Tischtennisplatte

O. k., dachte ich vermutlich damals, wenn schon eine unpopulärere Sportart, dann aber richtig. So wurde ich innerhalb von drei Jahren zum Hessen-Auswahlspieler und mehrfachen Hessen-Meister bei Schülern und Jugendlichen. Mit 16 stand ich unter den Top 15-Spielern in der deutschen Rangliste und war bei den Herren bereits Stammspieler in der Regionalliga.

Zusatz-Hindernis I: seltene Hüftkopf-Erkrankung

Bevor dies alles soweit kam, gab es noch einen kleinen Dämpfer. Als ob die Hüftluxation nicht schon gereicht hätte, litt ich im Alter von neun Jahren plötzlich an Morbus Perthes. Dies ist eine relativ seltene Erkrankung, hauptsächlich bei Jungen im Alter zwischen vier und neun Jahren. Die Chance, daran zu erkranken, liegt bei 1 zu 1.200. Ich bin eben ein echter Glückspilz. Die Ursachen dieser Krankheit sind heute noch weitgehend unklar. Es handelt sich um eine durch Durchblutungsstörungen hervorgerufene Erkrankung des Hüftkopfs, meist beidseitig, einhergehend mit starken Schmerzen. Die Krankheit dauert meist zwei bis vier Jahre, es gibt aber auch längere oder kürzere Verläufe. Bei langer Krankheitsdauer bleibt der Hüftkopf dauerhaft verformt und geschädigt. Zumindest hier hatte ich ein wenig Glück, die Krankheit war nach ca. sechs Monaten überwunden. Eine Therapie gibt es außer Entlastung und Streckung des Hüftgelenks praktisch nicht.

Peter Herrchen hört auf

Eintrachtler beendet seine Tischtennis-Karriere

Wi. — Peter Herrchen, verdienstvoller Leistungsträger der Wiesbadener Tischtennis-Eintracht, hat mit Ablauf der Vorrunde in der Hesseniga seine aktive Spielzeit beendet. Gesundheitliche Probleme zwingen den 34jährigen zu diesem Schritt, den er schon seit geraumer Zeit immer wiede hinauszögerte.

Als echtes „Eintracht-Gewächs" wechselte er nie den Verein und absolvierte insgesamt 1113 Einzel- und Doppelspiele in der 1. Mannschaft, für die er seit 1972 an ununterbrochen aktiv war und dabei von 1974 bis 1980 ständig an „Nr. 1" spielte.

Nachdem Herrchen 1966 mit dem Tischtennisspielen anfing, verzeichnete er bald schon als

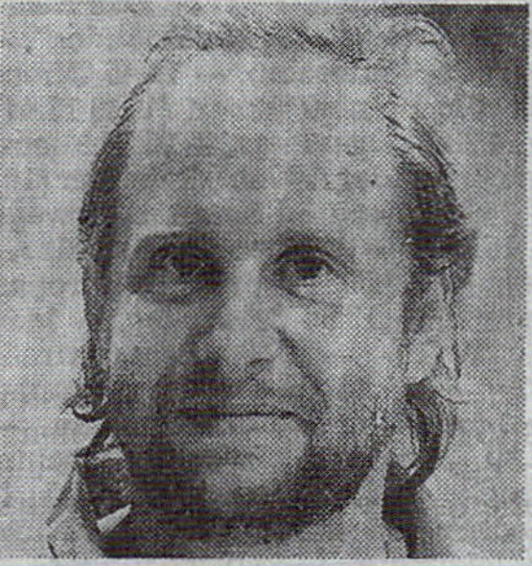

Schüler und Jugendlicher beachtliche überregionale Erfolge, die ihn auch später mit seiner Mannschaft bis in die Regionalliga Südwest begleiteten.

Januar 1991: Der Wiesbadener Kurier vermeldete das Ende von Peters Tischtennis-Laufbahn. Aber er spielte noch lange weiter.

Für eine bleibende zusätzliche Schädigung des linken Hüftkopfs haben die sechs Monate jedoch ausgereicht. Mein Orthopäde wollte danach mir und meinen Eltern einreden, dass jetzt Reiten besser sei als Ping Pong. Ich kann mich auch entsinnen, danach mal unter Androhung von Zwangsmaßnahmen auf einem Pferd gesessen zu haben. Es muss verdammt kurz gewesen sein.

In meiner Blütezeit als Tischtennisspieler im Alter zwischen 14 und 24 Jahren war ich mit diesem Sport noch nicht vollständig ausgelastet und habe deshalb zusätzlich regelmäßig Squash und Tennis gespielt und im Winter Skilanglauf betrieben.

Zusatz-Hindernis II: vierfacher Beckenbruch

Manche Leser werden sich noch an die TV-Serie der 80er Jahre „Ein Colt für alle Fälle" erinnern. Eine amüsante Serie über einen Stuntman, gespielt von Lee Majors, der als Kopfgeldjäger arbeitete.

Offensichtlich hatte ich in der Zeit eindeutig zu viel davon gesehen, sonst wäre mir nachfolgende Bewegungslegasthenie erspart geblieben. Als stolzer Besitzer eines fast neuen bayerischen PKWs mit drei Buchstaben hielt ich dieses Fahrzeug auf einer leicht abschüssigen Straße an, um mal eben schnell zum Briefkasten zu springen. Kurz darauf machten mich gestikulierende Bauarbeiter in der Nähe darauf aufmerksam, dass mein Wagen ins Rollen gekommen war. Nach einer kurzen Schrecksekunde erinnerte ich mich an hunderte von Szenen oben genannter TV-Serie, in der Menschen in fahrende Autos springen, um diese locker unter Kontrolle zu bringen. Dies sollte ich doch auch lässig schaffen… Ein kurzer Sprint, öffnen der Fahrertür, und...

Vor meinen Augen liefen die verschiedenen „sich ins Auto schwingen"-Techniken ab. Sekunden später wurde ich zwischen PKW und Hauswand eingeklemmt und beides war stabiler als mein Becken. Ergebnis der Action-Szene: ein vierfacher Beckenbruch und zwei geschrottete Fahrzeuge. Die nachfolgenden endlosen sechs Wochen, die ich rücklings auf dem Krankenhausbett zu liegen hatte, betrachte ich heute als Generalprobe für meine späteren Hüft-OPs.

Als weiteres Positivum wäre da noch die Unterstützung der Medizinstudenten zu erwähnen. Der Oberarzt der Uniklinik fragte mich nämlich, ob ich ihm gestatten würde, seine Studenten vor mir und meinem Röntgenbild zu versammeln. Nach meiner Zustimmung schauten sich alle verwundert meine Becken- und Hüftfotos an. Keiner der Studenten hielt es mit Blick auf meine Röntgenbilder für möglich, dass ich auch nur einen Schritt ohne Krücken gehen, geschweige denn noch aktiv in der Hessenliga Tischtennis spielen könnte. Somit haben die angehenden Doktoren zumindest gelernt, dass man nicht nur Röntgenbildern glauben darf, sondern

„Man darf nicht nur Röntgenbildern glauben, sondern muss unbedingt das Empfinden und die Empflindlichkeit des Patienten berücksichtigen. Eine perfekte Muskulatur kann einiges ausgleichen."

unbedingt das Empfinden und die Empfindlichkeit des Patienten berücksichtigen muss. Eine perfekte Muskulatur kann eben einiges ausgleichen, wenn auch leider nicht unbegrenzt.

1. Hüft-OP mit 39 Jahren: 1997 noch keine Routinesache

Bei mir sollte dieses Ausgleichen nur noch sechs Jahre halbwegs funktionieren. Danach war mit schmerzfreiem Gehen und Sport treiben erst mal Schluss. Nach weiteren quälenden vier Jahren ohne wirkliche Lebensqualität, sowohl für mich als auch für meine Familie, nur noch wenige Meter ohne Pause gehen könnend, stöhnend und japsend die Treppen zu unserer Dachstudiowohnung am Geländer hochziehend schaffend und mangels Bewegung fast 90 kg wiegend, entschloss ich mich zur ersten OP.

Bloß schien sich keiner zu finden, der mich mit gerade mal 39 Jahren operieren wollte – man ist damals wohl noch nicht ganz so routiniert mit Hüft-OPs umgegangen wie heute. Letztlich bin ich dann nach einigen Recherchen in einer Hamburger Spezialklinik in unmittelbarer Nachbarschaft zur Reeperbahn gelandet, die einen hervorragenden Ruf genoss und deren Gründer die Hüfttotalendoprothesen (Hüft-TEP) Anfang der 60er Jahre in Deutschland als erster entwickelte (zusammen mit dem Briten John Charnley) und implantierte. Der mich untersuchende Arzt machte mir große Hoffnung und versprach mir, dass ich nach der OP ziemlich zügig wieder alle meine sportlichen Aktivitäten ausüben könnte. Die Frage, ob es schwierig sei, zementierte Hüften zu wechseln (es gab damals auch die ersten nicht zementierten Endoprothesen), wurde eindeutig verneint

„Machen Sie sich keine Sorgen, das machen wir täglich, das können wir.“

und zwar mit dem Satz: „Machen Sie sich keine Sorgen, das machen wir täglich, das können wir". Als Freund der klaren Worte waren damit meine letzten Zweifel ausgeräumt. Im Mai 1997 war es dann soweit.

Alle Vorbereitungen waren getroffen, Ehefrau und dreijähriges Töchterchen in der Nähe einquartiert. Die OP lief laut der Ärzte nach Plan, und ich durfte bereits am ersten postoperativen Tag die Haltbarkeit des Zements und der künstlichen Hüfte im Stehen testen. Es versprach eine Erfolgsgeschichte zu werden.

Doch drei Tage nach der OP bekam ich Fieber und einen viel zu hohen Puls. Als Grund stellte sich schnell ein sehr großes Hämatom heraus, welches sich am Rücken von oberhalb des Beckens an der operierten Seite bis in den Genitalbereich gebildet hatte. Und das, obwohl doch die OP laut Operateur so problemlos verlaufen war!

Ein zusätzliches Problem stellte dabei meine Entscheidung dar, mich zwecks Minimierung des Arbeitsausfalls zwischen möglichst vielen Feiertagen im Mai operieren zu lassen. Die meisten Ärzte hatten nämlich auch Urlaub, und das Pflegepersonal war extrem ausgedünnt. Zum Glück hatte mich meine Frau begleitet, die ausgebildete Intensivschwester ist. Sie übernahm, natürlich sehr zur Freude des Klinikpersonals, jetzt soweit wie möglich das Regiment. Ihr ist es zu verdanken, dass, wenn auch ein bis zwei Tage zu spät, überhaupt jemand meine Komplikationen ernst nahm. Nach Beinvenenthrombose und Lungenembolie kam ich dann mit einem HB-Wert (Hämoglobinwert = Menge des roten Blutfarbstoffes) von 5 mmol/l (Millimol pro Liter) auf die Intensivstation. Der Normalwert ist mindestens doppelt so hoch. Trotz meiner Eigenblutspende wurde jetzt noch Fremdblut benötigt. Aber danach ging's bergauf.

Neue Leidenschaft: Radfahren drei Monate nach der OP

Den ursprünglichen Plan, beide Hüften kurz nacheinander operieren zu lassen, gab ich allerdings auf, da meine Beweglichkeit auch mit nur einer ‚neuen' Seite sehr gut war. Nun galt es an der Kondition zu feilen. Da an Joggen als Ausdauersport damals natürlich nicht zu denken war, entdeckte ich das Zweirad als Sportgerät neu und begann zunächst mit einem schicken Damenrad (wg. des einfachen Aufsitzens) meine neue Sportart drei Monate nach der Operation.

„Ein Jahr nach der OP war ich wieder in der Tischtennis-Landesliga aktiv."

Die ersten Ausflüge endeten zwar bei jeder ein- bis zweiprozentigen Steigung mit hochrotem Kopf, doch das änderte sich schnell. Das Damenrad mutierte bald zu einem richtigen Männer-Crossrad und kurze Zeit später zu einem MTB-Fully. Die nächsten sieben bis acht Jahre war mein Fully Sommer wie Winter mein treuester sportlicher Begleiter.

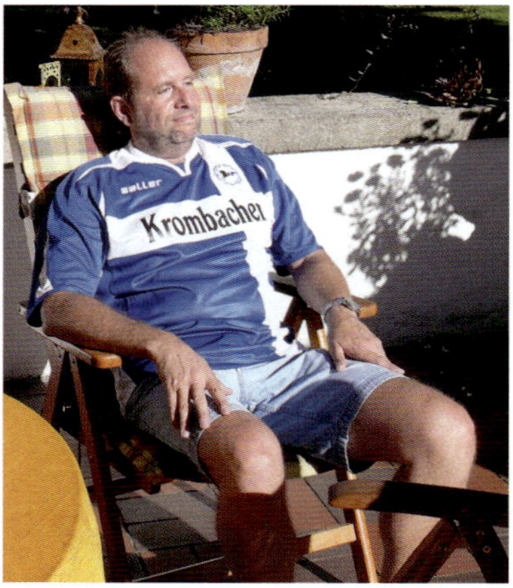

Zunehmende Schmerzen nach dem Sport ließen Peters Gewicht auf 90 kg steigen, hier im Oktober 2007. Der 1,86 m große Sportverrückte nennt es selbst "das Adipositas-Foto".

Wie selbstverständlich stand ich ein Jahr nach der Operation auch wieder aktiv an der Tischtennisplatte und zwar in der Landesliga. Daneben waren ausgedehnte Spaziergänge und Bergwanderungen mit Hilfe von Wanderstöcken problemlos möglich, auch wenn das hinkende Gangbild immer mein Markenzeichen blieb. Mein BMI – Body Mass Index (Formel zur Einteilung in Untergewicht, Normalgewicht und Übergewicht) – entwickelte sich in dieser Zeit wieder deutlich in Richtung der Spieleranzahl zweier Fußballmannschaften.

Ab 2005 meldete sich dann leider doch wieder verstärkt meine nicht operierte Seite. Die Einschränkungen wurden größer, die Schmerzen nach sportlicher Betätigung stärker, mein Körpergewicht höher – bis zu 90 kg bei einer Größe von 1,86 m. Heute, bei wieder voller sportlicher Betätigung, hat sich mein Gewicht bei „schlanken" 78, 79 kg eingependelt.

2. Hüft-OP 2008: Nach sechs Wochen zu Fuß auf den Wallberg

Fest entschlossen, dieses Mal nicht so lange wie beim ersten Mal zu warten, begann zügig die Suche nach einer geeigneten Klinik. Hamburg sollte es nach den Nachsorgeproblemen von damals nicht mehr sein. Nach längeren Recherchen und dem Studium vieler Qualitätsberichte fiel die Entscheidung für Garmisch-Partenkirchen. Schon der erste Klinik-Besuch, bei dem ich zunächst nur einen Eindruck gewinnen wollte, war überzeugend. Freundliches Personal, sehr kompetent wirkende Ärzte und der gute Ruf taten ihr Übriges. Der OP-Termin wurde vereinbart, ein Aprilscherz, der 1. April 2008!

Vielleicht wurde deshalb der Termin kurz vorher auf den 2. April verschoben. Die Anschluss-Reha in Bad Wiessee wurde zu diesem Zeitpunkt auch bereits fest vereinbart.

Der OP-Bericht ist einfach und kurz: perfekter Verlauf, Implantat als 4-teiliges nicht zementiertes Baukastensystem. Die AHB (Anschlussheilbehandlung) war nicht minder perfekt und bescherte mir bereits nach sechs Wochen die ärztlich genehmigte Möglichkeit, den Tegernseer Hausberg, den 1.722 Meter hohen Wallberg, zu Fuß zu besteigen. Insgesamt 830 Höhenmeter auf 6,5 Kilometern Wegstrecke, natürlich noch unter Zuhilfenahme von Wanderstöcken. Bergab musste wegen der Belastung die Seilbahn genommen werden.

Im Anschluss an die stationäre Reha nutzte ich IRENA. Hierbei handelt es sich nicht um meine attraktive Physiotherapeutin, sondern um die intensivierte Rehabilitationsnachsorge der Deutschen Rentenversicherung. Diese beinhaltete insgesamt 24 ambulante Anwendungen über einen Zeitraum von bis zu sechs Monaten. Praktisch, dass dies in der gleichen Reha-Einrichtung wie zuvor bei der stationären Rehabilitation durchgeführt werden konnte. Damit ergab sich die Möglichkeit, die zusätzlichen Einrichtungen des Hauses, wie Fitness-Studio, Schwimmbad und Sauna, neben den Anwendungen zu nutzen und so weiter in Eigenregie an der körperlichen Fitness zu arbeiten.

„Mit Eigenregie und Eigeninitative lässt sich viel mehr erreichen."

Darin liegt übrigens ein Teil des Erfolges: Eigenregie und Eigeninitiative. Sofern es der Heilungsprozess zulässt, sollte man immer versuchen, noch ein paar mehr Anwendungen zu bekommen. Dies ist nach meiner Erfahrung auch problemlos möglich, wenn man hartnäckig bleibt. Meine Therapeuten waren jedenfalls immer dankbar, wenn ich mehr gefordert habe. Drei Monate später und wieder knapp 15 Kilogramm leichter begannen dann die ersten Joggingversuche, nicht ohne vorher mit meinem Operateur gesprochen zu haben. Vorsichtige langsame drei Kilometer mit Gehpausen schaffte ich immerhin beim ersten Mal.

Ein Jahr nach der OP zum Triathlon

„Bei Laufproblemen mal eine Ganganalyse machen lassen – manchmal helfen auch Einlagen im Sportschuh."

Ich hatte mir zwar erhofft, dass die Operation ein voller Erfolg werden würde, dass ich aber zum ersten Mal nach fast 30 Jahren wieder ein normales Gangbild bei zwei gleich langen Beinen hatte und mich dazu noch schneller als Schrittgeschwindigkeit fortbewegen konnte, war doch etwas ganz Besonderes. Man weiß plötzlich Selbstverständlichkeiten ganz anders zu schätzen.

Ich wäre aber nicht ich selbst, nämlich sportverrückt, wenn ich von nun an nicht wieder an Wettkämpfe in meiner erstmals seit langem möglichen neuen Sportart Laufen gedacht hätte. Aber Laufen alleine, das ist doch zu wenig. Also meldete ich mich optimistisch und voller Elan für den ersten Sprinttriathlon (500 Meter Schwimmen, 20 Kilometer Mountainbiken, 5 Kilometer Laufen) an. Termin fast genau ein Jahr nach der Operation.

Trainingspläne wurden geschmiedet und das Pensum erhöht. Schöner Nebeneffekt: Das erste Mal konnte ich gemeinsam mit meiner Frau, schon lange eine Läuferin, joggen. Anfänglich natürlich noch hoffnungslos von ihr abgehängt, wenn sie das wollte. Das sollte sich allerdings relativ schnell ändern.

Doch kein Auf ohne Ab. Nach einiger Zeit traten nach längeren Läufen Schmerzen am Schienbein auf der operierten Seite auf. Diese wurden so schlimm, dass ich kaum noch auftreten konnte. Die 30 Sekunden-Diagnose und der Neun-Worte-Satz meiner Orthopäden-Vertretung: „Meniskus kaputt, aber sicherheitshalber noch mal ein MRT durchführen". Dabei wurde glücklicherweise nur eine Überlastung/Reizung des Schienbeins festgestellt. Vermutete Ursache: eine kleine Fehlstellung beim Laufen. Ich machte eine kurze Zwangspause und begab mich dann zu einem Laufladen mit orthopädischer Expertise. Nach einer Laufband-Analyse wurde mein rechter Schuh auf der Innenseite unter der Sohle um wenige Millimeter erhöht. Danach hatte ich bis heute nie wieder einen Hauch von Schmerzen. Was wenige Millimeter im Leben doch ausmachen können!

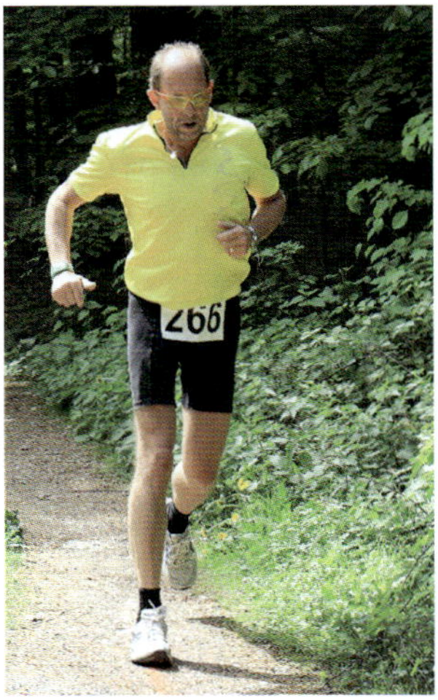

Am 26. April 2009 startete Peter beim Cross-Triathlon Neroman in Wiesbaden – ein Jahr nach der zweiten Hüft-OP.

Nun endlich wieder das Ziel des ersten Triathlons fest im Blick, wurde das Training auf fünf bis sechs

Einheiten pro Woche erhöht. Schwerpunkt Laufen, sowie Radfahren und Schwimmen.

Mein realistisches Minimalziel für den Wettkampf: unter zwei Stunden. Am 26. April 2009 war es dann so weit, und mein Ziel wurde mit 1:59:23 „locker“ erreicht.

In den Folgejahren galt es nun, regelmäßige Lauf- oder Triathlon-Wettkämpfe zu bestreiten, darunter auch einen Halbmarathon. Meine jährlichen Trainingsumfänge liegen bis heute bei durchschnittlich 1.000 Laufkilometern, 1.000 Radkilometern und 25 bis 30 Schwimmkilometern. Im Winter kommt noch Skilanglauf hinzu, und natürlich stehen von September bis April meine Tischtennis-Ligaspiele nebst Training auf dem Programm.

Das Fazit meines im wahrsten Sinne des Wortes bisher bewegten Lebens mit vielen gesundheitlichen Hochs und Tiefs kann für mich nur lauten: Niemals aufgeben und immer daran glauben, dass die Dinge, die man erreichen will, auch erreicht werden können, selbst wenn es teilweise aussichtslos erscheinen mag.

Five Art Hips meistern Triathlon am Tegernsee

Weltpremiere beim Tegernsee-Triathlon am 8. Juli 2012: Fünf künstliche Hüften bestritten den Kurztriathlon über die olympische Distanz als Staffel! Peter Herrchen hat das Projekt „Five Art Hips“ ins Leben gerufen und erfolgreich durchgeführt. Mit dabei: Stefan Saal mit einer TEP als Schwimmer, Heinz Meixner (s. seine Geschichte in diesem Buch) mit zwei TEPs als Radfahrer und Peter mit seinen zwei TEPs als Läufer. Ergebnis: 3,04 Stunden = 36,8 Minuten pro TEP und Platz 24.

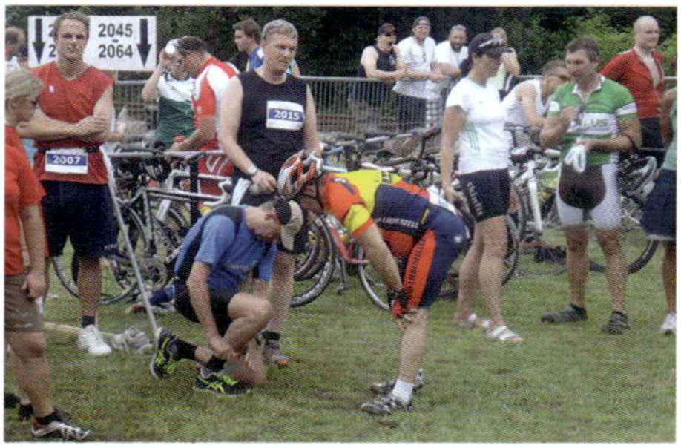

Radler Heinz übergibt den elektronischen Zeitmesser an Läufer Peter.

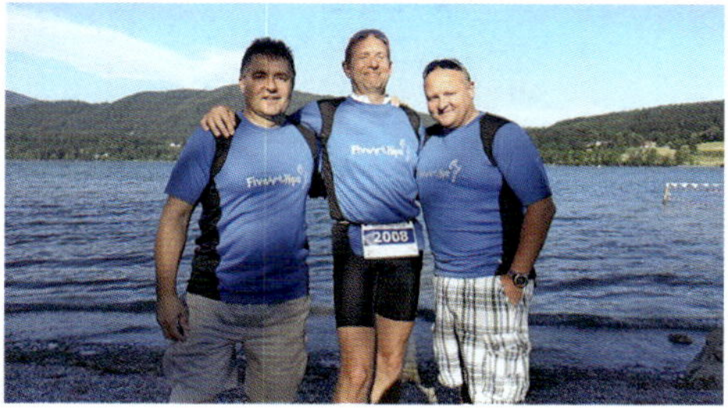

Die drei Five Art Hips-Triathleten Heinz, Peter und Stefan (von links) in eigens angefertigten Shirts vor der Kulisse des Tegernsee.

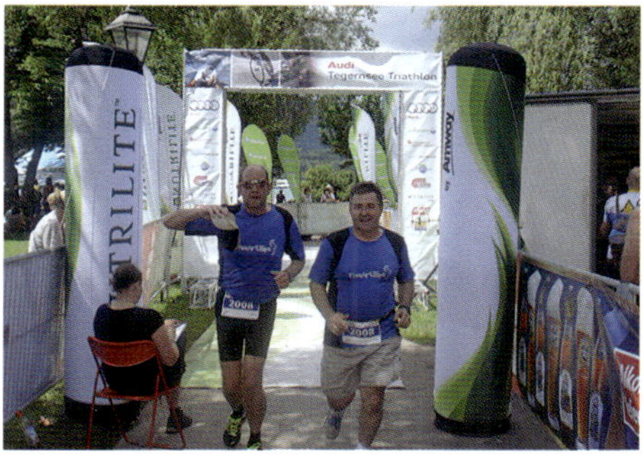

Und auch im Ziel lacht Peter noch, auf den letzten Metern begleitet von Heinz (rechts).

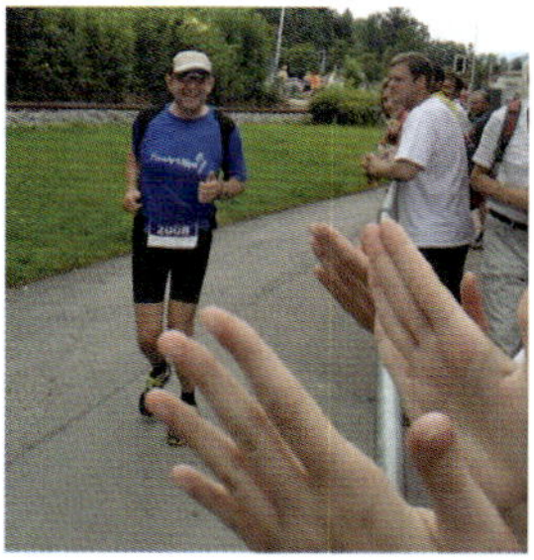

Während seines Laufs wird Peter ordentlich angefeuert.

unten: Schwimmer Stefan macht sich warm vor dem Sprung in den Tegernsee.

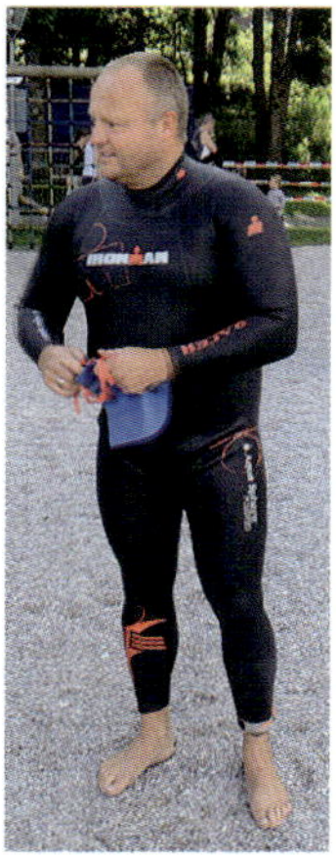

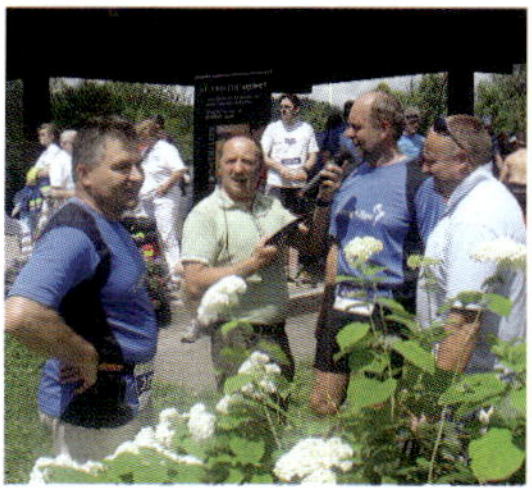

Nach drei Stunden hielt ihnen der begeisterte Moderator Gidi Beilhack das Mikrofon unter die Nase, und Heinz, Peter und Stefan (von links) betonten, wie viel Spaß sie bei der Sache hatten und wie gut es ihnen mit den künstlichen Hüftgelenken geht.

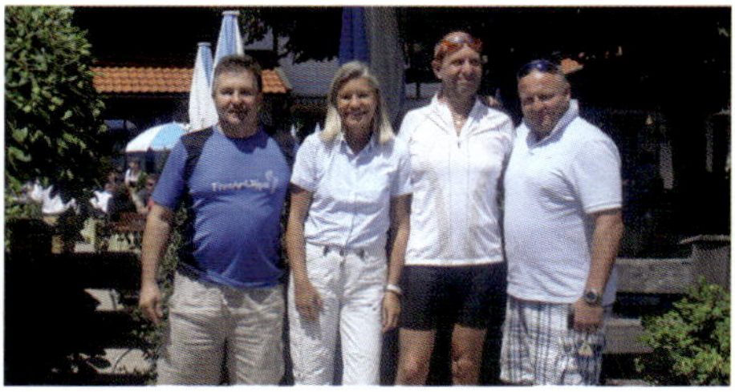

Historisches Foto von sieben künstlichen Hüften nachher im Biergarten: (von links). Heinz, die beiden Buchautoren Heidi Rauch und Peter Herrchen, Stefan

Immerhin gingen 800 Triathleten an den Start, 350 davon über die Olympische Distanz. Stefan hatte 1.5 Kilometer zu schwimmen und absolvierte diese in einer knappen halben Stunde; Heinz hatte 40 Kilometer zu radeln (bergauf und bergab wohlgemerkt) und war mit seiner Zeit von einer Stunde und 29 Minuten nicht ganz zufrieden. Peter hatte 10 Kilometer Laufstrecke zu absolvieren (ebenfalls bergauf und bergab, u. a. über den Golfplatz Bad Wiessee) und verfehlte mit einer Stunde und sechs Minuten knapp sein selbst gestecktes Ziel von unter einer Stunde. Aber die Zeit war den „Five Art Hips" sowieso eher egal: „Wir wollen anderen ein Vorbild sein und vor allem Spaß an der Bewegung haben", sagten sie unisono in die Mikrofone der Reporter am Ende der Strecke.

Revision des „Oldtimers" steht bevor

Von 2012 bis 2017 kamen jährlich zwischen 500 und 800 beschwerdefreie Laufkilometer zusammen und viele Rad-(MTB-)Kilometer. Nach 2010 und 2012 finishte ich meinen dritten Halbmarathon im Jahre 2013 beim schönen Tegernsee-Lauf. Den vorerst letzten Laufwettkampf habe ich dann 2014 mit einem 10 km-Lauf ebenfalls am Tegernsee bestritten. Damit habe ich meine Wettkampf-Laufbahn zunächst beendet und laufe jetzt nur noch zum Spaß. Dies hatte aber auch zur Folge, dass die Laufumfänge etwas kürzer wurden, denn es gab ja kein konkretes Trainingsziel mehr.

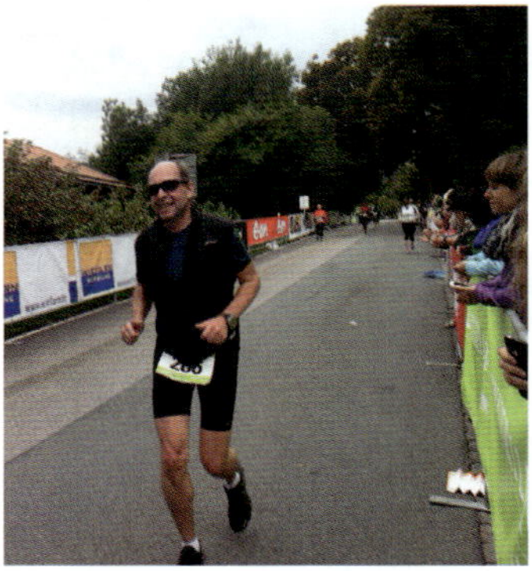

2014 bestritt Peter seinen letzten 10 km-Wettkampf.

Ein weiterer Grund für das reduzierte Training war natürlich auch der zunehmende Arbeitsaufwand im Rahmen unserer Buchprojekte und der sehr stark wachsenden TEPFIT-Facebook-Gruppe. Galt es doch, die hier notwendigen Aktivitäten in die Abend- oder Wochenendstunden zu verlegen.

Seit ca. 2016 meldete sich hin und wieder meine im Jahre 1997 implantierte linke Hüft-TEP mit gelegentlichen, leichten Lockerungs-Schmerzen. Im Frühjahr 2018 ist daher ein Wechsel des Oldtimers in der endogap in Garmisch-Partenkirchen geplant. Alles in allem dann mit 21 Jahren eine sehr respektable Standzeit. Schließlich habe ich das künstliche Gelenk viele Jahre sportlich stark gefordert.

„Seit ca. 2016 meldete sich hin und wieder meine im Jahre 1997 implantierte linke Hüft-TEP mit gelegentlichen, leichten Lockerungs-Schmerzen.“

Mein selbstgestecktes Ziel ist es nun, im April 2019, ca. ein Jahr nach der Wechsel-OP, in Wiesbaden am Neroman (einem Sprint-Triathlon), teilzunehmen, quasi aus Tradition; hatte ich doch 2009, ebenfalls ein Jahr nach meiner letzten OP, erstmals den Neroman in Wiesbaden gefinished!

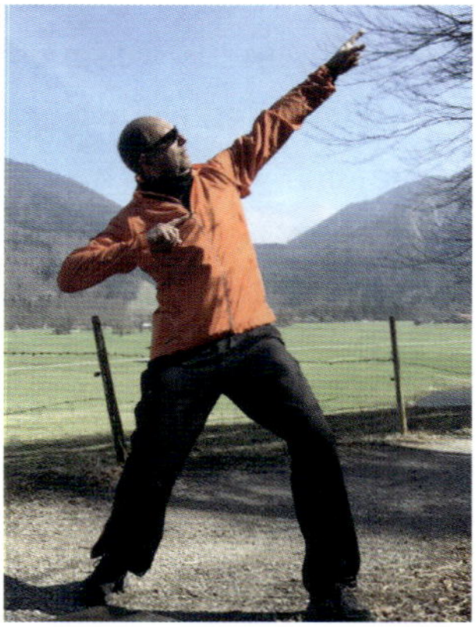

Privat läuft und läuft und läuft er weiter – hier in Usain Bolt-Pose am Tegernsee.

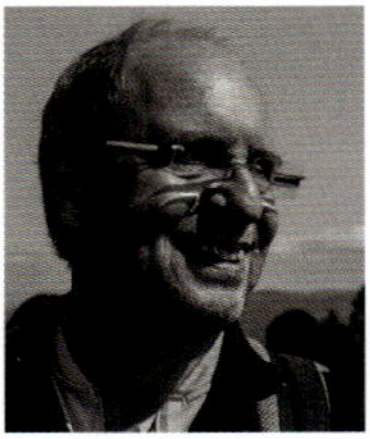

Der Sportverrückte

Peter Herrchen
Diplom-Betriebswirt, IT-Fachmann
*8.9.1957 in Wiesbaden

Hüft-Beschwerden: Ca. ein Jahr nach der Geburt Hüftluxation festgestellt in Wiesbaden durch den Orthopäden Dr. Priessnitz. Ab dem 30. Lebensjahr zunehmend Bewegungseinschränkungen und Beschwerden nach Belastung. Ab dem 36. Lebensjahr nur noch kurze Geh-Strecken hinkend unter Schmerzen möglich. Ca. drei bis vier Jahre vor der 2. Operation ähnliches Beschwerdebild, wenn auch nicht ganz so dramatisch
Ursache: Angeborene und nicht erkannte beidseitige Hüftdysplasie
Diagnose: Aufgrund der in frühester Kindheit festgestellten Defizite war schon im Jugendalter klar, dass eines Tages bei fortschreitender Coxarthrose künstliche Hüftgelenke unausweichlich sein würden.
Behandlungen vor der OP:
In der Endphase vor den OPs jeweils Physiotherapie, um die Restbeweglichkeit zu erhalten. Ansonsten Sport so lange es irgendwie möglich war.
Hüft-OP: 1. Mai 1997, links 2. April 2008, rechts
Klinik und Operateur:
1. OP Endo-Klinik Hamburg, Team um Dr. Zinck
2. OP endogap – Klinik für Gelenkersatz Garmisch-Partenkirchen, Team um Dr. med. Florian Wolpert
Krankenkasse: DAK, gesetzlich
Technik und Material:
1. OP: Seitlicher Schnitt, zementiert, Hersteller Waldemar LINK GmbH, LINK ENDO-Modell, Mark III, Schaft 4 (Kopf Keramik, Schaft Kobalt-Chrom-Legierung), Pfanne 32/62 (Polyäthylen)
2. OP: Dorsaler Zugang, Hersteller Fa. Zimmer Germany GmbH

- Pfanne: Allofit-S+, Schale/Ploverschluss 58/LL, Titan
- Inlay: Metasul-Alpha-Einsatz, neutral, LL/28
- Schaft: CLS, Gr. 11.25 mm, CCD 135°, 12/14 Konus;
- Kopf: Metasul, 28/-4 mm, S, 12/14 Konus

Komplikationen nach der OP:
1. OP: Am 3. postoperativen Tag massive Einblutungen und im Anschluss daran Beinvenenthrombose und Lungenembolie; 2. OP: Keine

Reha: 1. OP: Reha-Klinik in Wiesbaden im Aukamm, drei Wochen stationär – existiert nicht mehr. 2. OP: Reha Klinik Medical-Park St. Hubertus, Bad Wiessee, drei Wochen stationär, sechs Wochen ambulant

Reha Ziel: Möglichst schnell wieder Sport treiben

Behandlungen nach der Reha: Jeweils längere Zeit Physiotherapie

Sportarten vor der Hüft-OP:
Jeweils Tischtennis, Tennis, Squash, Skilanglauf, Radfahren, Schwimmen

Sportarten nach der OP und ab wann: 1. OP: Noch in der Reha Krafttraining, Schwimmen und Ergometer, nach 3 Monaten intensives Radfahren, nach 1 Jahr wieder aktiv Tischtennis und nebenbei Tennis und Skilanglauf
2. OP: Noch in der Reha Krafttraining, Schwimmen und Ergometer
Nach 6 Wochen Radfahren (MTB) und Bergwandern
Nach 3 Monaten mit Joggen begonnen
Nach 6 Monaten wieder aktiv Tischtennis und Skilanglauf
Nach 1 Jahr Triathlon (Joggen, Schwimmen, Radfahren), Tennis

Fitness-Training vor der OP: Jeweils moderates Krafttraining im Studio

Fitness-Training nach der OP: Jeweils Krafttraining im Studio und Sport s. o.

Wie zufrieden heute, 2017? Super zufrieden, bis 2016 null Beschwerden trotz intensiver sportlicher Tätigkeit und zahlreicher Wettkämpfe.
Seit 2017 macht sich die 21 Jahre alte linke Hüft-TEP gelegentlich bemerkbar und soll 2018 ausgetauscht werden.

Mutmach-Satz für andere: Immer an das Unmögliche glauben, um genau dies mit eisernem Willen und Einsatz zu schaffen.

Vorher = undefinierbare Beschwerden – und wie man ihnen begegnen kann

Die Welt der Hüft-OPs von A bis Z, teils aus weiblicher, teils aus männlicher Sicht. Wir haben die Form des ABCs gewählt, weil wir sie für übersichtlich, leicht verständlich und leicht „nachschlagbar" halten. Nicht jeder wird dieses Buch von vorn bis hinten durchlesen. Wahrscheinlich pickt man sich das eine oder andere Thema heraus, blättert mal vor, mal zurück, bleibt an einem Buchstaben hängen, mal an einer Geschichte.

Hier also zuerst das „ABC der ersten unheilvollen Anzeichen": Manchmal zwickt und zwackt es, man nimmt es nicht so ernst. Schließlich wird man ja älter, und da sind zunehmende Zipperlein ganz normal. Denkt man. Dann nehmen die Einschränkungen und irgendwie undefinierbare Schmerzen zu. Mal spürt man einen stechenden Schmerz in der Leistengegend, mal wird das treppab Gehen noch mühsamer als das treppauf Gehen, ein anderes Mal tun die Knie und Oberschenkelmuskeln weh. Man geht zum Arzt, zum Orthopäden. Der findet nichts, verordnet Physiotherapie, sechs Termine im Quartal für Kassenpatienten. Der Physiotherapeut macht Mobilitätsübungen, schaut bedenklich, massiert und macht ein paar Dehnübungen.

So oder so ähnlich fängt es an. Inzwischen fragen wir bei solchen Schilderungen gleich: Sind schon mal die Hüftgelenke geröntgt worden? Meist nicht. Die Wirbelsäule wurde schon mal durchleuchtet, vielleicht auch die Beckengegend. Denn gern wird auf eine Beckenblockade, eine Blockade des Iliosakralgelenks (Kreuzbein/Darmbein), getippt. Dabei zeigt ein Röntgenbild meist sofort die richtige Diagnose: Coxarthrose, d. h. Arthrose im Hüftgelenk, Gelenkverschleiß.

ABC der ersten unheilvollen Anzeichen – eine Hilfestellung zur richtigen Diagnose

A – Anlaufschwierigkeiten. Typische Beschwerde bei Hüftproblemen. Wenn man „eingelaufen" ist, verflüchtigen sich die Schmerzen, aber die ersten Schritte ähneln eher einem Humpeln.

A – Arthrose ist in den meisten Fällen der Grund für eine notwendige Hüft-OP, sei es als Folge von früheren Vorschädigungen, wie z. B. einer angeborenen Hüftdysplasie, oder eben auf Grund altersbedingter, in selteneren Fällen auch unfallbedingter Verschleißerscheinungen.

B – Bückbeschwerden. Wenn man sich nicht mehr problemlos selbst die Zehennägel schneiden kann oder erst einmal „einrasten" muss beim Aufrichten nach einer Bückbewegung, dann könnte die Ursache eine defekte Hüfte sein (anstelle eines gern diagnostizierten Bandscheibenvorfalls).

C – Chemie bzw. Pharmazie in Form von Schmerztabletten wird der beste Freund? Lieber nicht.

D – Dauerjammern. Wenn Sie bereits morgens schlecht gelaunt aufstehen, weil sie schon ahnen, wie schmerzhaft jeder Schritt sein wird, dann ist Veränderung angesagt.

E – Energieverlust. Wer immer weniger Lust hat, Freunde zu besuchen, die im vierten Stockwerk ohne Aufzug wohnen, wer sich vor längeren Stadtbummeln drückt, indem er lieber im Café sitzt, wem zunehmend jede Bewegung schwer fällt, der sollte doch mal einen fachmännischen Blick auf die Hüften werfen lassen.

F – Fahrradfahren. Wer lieber Fahrrad fährt als läuft, muss natürlich nicht gleich eine defekte Hüfte haben. Aber wer sich nur noch auf dem

Drahtesel fortbewegt anstatt zu laufen, bei dem ist die Hüft-OP nicht mehr weit. Achtung, wenn Herren nur noch Damenräder besteigen!

G – Geröllzysten. Manchmal geht das Laufen problemlos, manchmal sticht es ganz höllisch. Dann haben sich wieder die gemeinen Geröllzysten gemeldet, auch Trümmerzysten genannt! Das sind durch Gelenkeinbrüche entstandene Hohlräume. Die muss man sich vorstellen wie bei gerissenem Asphalt, der einbricht und bröselig wird. Bei der Hüfte ist es abgestorbenes Knorpel- und Knochengewebe, das dort nichts zu suchen hat. Sie sind ein sehr sicheres Zeichen einer fortgeschrittenen Arthrose.

H – Hüfte. Die tut direkt eigentlich nie weh. Der Schmerz strahlt aus und ist deshalb schwer zu lokalisieren. Wenn allerdings schon im Liegen bzw. beim Umdrehen im Schlaf das Gestell weh tut, dann ist es höchste Zeit für eine OP.

I – Iliosakralgelenk. Das ist die durch starke Bänder gesicherte Verbindung zwischen dem Kreuzbein und dem rechten und linken Darmbein. Das sogenannte ISG-Syndrom wird bei unspezifischen Beschwerden im unteren Bereich gern diagnostiziert. Manchmal handelt es sich vielleicht wirklich um eine ISG-Blockade. Aber da die Hüft-Symptome sehr ähnlich sind, lohnt es sich in jedem Fall, mal die Hüften in genaueren Augenschein zu nehmen.

I – Ischiasbeschwerden. Der Ischiasnerv wird auch als Hüftnerv bezeichnet, weil er ganz in der Nähe des Hüftgelenks verläuft und sich bis in den Oberschenkel hinein zieht. Ischiasschmerzen tun gemein weh. Wenn es „nur“ der Ischias ist, seien Sie froh. Aber vielleicht ist es doch das Gelenk?

I – Injektionen. Ich würde mir nie eine Spritze in ein so geschlossenes Gebilde wie ein Hüftgelenk geben lassen. Bei noch nicht sehr weit fortgeschrittener Arthrose können z. B. Hyaluron-Spritzen helfen, sollten aber nur von ausgewiesenen Spezialisten vorgenommen werden.

J – Joggen geht eigentlich gar nicht mehr mit kaputten Hüften. Bei jedem Schritt ruht das mehrfache Körpergewicht auf dem armen, lädierten Gelenk und verursacht Schmerzen.

K – Knieschmerzen können viele Ursachen haben, etwa Darmprobleme. Daran denken wenige. Auch eine defekte und daher unbewegliche Hüfte gibt gern ihre tragenden Eigenschaften an Gelenke ab, die eine Etage tiefer liegen.

L – Leistenstechen. Es kommt aus heiterem Himmel und führt zu unkontrollierten Schmerzlauten. Wie ein Messer schießt der Schmerz in die Leistengegend, wenn es zum Beispiel nur eine Stufe bergab geht oder wenn man mal unvorsichtigerweise etwas schneller laufen möchte. Sofort wird man ausgebremst und mehr als unsanft auf den Boden der Tatsachen zurückgeholt, der da heißt: Lange geht das nicht mehr gut.

M – Manualtherapie lindert die Beschwerden nur kurzzeitig. Ein guter Manualtherapeut schaut sich das Gangbild an, etwa auf einem Laufband, beseitigt Blockaden im Sprunggelenk, auch im Hals-Nackenbereich. Alles, um schmerzfreies Gehen wieder zu ermöglichen. Aber irgendwann müssen auch die kundigsten Therapeutenhände kapitulieren.

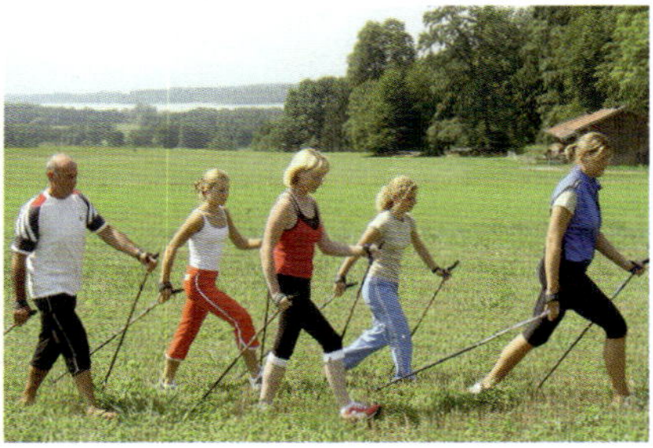

Die Trainerin macht es vorne vor, wie man dynamisch mit den Nordic Walking-Stöcken geht.

N – Nordic Walking macht noch Spaß. Prima. Weiterlaufen. Der Stockeinsatz entlastet das Hüftgelenk. Aber wahrscheinlich wird der Schritt alsbald immer kürzer, weil die Bewegung nach hinten Beschwerden verursacht. Und bei jedem Stolperer sticht es ganz gewaltig.

O – Osteoporose. Ganz dringender Rat für alle Frauen um die 50: Unbedingt eine Knochendichtemessung machen lassen. Die sogenannte Knochenerweichung ist heimtückisch, merkt man sie doch zunächst gar nicht. Aber plötzlich kommt es zu Brüchen – bevorzugt sind Oberschenkelhals-, Wirbel- und Handgelenkfrakturen. Die Hüfte wird da leicht auch zur Schwachstelle.

P – Piriformis. Der musculus piriformis ist der Gesäßmuskel, der bei gestreckter Hüfte für die Außenrotation und bei gebeugter Hüfte für die Abduktion, die Abspreizung, zuständig ist. Häufig wird auf Ischiasbeschwerden getippt, obwohl es sich um ein Piriformis-Syndrom handelt. Aber meist deutet ein aufmuckender Piriformis auf eine kaputte Hüfte hin. Bei einer Hüft-OP kann der verkürzte und evtl. geschädigte Piriformis dann wieder befreit und möglicherweise verlängert werden.

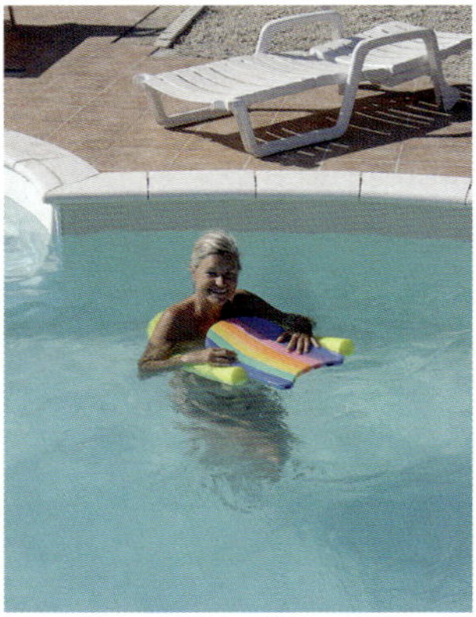

Heidi Rauch mit Schwimmbrett

Q – Quatschen Sie mit allen möglichen Leuten über Ihre Beschwerden. Sie werden von unzähligen Leidens-Irrwegen hören und unter Umständen wertvolle Tipps bekommen. Gern dürfen Sie auch dieses Buch weiterempfehlen.

R – Rotation. Wenn das Aussteigen aus dem Auto nur noch mit geschlossenen Beinen möglich ist und das Brustschwimmen Schmerzen verursacht, dann ist es höchste Zeit für die Hüft-OP.

S – Schlafstörungen. Wer nachts aufgrund von Hüftschmerzen aufwacht, der hat das letzte Stadium vor einer Hüft-OP erreicht.

S – Schuhe binden. Geht nicht mehr. Oh je. So weit ist die Bewegungseinschränkung schon…

S – Schwimmen. Wenn Schwimmen nur noch mit auf und ab paddelnden Beinbewegungen möglich ist oder auf der Luftmatratze mit den Armen als Fortbewegungsmittel, dann sollte man nachdenklich werden.

T – Therapien gibt es viele, die verordnet werden, auch alternative Therapien, die nicht von der gesetzlichen Kasse übernommen werden. Siehe dazu unser nächstes ABC in diesem Buch. Bevor man sich zu einer OP entschließt, sollte man alles machen, was einem gut tut und woran man glaubt.

U – Urvertrauen. Wenn das Urvertrauen in die Fähigkeiten des eigenen Körpers gestört ist, verliert man eine wichtige Lebensfunktion. Wer sich dauernd vor jeder Bewegung überlegen muss, ob er sie ausführen sollte oder lieber nicht, weil sie ja doch wieder Schmerzen verursacht, der ist reif für die Hüft-OP.

V – Verrentungsgedanken. Natürlich kann man auch über eine Frühverrentung nachdenken, wenn man zunehmend bewegungseingeschränkt und damit arbeitsunfähig wird. Aber es gibt eine Lösung: ein künstliches Hüftgelenk. Und die Rentenkasse zahlt die Reha.

W – Wunderglaube. Die Möglichkeit einer Wunderheilung ohne Hüft-OP besteht. Erfahrene Ärzte sagen, sie operieren ja nicht das Röntgenbild, sondern den Patienten, dessen Schmerztoleranzgrenze erreicht ist. Mein Vater hatte als aktiver Bowlingspieler mit Mitte 50 auch eine diagnostizierte Coxarthrose, kam kaum noch aus dem Sessel hoch. Er schmierte seine schmerzende Seite mit Mobilat ein, ließ sich eine Kur verschreiben, bekam Fangopackungen – und hatte nie wieder Hüftbe-

schwerden. Ich habe lange geglaubt, ich sei auch in dieser Beziehung meines Vaters Tochter – aber leider war dem nicht so.
Peter kann diese Geschichte gar nicht glauben. Sie ist aber wahr!

X – X-Ray = Röntgen. Das Röntgenbild bringt endgültige Klarheit. Hier sieht oft schon der Laie, dass der Gelenkspalt zu schmal bzw. gar nicht mehr vorhanden ist oder dass die Ränder der Hüftgelenkpfanne ausgefranst sind.

Y – Yoga. Anstrengende Form der Gymnastik, die bei Hüft-Beschwerden gar nicht mehr möglich ist. Hier kann man nur noch das richtige Atmen lernen.

Z – Zusammenspiel gestört. Es zwickt im Knie, im Rücken, im Nacken, in der Schulter? Vielleicht liegt die Ursache in der Mitte, d. h. im blockierenden Hüftgelenk. Der Körper versucht ja immer erst, sich selbst zu helfen. Mit Ausgleichsbewegungen, mit Muskelkraft an „falscher" Stelle – und schädigt damit umliegende Gelenke.

Z – Zweite Meinung einholen. Auf jeden Fall bei allen Beschwerden vor einem Schritt wie einer Operation immer eine zweite Meinung eines anderen Arztes einholen; möglichst von einem, der nicht selbst operiert.

ABC der eher „alternativen" Therapie- und Trainings-Möglichkeiten aus weiblicher Sicht ♀

Im Folgenden wollen wir – jeder aus seiner Sicht – wichtige Tipps weitergeben, die wir im Laufe unserer „Karriere“ als Hüft-Patienten für wichtig erachtet haben und es noch tun. Dabei treten auch unsere Unterschiede zu Tage: Heidi Rauch ist eher die Verfechterin alternativer Therapiemethoden, während Peter Herrchen eher der Schulmedizin zugeneigt ist. Viele der genannten Therapie- und Trainings-Möglichkeiten sind vor und nach der Hüft-OP sinnvoll.

A – Alexander-Technik. Eine viel zu wenig bekannte Körpertherapie, benannt nach dem australischen Schauspieler F. M. Alexander (1869 – 1955), der auf der Bühne beim Sprechen heiser wurde und Muskelverspannungen als Ursache ausmachte. Wichtig sind das Bewusstwerden von falschen Alltagsbewegungen und das Üben der Aufrichtung des gesamten Körpers, um verkrampfte Haltungen zu vermeiden. Viele Musiker und Schauspieler wurden durch Alexander-Arbeit schon von ihren Schmerzen befreit. Mir hilft das Mantra der Aufrichtung, d. h. ich kontrolliere immer mal wieder meinen Gang, in dem ich bewusst den Kopf nach oben recke, die Schultern fallen und den Blick in die Weite schweifen lasse. Meine Alexander-Therapeutin Barbara Wiebe

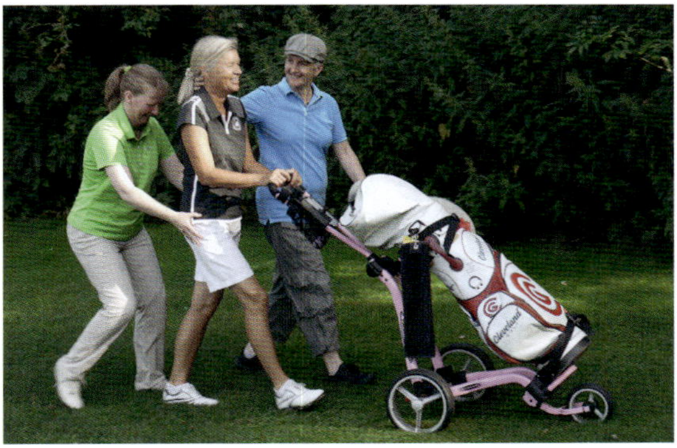

Die A.T.-Lehrerinnen Gudrun Friederike Lehn (links) und Monika Krämer (rechts) begleiten Heidi Rauch beim Schieben des Golf-Trolleys mit schwerer Tasche. Die Aufmerksamkeit wird auf das Zusammenspiel der „primären Partner" Kopf und Wirbelsäule mit der Bewegung der Beine gelenkt.

in München hat mir übrigens auch das Bellicon-Trampolin (s. Buchstabe T) empfohlen.

A – Atmen. Man denkt, man kann es. Aber wenn man genau darauf achtet, ist es ungeheuer schwer. Dabei ist die tief durch den Körper strömende Atemluft extrem wichtig, um Verspannungen zu lösen, gerade im unteren Bereich, wo es ja bei Hüft-Patienten oft hapert. Ganz falsch ist es, wie ich es gern tue, bei Anstrengungen die Luft anzuhalten. Gute Therapeuten achten immer wieder darauf, dass der Patient richtig und möglichst entspannt atmet. Dabei gibt es verschiedene Lehren. Ich halte mich an die meines italienischen Personal Trainers: „Dentro il naso, fuori la bocca", d. h. einatmen mit der Nase, ausatmen mit dem Mund. Und das „lentamente", langsam. Dabei sollten sich gerade Frauen nicht scheuen, beim Einatmen den Bauch ordentlich aufzublähen.

A – Ayurveda. Traditionelle indische Heilkunst. Die Probanden werden in drei Energietypen eingeteilt, die den Prinzipien des Lebens (Doshas) entsprechen: Vata (Wind, Luft und Äther), das Bewegungsprinzip; Pitta (Feuer und Wasser), das Feuer- bzw. Stoffwechselprinzip; Kapha (Erde und Wasser), das Strukturprinzip. Es gibt viele Mischtypen. Behandelt wird mit Massagen und speziellen Reinigungstechniken (Ölbädern), einer speziellen Ernährung, Yoga und Heilkräutern.

B – Balance, innere und äußere. Innere Balance erfährt man wieder, wenn man nicht mehr mit den Defiziten seines Körpers hadert. Äußere Balance trainiert man z. B. in der Reha auf Wackelplattformen (s. Buchstabe P), später z. B. mit Übungen wie Einbeinstand.

B – Bauchmuskeltraining ist sehr wichtig, um einerseits die Rückenmuskulatur zu entlasten und damit Rückenbeschwerden vorzubeugen, die meist aufgrund einer sogenannten muskulären Dysbalance (Ungleichgewicht zwischen vorn und hinten, salopp gesprochen) entstehen. Andererseits wird jeder Hüft-Operierte noch im Krankenhaus feststellen, wie mühsam es ist, das operierte Bein ohne Beugung aus dem Bett zu heben und vor allem wieder hinein. Klar, man kann es an den Thrombosestrümpfen hochziehen. Aber besser ist es, wenn man es dank gut trainierter Bauchmuskeln schafft. Außerdem erntet man da bewundernde Blicke der Krankenschwestern – dies als Rat einer Frau an die Männerwelt, die doch immer so gern ein „Sixpack" hätte. (s. auch segmentale Stabilisation).

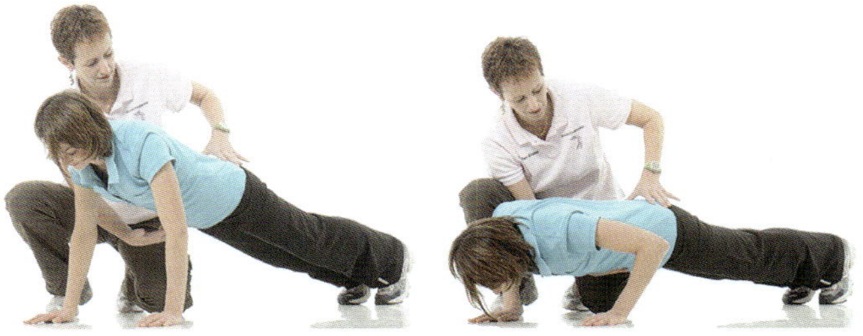

Manualtherapeutin Birgit Ferber-Busse untersützt "Model" Claudia bei Liegestützen, die Brust- und Bauchmuskulatur trainieren.

B – Blackroll ist ein eingetragener Markenname und wird als Synonym für alle Faszienrollen verwendet. Es handelt sich um eine Schaumstoffrolle mit verschiedenen Härtegraden zur Selbstmassage. Sie dient zur Lösung von Verspannungen und zur Unterstützung der muskulären Regeneration. Meine Erfahrung: ruhig vorsichtig anfangen bzw. am besten zunächst unter professioneller Anleitung. Sonst hört man schnell wieder auf, weil es zu sehr wehtut!

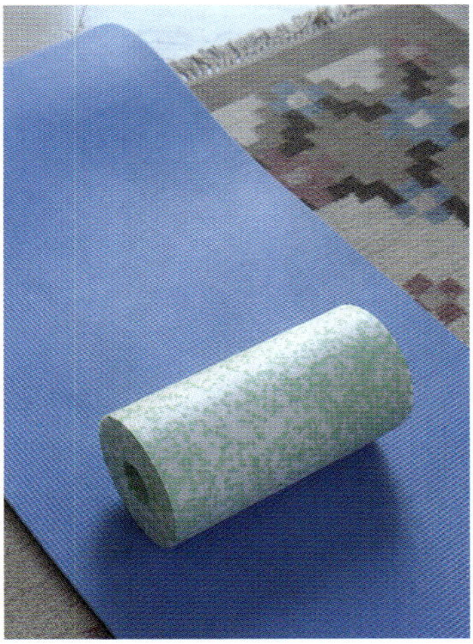

Das ist die sanftere Variante der Blackroll. Die schwarze ist härter.

C – Carving Golf. Carven ist sicher den meisten vom Skifahren her ein Begriff. Daran angelehnt ist Carving Golf eine hüftschonende Schwungmethode. Erfinder ist der Münchner Architekt Jürgen Bechler. Ideal für Anfänger und Senioren,

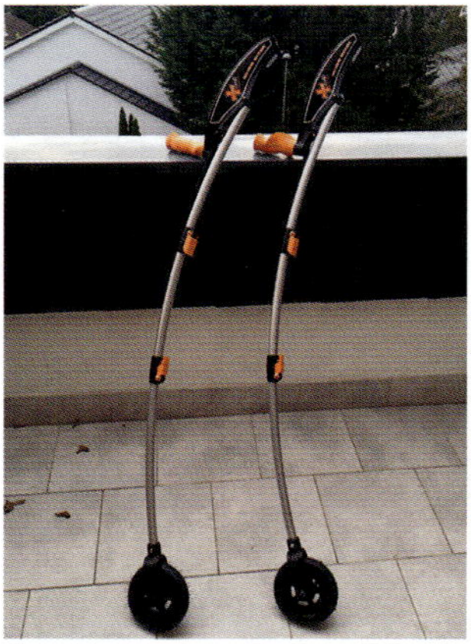

In Action sieht man die Cross-Shaper bei Ulrikes Erfahrungsbericht in diesem Buch.

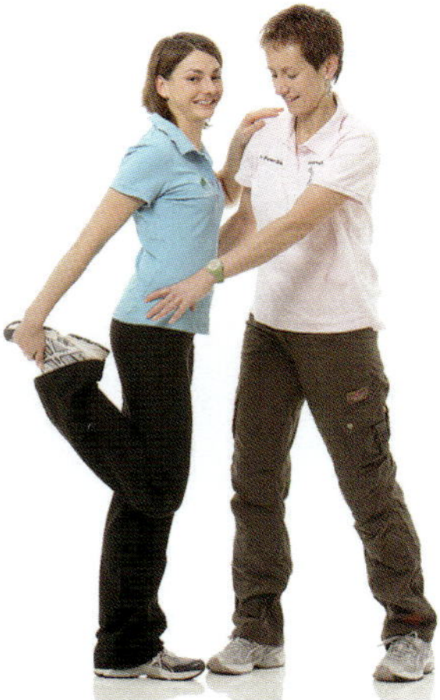

Manualtherapeutin Birgit Ferber-Busse schaut, dass Claudia bei dieser Dehnübung für die Oberschenkelmuskulatur nicht in der Hüfte abknickt.

aber auch für Hüftpatienten, die lieber einen halben Pendelschwung ohne große Rotation machen wollen.

C – Craniosacral-Therapie. Der amerikanische Mitbegründer der Osteopathie William G. Sutherland entdeckte Anfang des 20. Jahrhunderts, dass der Schädel (lat. Cranium) nicht unbeweglich ist, sondern rhythmische Bewegungen ausführt, die sich bis zum Kreuzbein (lat. Sacrum) fortsetzen. Es handelt sich um eine sanfte, entspannende manuelle Behandlung, bei der der Therapeut durch Berührung des Kopfes und anderer Körperpartien Blockaden aufspürt, Funktionseinschränkungen löst und nicht zuletzt die Selbstheilungskräfte des Körpers aktiviert.

C – Cross-Shaper. Spezielle Nordic-Walking-Stöcke mit Rollen unten, entwickelt von einem Orthopäden. Sehr effektives Ganzkörpertraining, das den aufrechten Gang fördert. Stöße und Schläge auf die Gelenke und die Skelettmuskulatur werden dank der rollenden Bewegung minimiert, der Bewegungsapparat dadurch spürbar geschont. Sieht etwas komisch aus, macht aber Spaß.

D – Dehnen der Muskeln ist wichtig, nicht nur das Kräftigen. Denn durch unsere mehrheitlich sitzende Tätigkeit und durch die Einschränkungen mit Hüft-Problemen verkürzt sich die Muskulatur ganz ungemein. Verblüffend, wie sich das „Gestell" nach einer Hüft-OP erst den neuen Möglichkeiten anpassen muss. Leider dauert das eine Weile. Aber nur Geduld – es wird schon. Moderner Ausdruck für Dehnübungen: Stretching.

E – Elektro-Muskel-Stimulationstraining EMS. Grundsätzlich setze ich mehr auf „natürliche" Hilfsmittel. Aber warum nicht mittels Strom einem 20-minütigen Training die Power von mehreren Stunden Krafttraining geben? Das jedenfalls verspricht Miha Bodytec. Dazu trägt man eine hautenge schwarze kurze Hose und ein ebensolches Shirt, darüber eine zuvor angefeuchtete Weste und verschiedene Gamaschen mit Elektroden. Diese werden an ein Gerät angeschlossen, an dem der Trainer mittels Reglern die Muskelpartien der verschiedenen Körperregionen (unterer Rücken, Po etc.) ansteuert. Man spürt ein leichtes bis stärkeres Kribbeln und darf „stop" sagen, wenn es von der Intensität her reicht. Angeblich ist das ein Fitnesstraining für Faule. Das zumindest stimmt nicht. Denn während einen die Stromimpulse in bestimmten Intervallen durchströmen, muss man ziemlich anstrengende Übungen machen. Ob es wirklich was bringt? Keine Ahnung. Mein Gefühl war dagegen, und so bat ich meinen Personal Trainer nach einigen Sitzungen, den Rest der bezahlten 10er Karte doch wieder „normal" mit mir zu trainieren.

E – Entspannen. Nur mit Entspannungspausen zwischen den Übungen in der Reha können die Muskeln tatsächlich etwas lernen. Entspannungspausen während der Arbeit sind notwendig, um auf neue, frische Gedanken zu kommen – aber als Hüft-Patient mit frischer TEP besonders, um immer mal wieder von der Sitzposition in die Horizontale oder Vertikale zu wechseln. Ein Spaziergang ist da genauso effektiv wie ein kleines Nickerchen zwischendurch.

E – Energie tanken ist wichtig – vor und nach der Hüft-OP. Es ist ja doch kein ganz kleiner Eingriff. Alles, was Spaß macht, sollte man möglichst vorher noch machen, um schöne Erinnerungen zu speichern. Und alles, was Spaß macht und vorher wg. Bewegungseinschränkungen nicht ging, kann man endlich nachher wieder tun – und sich daran freuen. Wer sich vor der Hüft-OP schlapp und alt gefühlt hat, wird danach garantiert neue Energieschübe spüren.

F – Familien-Aufstellen. Eine Lebenshilfe-Methode, die in den 90er Jahren vom Psychoanalytiker und „Familientherapeuten" Bert Hellinger entwickelt wurde. Dabei repräsentieren Stellvertreter in einer Gruppe bestimmte Personen oder Situationen, um dem Fragesteller Konstellationen zu verdeutlichen. Ich habe das persönlich in einem Drehbuch-Seminar kennengelernt und war verblüfft, dass es tatsächlich funktioniert. Als ich „Stellvertreterin" einer Person in einem Krimi war, habe ich instinktiv dem Autor gezeigt, wie diese Person reagieren würde. Für Kirsten in diesem Buch war es auch rund um die Hüft-OP nützlich.

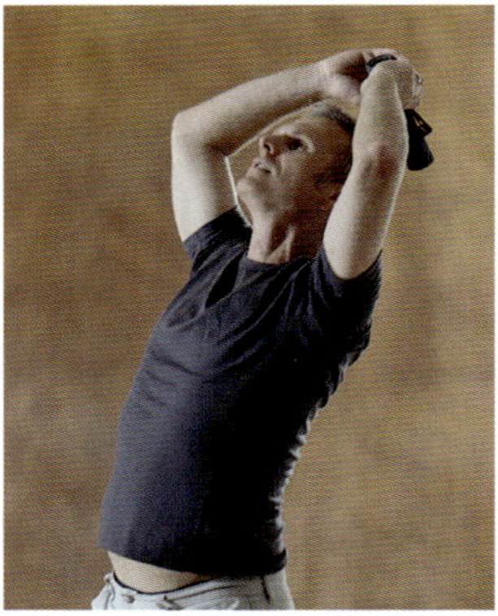

Fazientraining: Rolfer Markus Rossmann zeigt eine dreidimensional schwingende Bewegung mit einer Hantel.

F – Faszien. Das kollagene Bindegewebsnetz der Faszien umgibt jeden Muskel, jedes Organ, jede Bandstruktur. Nach neuesten Erkenntnissen sind es die Faszien, die große Muskelleistungen, etwa von Gewichthebern, erst möglich machen. Also gilt es, nicht nur die Muskeln, sondern auch die Faszien zu trainieren. Beim Rolfing (s. „R") geht der Therapeut schon sehr tief in das Bindegewebe. Da liegt es nahe, dass mein Rolfer Markus Rossmann inzwischen verstärkt, auch international, Workshops über Faszien-Training hält und Bücher darüber geschrieben hat – u. a. über richtiges Gehen mit dem Fascial Walk. Eine Übung ist etwa das schnelle Schwingen der Arme in einem kreisenden Rhythmus über Kopf und wieder zurück, damit die Faszien und nicht die Muskeln das Gewicht übernehmen. Auch mit einer Schaumstoffrolle kommt man effektiv an die Faszien heran.

F – Feldenkrais ist eine Körpertherapie nach Moshe Feldenkrais (1904–1984) – deshalb hat es nichts mit dem Kreis zu tun. Hier lernt man – in der Gruppe oder in Einzelsitzungen – einzelne Körperpartien bewusst wahrzunehmen und damit „alteingesessene" Bewegungsmuster zu ändern. Es ist eine sehr ruhige, angenehme und völlig schmerzfreie Form der Selbsterziehung, die besonders Musikern, Tänzern und Sportlern hilft, aber eben auch nach Unfällen oder OPs hilfreich ist.

F – Floor Barre. Eine funktionelle Bewegungsmethode am Boden, d. h. ohne die Anstrengung, der Schwerkraft trotzen zu müssen. Floor = Boden, Barre = die Ballettstange. „Floor Barre AIM" = Anatomy in Motion. Das Basis-Balletttraining wird von der stehenden Position auf den Boden verlegt. Geschult werden dabei die Stabilität, Balance, korrekte Ausrichtung und Platzierung der gesamten Muskulatur des Körpers. Ziel ist es, dass Muskeln und Gelenke aufeinander eingespielt werden und in kürzester Zeit die muskuläre Erinnerung einsetzt. Eine Trainerin leitet die Schüler zum Stehen, Sitzen, Gehen und Drehen im Liegen an. Das geschieht stets mit leichtem Muskeltonus, denn sonst würde man ja realiter umfallen (am Boden liegend natürlich nicht). Die Übungen sind im besten Sinne befreiend. Für uns Hüftmenschen bedeutet das: Der Körper spürt sich selbst in die ideale Balance-Position hinein.

F – Fünf Tibeter. Jungbrunnen-Übungen für die Beweglichkeit nach dem Bestseller von Peter Kelder. 21 x jede Übung jeden Morgen – und man fühlt sich wie neugeboren. Meine Erfahrung seit 1993 (!): null Rückenschmerzen, Tennisarm damit kuriert, alle Körperbereiche kommen in Schwung. Hüft-OP-Kandidaten trainieren damit hervorragend auch die Armmuskeln, um gut mit Krücken zu laufen.

G – Gymnastik sollte einem TEP-Träger in Fleisch und Blut übergehen. Am besten morgens ca. 20 Minuten, gern mit Entspannungsmusik dazu, damit die Übungen nicht einfach rasch runtergespult werden. Ohne meine tägliche Gymnastik wäre ich mitsamt Hüftschmerzen nicht so lange beweglich geblieben und sicher auch nicht so rasch wieder fit gewesen nach der OP.

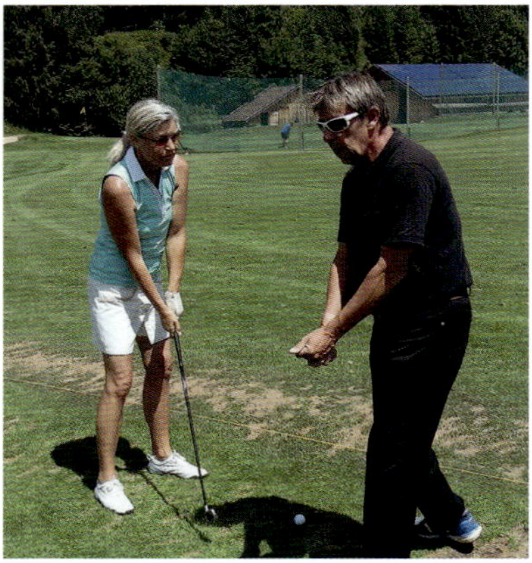

Jody Morris versucht engagiert, Heidi den Healthy Swing nahe zu bringen.

H – Healthy Swing. Eine Golflehre, die viele Golfer von Rückenschmerzen, Bandscheiben-, Nacken-, Hüft- und Schulterproblemen befreien könnte. Der „Urvater" von „Healthy Swing" ist Dr. Christian Haid, Leiter des Biomechanischen Labors der Orthopädie der Medizinischen Universität Innsbruck, zugleich Physiker und ehemaliger Leistungssportler. In Deutschland praktiziert diese Methode u. a. der Golf-Pro Jody Morris im Golfclub Karwendel im oberbayerischen Ort Wallgau. Die Golfkurse im Rahmen des endofit-Programms der endogap-Klinik in Garmisch-Partenkirchen führen mit diesem Golfschwung ihre Hüft-Patienten wieder an den Golfsport heran: Denn mit mehr Aufrichtung dank längerer Schläger und weniger Rotation ist der Golfschwung tatsächlich natürlicher, gesünder und schonender für die Gelenke und die Wirbelsäule. Als „alte" Golferin kann/mag/will ich mich nicht mehr umstellen. Aber für noch nicht so „alte" Hasen ist das durchaus eine Alternative.

H – Heilpraktiker. Wer wie ich der Schulmedizin mehr als kritisch gegenüber steht, sollte sich einen guten Heilpraktiker als Begleiter suchen. Meiner, zu dem ich nach Jahren der verschiedensten alternativen Heilmethoden kam, war so gut, dass er angesichts meiner sich nicht bessernden Geh-Beschwerden binnen Kurzem ganz klar sagte: Es helfe nichts, ich müsse es akzeptieren, dass eine Hüft-OP unerlässlich sei. Recht hatte er.

I – Innere Stimme. Wenn sie sich meldet: hinhören! Viele haben verlernt, auf ihren Körper zu achten, ihrem Bauchgefühl zu vertrauen. Wenn ich Erfahrungsberichte von Hüft-Patienten höre, die sich jahrelang geplagt oder ihre Beschwerden ignoriert bzw. mit Schmerzmitteln betäubt haben, frage ich mich immer wie das sein kann. Unser Körper ist unser Kapital. Er begleitet uns ein ganzes Leben lang. Drum sollte man ihn pflegen und in Form halten.

J – Jungbrunnen. Tatsächlich ist eine gelungene Hüft-OP ein Jungbrunnen. Vorher: humpeln, hinken, klagen wie ein Greis. Hinterher: beschwingt gehen, Sport treiben wie neu geboren.

K – Kinesiologie. Man kann mit Hilfe der Kinesiologie das für den eigenen Körper passende Material austesten. Mein Zahnarzt war einst gar nicht verblüfft, als ich meinte, ich müsste die verschiedenen Materialproben für eine Brücke zu einer Kinesiologin mitnehmen. Der sogenannte Muskeltest, der dann gemacht wird, erschien mir allerdings so dubios, dass ich – ehrlich gesagt – daran nicht glaube. In meiner zweiten Reha hatte ich allerdings eine Mitpatientin, die allen Ernstes ihr Endoprothesen-Material kinesiologisch hat testen lassen. Sie fühlte sich damit blendend. Also: Wenn's hilft… Wer allerdings vor der OP schon weiß, dass er gegen Titan allergisch ist, sollte sich nach Alternativen erkundigen.

K – Körperspüren. Gleich am ersten Tag nach der OP wird der Körper mit Hilfe einer Physiotherapeutin in die Senkrechte gebracht, kleine Dehn- und Mobilisationsübungen im Bett werden „verordnet“. Von da an geht's bergauf. Jeden Tag spürt man seinen Körper etwas mehr und besser. Ein wunderbares Gefühl!

L – Life Kinetik. Das ist Gehirntraining durch Bewegung. Überraschen Sie mal Ihr Gehirn, indem Sie die Zahnbürste in die andere Hand

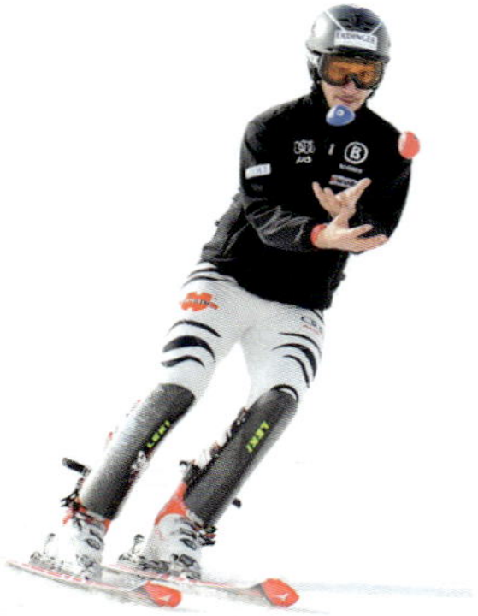

Slalomfahrer Felix Neureuther bei einer Life Kinetik-Übung: Bälle jonglieren und Ski fahren.

nehmen beim Putzen oder beim Spazierengehen mal rückwärts gehen und dabei das ABC rückwärts aufsagen. Mit Life Kinetik-Übungen werden die brach liegenden Areale unseres Gehirns aktiviert, die Synapsen vervielfältigt, üblicherweise unverbundene Areale miteinander vernetzt. Wir schöpfen nämlich die Möglichkeiten unserer 100 Milliarden Gehirnzellen nicht einmal annähernd aus. Die Methode basiert darauf, nicht Übungen im herkömmlichen Sinne zu lernen, bis man sie beherrscht und sie dann sogar langweilig findet. Vielmehr wird das Gehirn mit immer neuen Anforderungen, nicht alltäglichen visuellen und koordinativen Aufgaben überrascht, neu herausgefordert. Besonders in der Gruppe macht das total Spaß – und ist sehr erhellend.

L – Liebe. Das Schönste auf der Welt! So eine Krisensituation wie zwei Hüft-OPs in einem Jahr konnte ich nur dank meines über alle Maßen innig geliebten Ehemanns gelassen und pragmatisch überstehen. Er hat mich umsorgt (im Krankenhaus täglich), buchstäblich gestützt und gestärkt. Dank der segensreichen Erfindung von Skype haben wir uns auch beim Telefonieren gesehen. Und mindestens zwei Mal pro Woche haben wir gemeinsam die Umgebung meiner beiden Reha-Orte erkundet. Auf diese Weise fühlte sich das Ganze fast wie Urlaub im schönsten Oberbayern an.

M – Manuelle Therapie. Meine Physiotherapeutin Birgit Ferber-Busse behandelt (und unterrichtet) nach dem Maitland Konzept und wendet die sogenannte Orthopädische Manuelle Therapie (OMT) an. Dabei werden verschiedene Behandlungen kombiniert: passive Gelenkmobilisation, neurodynamische Techniken, Muskeldehnungen, stabilisierende Übungen sowie Übungen für zu Hause. Damit hat sie zum Beispiel den

Bandscheibenvorfall meines Mannes kuriert, obwohl alle zur Operation rieten. Also durchweg zu empfehlen, weil sehr gründlich.

M – Mondkalender. Tatsächlich habe ich mich ein bisschen danach gerichtet, weil mir eine sehr esoterische Freundin dazu geraten hat. Es gibt wohl Tage, an denen so ein doch blutiger Eingriff glimpflicher verläuft. Zu meiner Verblüffung hatte die Dame in der Krankenhaus-Anmeldung einen Mondphasen-Kalender hinter ihrem Schreibtisch hängen und bestätigte mir bei der ersten OP den günstigen Termin. Bei der zweiten OP war er wohl nicht mehr ganz so günstig, da ich dabei deutlich mehr Blut verloren habe und knapp an einer Bluttransfusion vorbeigeschrammt bin.

N – Natur ist ein wichtiger Heilfaktor. Sowohl die Bewegung in der Natur als auch die Naturheilkunde. In meiner ersten Reha in Bad Heilbrunn, Landkreis Bad Tölz, hat die Gemeinde einen Kräuterlehrgarten vor der Klinik anlegen lassen. Ein wunderbarer Ort, um seinen Bewegungsradius kontinuierlich zu steigern und gleichzeitig etwas über Heilkräuter, Gewürze, Tees und „Kurschattengewächse“ zu lernen. So ein herrliches Naturphänomen wie der Tegernsee, Ort meiner zweiten Reha, ist schon heilsam an sich.

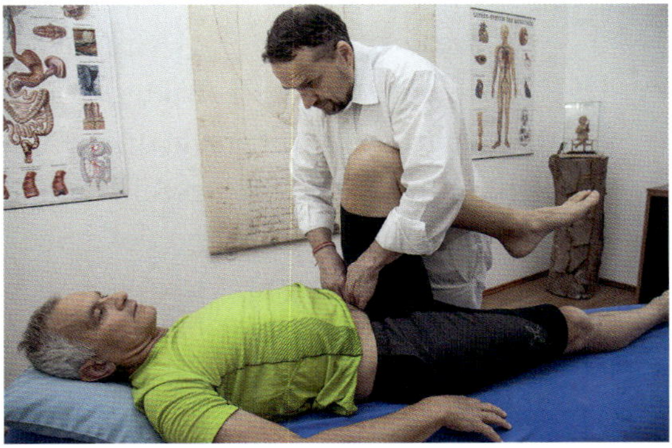

Der Osteopath untersucht das Gewebe des ganzen Körpers, um etwaige Bewegungseinschränkungen aufzuspüren und dann zu behandeln.

O – Osteopathie. Griechisch osteo = Knochen und pathos = Leiden. Wenn klassische Physiotherapeuten nicht mehr weiter wissen, empfehlen sie meist einen guten Osteopathen, der mit seiner speziellen manualtherapeutischen Ausbildung noch mehr die Selbstheilungskräfte aktivieren kann. Verspannte Muskeln und Gelenke bringt er wieder ins Lot.

O – Ölziehen. Eine wirksame Methode, um Giftstoffe aus dem Körper zu ziehen. Nach einer schmerzhaften Paradontose-Behandlung gab mir mein Heilpraktiker schon Anfang der 90er Jahre den Tipp, den ich bis heute befolge: Täglich einen knappen Esslöffel Öl im Mund ca. 10 Minuten bewegen, durch die Zähne ziehen, dann ausspucken. Ich habe zunächst kaltgepresstes Sonnenblumenöl genommen, inzwischen nur noch unser handwerklich produziertes Bio-Olivenöl extra vergine. Ich mache das morgens unter der Dusche – mein Mann freut sich über die schweigsame Zeit! Und mein Zahnarzt kann es gar nicht fassen, dass ich seitdem ein superstraffes Zahnfleisch habe und nie wieder eine Paradontose-Behandlung gebraucht habe.
Es ist allgemein bekannt, wie wichtig ein intaktes Gebiss und eine gesunde Mundflora für die Gesundheit des gesamten Körpers sind. In der Naturheilkunde wird das Ölziehen u. a. bei chronischen Erkrankungen wie Migräne, Rheuma oder auch bei Beschwerden wie Arthrose, Bronchitis, Herz- oder Nierenbeschwerden, Magengeschwüren oder Darmerkrankungen eingesetzt. Gelenkschmerzen werden gelindert und der Körpergeruch verbessert. Die Ursprünge des Ölziehens liegen in der indischen Heilkunst Ayurveda. Bakterien, die bereits im Mund abgetötet werden, gelangen gar nicht erst in unseren Körper und belasten somit nicht unser Immunsystem. Nachweislich bindet und entfernt das Öl mehr Mikroorganismen und gelangt tiefer in Taschen zwischen den Zähnen und in einige Regionen um den Wurzelkanal. Die Wurzelkanäle sind nämlich eine ständige Brutstätte für Bakterien, denn dort findet sich im Wesentlichen totes Gewebe, von dem sich Bakterien ernähren.

P – Plate One oder Power Plate. Hier gilt Ähnliches wie ich es beim EMS-Training geschrieben habe. In diesem Fall handelt es sich um Vibrationsplattformen, die mittels Schwingungen die Muskeltätigkeit aktivieren, und zwar mehr als man es mit herkömmlichem Training erreichen könnte. Sorry, aber ich trainiere lieber auf meiner Gymnastikmatte. Allerdings glaube ich, dass die Zukunft dieser Geräte in Seniorenheimen liegen könnte. Das ist keineswegs despektierlich gemeint. Vielmehr bewirkt das relativ kurze und eher relaxte Stehen auf dieser Plattform tatsächlich einen „Trainingseffekt" dahingehend, dass sich die Koordinationsfähigkeit der älteren Menschen verbessert. Das ist wichtig zur Sturzprävention und könnte dafür sorgen, dass sich immer weniger Senioren auf den Rollator stützen müssen, der nachweislich die Muskeln eher verkümmern lässt.

P – Positives Denken ist der erste Schritt zum Heilerfolg. Frei nach der bekannten „Selffulfilling prophecy" bin ich der festen Überzeugung, dass positives Denken die ganze Haltung eines Menschen in Krisenzeiten – und nichts anderes ist eine Hüft-Arthrose plus OP für den Körper – beeinflusst. Zweifeln, nicht in Selbstmitleid baden, sondern positiv denken – und durch.

Q – Qi Gong = wörtlich übersetzt „Energie Arbeit". Eine chinesische Heilmethode, die Meditation und Körperarbeit verbindet. Die Übungen werden langsam und harmonisch ausgeführt, auch um unserer Außenorientierung wieder Muße und Stille entgegenzusetzen. Deshalb heißen die sogenannten acht Brokat-Übungen auch „Übungen zur Pflege des Lebens". Sie kräftigen Muskeln, dehnen Sehnen und Bänder, verbessern die Blutzirkulation und regen den Lymphfluss im gesamten Körper an. Wichtig ist auch das tiefe und langsame Atmen, um den Körper optimal mit Sauerstoff zu versorgen. Meine Lieblingsübung: „Hinter sich schauen, um die fünf Leiden und sieben Kümmernisse zu lindern." Ich habe Qi Gong bei

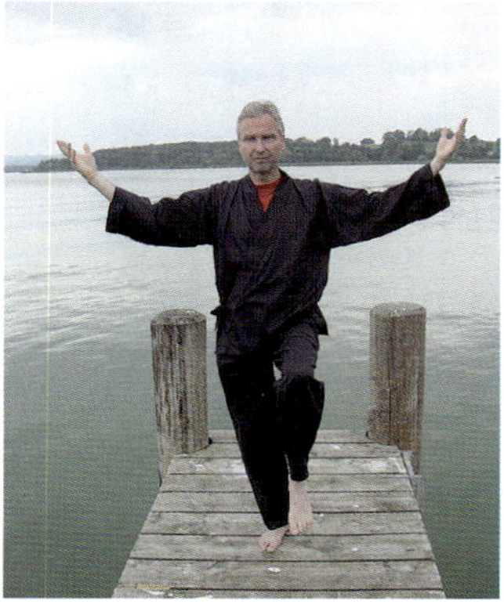

Wolfgang Schmidtkunz bei einer Qi Gong-Übung am Chiemsee

Kursen auf der Fraueninsel im Chiemsee bei Wolfgang Schmidtkunz gelernt.

R – Rolfing. Eine zu Unrecht eher unbekannte Körpertherapie, benannt nach der amerikanischen Biochemikerin Ida Rolf (1896 – 1979). Ihrer Ansicht nach sind fehlerhafte Körperhaltungen Ursache vieler Erkrankungen. Das Bindegewebe sei wichtiger für die Körperhaltung als die Muskeln und die Wirbelsäule. Der Rolfing-Therapeut löst mit einer anfangs durchaus schmerzhaften „Massage“ verklebte Bindegewebsschichten, dehnt Verkürzungen im Gewebe und macht verhärtete Stellen geschmeidig. Anleitungen für den Alltag führen zu einer ökonomischeren Bewegung, die Gelenke und den Rücken schont. Basis sind zehn ca. einstündige Sitzungen innerhalb von drei Monaten. Danach war ich z. B. mein Fersensporn-Syndrom los. Nach der Hüft-OP haben sich durch Rolfing Verklebungen rund um die Narbe gelöst.

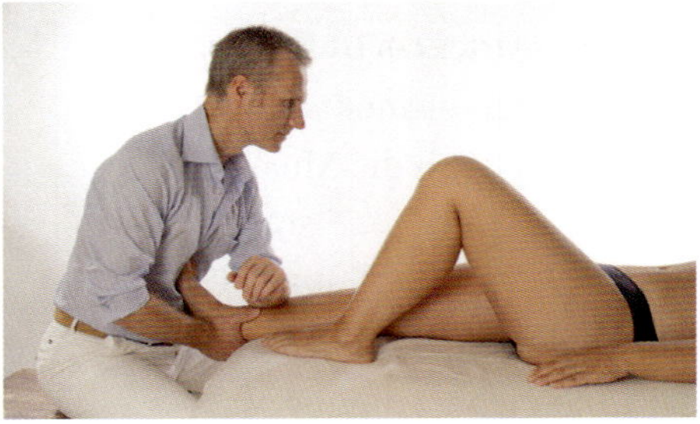

Rolfer Markus Rossmann beim Ausgleichen der muskulären und faszialen Spannungsverhältnisse um das Hüftgelenk.

S – Segmentale Stabilisation (s. auch Bauchmuskeltraining). Dieser Begriff wird in der Medical Park-Klinik St. Hubertus am Tegernsee von allen Therapeuten wie ein Mantra benutzt. Dahinter steckt eine Art Atemtraining, das die Bauchmuskeln zur Mitarbeit auffordert. Das heißt, man atmet ein, spürt die Bauchmuskeln und hält diese Position. Damit stabilisiert man vor allem die Lendenwirbelsäule und den Beckenbereich. (s. auch Beckenbodentraining bei Peter).

S – Shiatsu ist eine in Japan entwickelte Form der Körpertherapie, die aus der in der TCM (Traditionelle Chinesische Medizin) üblichen Tuina-

Massage hervorgegangen ist. Shiatsu bedeutet wörtlich übersetzt Fingerdruck. Der Therapeut arbeitet aber durchaus mit seinem ganzen Körper, vor allem auch mit seinem Gewicht. Man liegt bequem bekleidet auf einer Matte und genießt ca. eine Stunde das Bewegtwerden sämtlicher Gliedmaßen. Das Qi, die Energie, fließt wieder in den Meridianen – und ich kann sagen, dass ich mich vor der Hüft-OP nach einer Shiatsu-Sitzung tatsächlich besser bewegen konnte. Danach hilft es, das sogenannte postoperative Trauma des Körpers zu bewältigen.

S – Smoveys. Zwei grüne Ringe, die es in sich haben. Der österreichische Parkinson-Patient Johann „Salzhans" Salzwimmer entwickelte smovey mit dem Slogan „Health in your hands". Das Kunstwort besteht aus den Gute-Laune-Wörtern „Swing, move, smiley". Innen stecken vier Stahlkugeln, die dem Kunststoffrohr mit Moosgummigriff den „Vibroswing" geben. Ohne Schwungbewegung hat man 500 Gramm in der Hand, durch die Fliehkräfte beim Schwingen erhöht sich das Gewicht auf fünf Kilogramm!

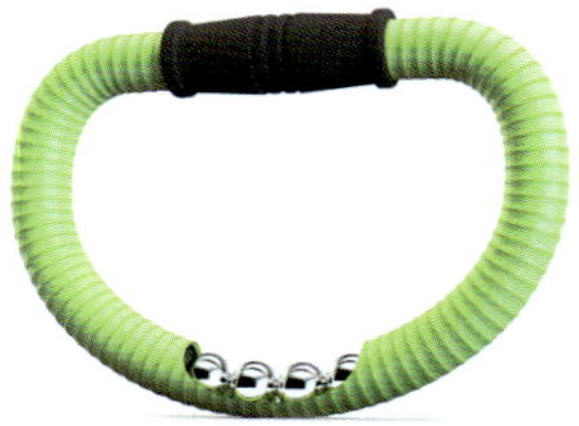

Das Innenleben der Smovey-Ringe besteht aus vier Stahlkugeln, die den Vibroswing-Effekt bewirken.

Der Erfinder war ein hervorragender Tennisspieler und Skifahrer, als er die Diagnose Parkinson bekam. Mit smovey hat er seinen Zustand stabilisieren können.

Die Effekte: Die Handreflexzonen werden stimuliert, 97 Prozent der gesamten Muskulatur aktiviert, mehrere 100 Millionen Körperzellen vitalisiert, das Bindegewebe gestrafft, das Verdauungssystem mobilisiert, der Stoffwechsel gefördert, das Lymphsystem massiert, entlastet und damit entschlackt, das Immunsystem gestärkt und das Herz-Kreislaufsystem gekräftigt. Großer Vorteil: Man kann die Smoveys überallhin mitnehmen – an den Strand, ins Wasser und auf die Driving Range. Es gibt etliche Golf-Trainer, die das im Programm haben. Ideal zum Aufwärmen. Sehr empfehlenswert!

S – Spiraldynamik®. Eine wenig bekannt Form der Physiotherapie. Sie kommt aus Zürich, wo sie Dr. med. Christian Larsen zusammen mit einem Expertenteam aus den Gebieten Medizin, Physiotherapie, Sport, Tanz und Yoga entwickelt hat. Inzwischen gibt es auch in Deutschland, etwa in Berlin, Frankfurt, Freiburg, Hamburg und München, Praxen, die Spiraldynamik® anbieten. Beim Menschen entspricht die Spirale als geometrisches Modell der Form von Knochen, Bändern und Muskeln. Gut fand ich, dass am Anfang einer Behandlung eine ausführliche Haltungs- und Bewegungsanalyse inkl. Laufbandanalyse steht, um „unfunktionelle" Bewegungsmuster zu erkennen. Über Wahrnehmungsübungen, Bewegungsschulung und Alltagsübungen lernt man ein neues Körperbewusstsein.

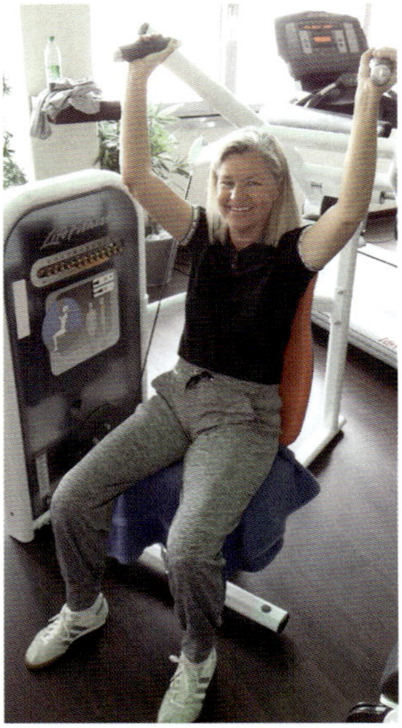

Zirkeltraining macht man heute an 10 Geräten hintereinander.

T – Training soll in erster Linie Spaß machen, finde ich. Leider ist es manchmal ganz schön mühsam. Vor allem in der ersten Zeit nach der Hüft-OP wollen die Muskeln einfach überhaupt nicht so wie man sich das wünschen würde. Wie habe ich plötzlich Mitleid mit Bodybuildern bekommen: Was müssen die Armen sich quälen für solche Muskelpakete (vorausgesetzt sie sind natürlich erzeugt). Tatsächlich ist es so, dass Muskeln schon innerhalb weniger Tage bei Nichtinanspruchnahme verkümmern, aber wochenlang brauchen, um wieder aufgebaut zu werden. Also dann doch lieber regelmäßig weitertrainieren, ehe wieder alles erschlafft. Sieht ja auch besser aus, so ein durchtrainierter Körper.

U – Urvertrauen ist wichtig, wenn man sich in die Hände eines Operateurs begibt. Das hat nichts mit blindem Vertrauen zu tun. Natürlich sollte man sich vorher gut informieren, von welchem erfahrenen Arzt und in welcher Klinik man den Eingriff vornehmen lässt. Aber nach der einmal gefällten Entscheidung sollten keine Zweifel mehr bestehen. Nach der Hüft-OP kehrt auch mehr und mehr das Urvertrauen in die Fähigkeiten des eigenen Körpers zurück.

V – Vegetarisch. Im Krankenhaus habe ich mich als Vegetarierin angemeldet, obwohl ich keine bin. Aber ich wollte das Billigfleisch aus Massentierhaltung vermeiden, weil ich ja selbst schon genug Medikamente nehmen musste. Da brauche ich nicht auch noch mit Antibiotika gefütterte Rinder, Kälber oder Schweine. Generell essen wir Deutsche viel zu viel Fleisch, was übrigens auch für die Gelenke nicht das Beste ist. Wer wie ich liebend gern italienisch isst, der kann sich gut mit den verschiedensten Pasta-, Risotto- und Pizza-Gerichten als Quasi-Vegetarier fühlen. Dazu ein oder zwei Mal pro Woche Fisch, einmal eine Süßspeise wie Kaiserschmarrn, einmal eine Brotzeit mit Käse und Rohkost bzw. Salat – dann bleiben nur wenige Tage mit Fleisch. Aber dann bitte vom Fleischer Ihres Vertrauens oder wenn möglich Bio.

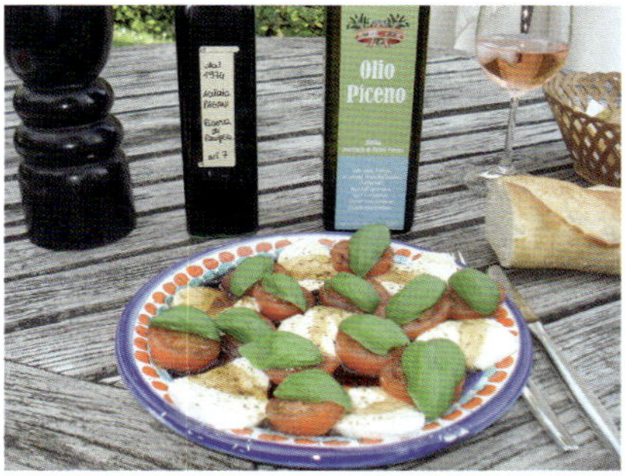

Lieblingsessen von Heidi: Tomaten mit Mozzarella und Basilikum – natürlich mit ehrlichem Olivenöl und traditionell hergestelltem Aceto Balsamico aus 100 Prozent Traubenmost (und nicht mit chemischen Zusätzen!).

W – Wu wei. Chinesische Lebenskunst, kommt aus dem Daoismus (früher Taoismus). Gemeint ist das Nichthandeln im Sinne von „Enthaltung eines gegen die Natur gerichteten Handelns". Übersetzt: „Die Kunst des Loslassens". Ich bin selbst weder Buddhistin noch kann ich Yoga oder Zen-Meditation; auch Esoterik ist mir fremd. Aber Wu wei hat mir gefallen, seitdem mir mein Kollege Hans, den ich zufällig (?) nach über 10 Jahren in der ersten Reha wiedertraf, in den 90er Jahren ein Buch mit diesem Titel geschenkt hat (Autor: Theo Fischer). Im weitesten Sinne beschreibt der Begriff intuitives Handeln, das keine unnötige Energie mit sinnlosen oder kontraproduktiven Aktionen vergeudet. Es ist eine Art „kreative Passivität", die den Dingen einfach ihren Lauf lässt. In Bezug auf meine Hüft-OPs bedeutete das für mich: Lass' es einfach geschehen. Es ist notwendig und wird bestimmt zu etwas Gutem führen. Quod erat demonstrandum! (was zu beweisen war).

X – Da gibt es nix. Wenn doch: Bitte melden!

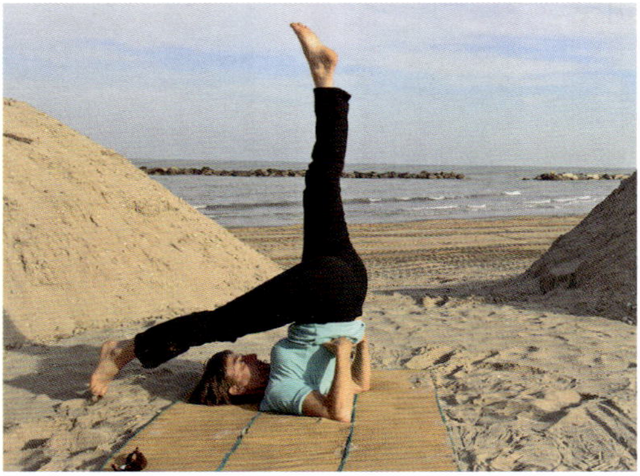

Für einige Yoga-Übungen braucht man schon eine sehr bewegliche Hüfte wie Stefanie.

Y – Yoga. Beherrsche ich nicht, hilft aber vielen. Immerhin kann ich wunderbare Videos meiner lieben Bekannten und Yogalehrerin Bärbel Miessner empfehlen: Eine Übung, die aus dem Yoga kommt, mache ich allerdings regelmäßig: Sie heißt Baum und ist nichts anderes als der gute alte Einbeinstand mit entsprechenden Armbewegungen und kontrollierter Atmung. Sieht sehr anmutig aus, wenn's gelingt.

Z – Zukunftslust. Ich habe mich wirklich freudig zu meinen beiden Hüft-OPs entschlossen, weil ich endlich wieder unbelastet in die Zukunft schauen wollte. Ich hatte es einfach satt, viele Dinge nicht mehr machen zu können, weil Schmerzen mich daran hinderten (Stadtbummel, Bergwanderungen, Golf spielen, Schwimmen etc.). Somit habe ich gleich nach dem Aufwachen aus der Narkose daran gedacht, was nun für eine wunderbare Zukunft vor mir liegt. Denn ich wusste: Nach einer ersten Durststrecke in der postoperativen Aufbau-Reha-Phase ist wieder alles möglich!

ABC der eher „konservativen" Therapie- und Trainings-Möglichkeiten aus männlicher Sicht ♂

A – Abnehmen. Hat man ein paar Pfunde auf Grund mangelnder Beweglichkeit zu viel, ist das Abnehmen besonders vor der OP ratsam. Aber auch die Zeit nach der OP und der Reha bietet hervorragende Möglichkeiten, sein Gewicht zu verringern und somit gleich seinem neuen Gelenk etwas Gutes zu tun. Ich habe zu viele schwergewichtige Hüft- oder Kniepatienten gesehen, die Mühe hatten, ihr eigenes Gewicht mit Unterarmstützen zu tragen.
Ich selbst habe in den drei Monaten nach der OP über zehn kg abgenommen ohne die geringste Anstrengung. Einfach nur durch die Bewegung und die Wahl einer reduzierten Kost sowohl in der Klinik als auch in der Reha.

B – Beckenbodenübungen werden normalerweise eher im Zusammenhang mit dem weiblichen Geschlecht genannt – mache ich seit der OP aber täglich so wie sie mir der Physiotherapeut gezeigt hat. Ich glaube, dass ich dadurch entsprechend beweglich in der Hüfte und im Becken bin. Auch vor einer OP können diese Übungen hilfreich sein.

C – Chancen nach einer erfolgreich verlaufenen OP gibt es in Bezug auf das eigene Umfeld viele, die es vor der OP nicht gab. Sei es die neue Freude am schmerzfreien Leben, an der Bewegung, die bessere Körperhaltung, Möglichkeiten des Sports und die eigene Zufriedenheit. Man muss diese Chance aber auch ergreifen und nutzen, und zwar durch eiserne Disziplin und Training nach der OP.

D – Diclofenac ist zwar keine Therapie, kann zumindest zeitweise dafür sorgen, die Gelenkschmerzen im Zaum zu halten, sollte aber in keinem Fall regelmäßig über einen längeren Zeitraum genommen werden

(Magen-Darmbeschwerden drohen!). Ich habe es immer nur vorsorglich vor geplanten sportlichen Aktivitäten eingesetzt, um die Beschwerden danach in Grenzen zu halten.

E – Eigeninitiative ist sehr wichtig in Bezug auf die geplante OP und die Zeit danach. Das geht von der Auswahl der geeigneten Klinik und des Operateurs bis zur Auswahl der Reha-Einrichtung. Besonders als gesetzlich Versicherter muss man gelegentlich etwas hartnäckiger sein und bei seiner Krankenkasse ggf. auch mal persönlich vorsprechen, um die eine oder andere Wahlleistung zu erhalten. Auch in der Reha selbst kann man durch Gespräche mit den Ärzten erreichen, dass man mehr Anwendungen erhält, als im Normalfall sofern sinnvoll. Nach der Rehazeit ist Eigeninitiative gefragt, um weiter an sich zu arbeiten und Muskel- und Haltungsdefizite auszugleichen.

F – Familie und Freunde sind gerade im Vorfeld und nach der OP ein wichtiger Anker, um möglichst schnell wieder fit zu werden. Ist die Entscheidung zur OP einmal gefallen, muss die Familie diese mittragen und aktiv unterstützen.

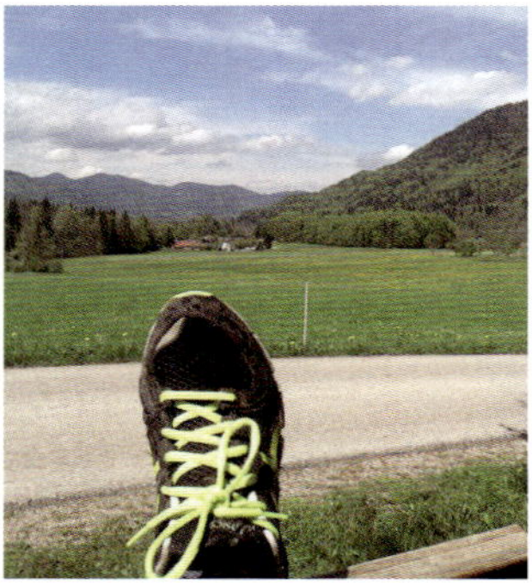

Zum richtigen Gangbild gehören die richtigen Schuhe. Hier Peters Laufschuh am Tegernsee.

G – Gangbild. Es ist extrem wichtig, wenn durch die Operation die eigentlich korrekte aber ungewohnte Körperstatik wieder hergestellt ist, an seinem Gangbild zu arbeiten. Man muss die gewohnte Fehlhaltung nämlich erst einmal ganz bewusst aus seinem Gedächtnis herausbekommen. Mir geht es manchmal heute noch so, dass ich durch Müdigkeit oder Abgespanntheit in den zumindest für mich noch wahrnehmbaren Hüftkrankengang verfalle.

H – Hausaufgaben. Sowohl vor als auch nach der Operation sollte man unbedingt seine Hausaufgaben in Bezug auf seinen Körper machen. D. h. sich optimal auf die OP vorbereiten und alle Risiken wie Übergewicht, mangelnde Grundfitness etc. soweit wie möglich vermeiden. Umso einfacher ist es, nach der OP schnell wieder auf die Beine zu kommen.

I – IRENA ist nicht etwa meine perfekte Physiotherapeutin, sondern das Programm der Kranken-/Rentenkassen für eine ambulante Anschluss-Reha nach der stationären. In meinem Fall habe ich nach meinem dreiwöchigen Aufenthalt in der Reha-Klinik am Tegernsee dort noch eine sechswöchige ambulante Reha im Anschluss absolviert. Diese besteht aus ein bis drei Anwendungen pro Tag (Physio, Wassergymnastik, Medizinisches Kraft- und Fitnesstraining). Der Vorteil ist, dass man im Haus in dieser Zeit weiterhin alle Einrichtungen zusätzlich selbst nutzen kann, wie Fitness-Raum, Schwimmbad, Sauna etc.. (Siehe auch Fremdwörter-Glossar.)

J – Jacuzzi oder Whirlpool. So ein warmes Sprudelbecken bietet einfach nach einem Training oder einer Physiotherapie eine wunderbare Entspannung. Schön, wenn dies in einer Reha-Einrichtung vorhanden ist.

K – Krankengymnastik bzw. Physiotherapie sollte den Hüftpatienten vor und nach der OP solange wie möglich begleiten. Vor der OP hilft diese, die „letzten" Bewegungen noch aus dem verschlissenen Gelenk herauszuholen und somit den Verkürzungen der Muskeln, Bänder und Sehnen entgegenzuwirken. Nach der OP sorgt diese dafür, die genannten Verkürzungen möglichst schnell wieder auszugleichen. Allerdings können dies nur begleitende Maßnahmen sein, die in Eigenverantwortung täglich durch eigenes Training unterstützt werden müssen.

L – Lymphdrainage ist eine Therapieform der physikalischen Anwendungen. Die manuell durchgeführte Therapie sorgt dafür, dass ödematöse Körperregionen, die nach OPs entstehen können, entstaut werden. Habe ich bei mir mehr als Alibi-Anwendung gesehen, mag aber bei dem einen oder anderen durchaus angebracht sein.

M – Medizinische Trainingstherapie, kurz MTT, wird in der Reha an Geräten angeboten. Muss hier also nicht näher erläutert werden. Das sind prima Übungen, die kontinuierlich für Muskelaufbau sorgen.

M – Motivation ist der Motor für unser gesamtes Leben, ohne die sich nur wenig erreichen lässt, sei es privat oder beruflich. Motivationslose Menschen sollten daher professionelle Hilfe aufsuchen, um nicht in Dauerdepression zu verfallen. Direkt nach einer Hüft-OP ist die Motivation der entscheidende Faktor, um Teilziele zu erreichen. Das erste Mal an Gehhilfen gehen, der erste eigene Toilettengang, Strümpfe und Schuhe alleine anziehen. Später sorgt die richtige Motivation dann für die völlige Wiederherstellung der körperlichen Fitness und Alltagstauglichkeit und in zweiter Linie ggf. auch für sportliche Leistungen.

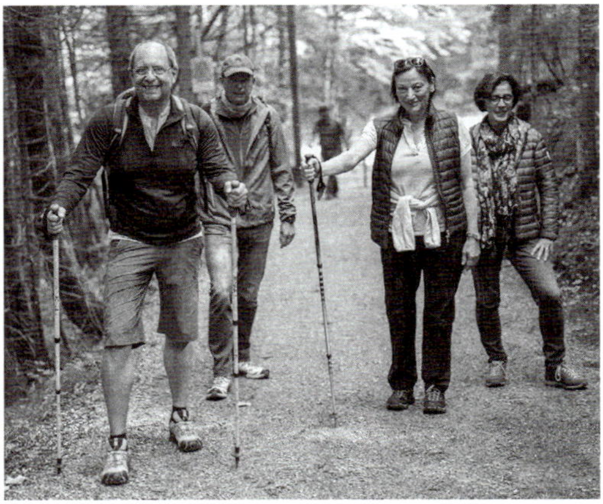

Zusammen mit Freunden ist das Bergwandern mit speziellen Bergwanderstöcken (nicht zu verwechseln mit „normalen" Nordic Walking-Stöcken) für Peter (vorn links) immer wieder ein schönes Erlebnis.

N – Nordic Walking zählt zu den sehr empfehlenswerten sportlichen Betätigungen nach einer Hüft-OP und ist auch durch die Arm-Unterstützung etwas entlastender für die Hüfte als Joggen. Besonders etwas schwerere Personen sollten zunächst damit beginnen.

Man sollte sich allerdings von einem Fachmann die richtige Nordic Walking-Technik zeigen lassen, da es korrekt ausgeführt doch weit mehr ist als nur Stöcke hinter oder neben sich herzuziehen. Auch vor der OP ist das Gehen, Wandern mit Stöcken empfehlenswert. Es trainiert zudem etwas den Oberkörper (Arme, Schultern), was dem Gehen an Unterarmstützen nach einer OP entgegen kommt.

O – Organisation hat einem im Leben selten geschadet und ist auch rund um die Hüft-OP sehr sinnvoll. So sollte man frühzeitig den OP-Termin planen und so legen, wie es für einen selbst, die Familie und den Job am besten ist. Man sollte auch an die Tage nach der Entlassung aus dem Krankenhaus denken, besonders wenn vielleicht die Anschluss-Reha nicht nahtlos anfängt. Die häuslichen Gegebenheiten sollten im Vorfeld bereits etwas angepasst werden (Toilettensitz, Keilkissen, Seitenschläferkissen, etc.) und es sollte eine helfende Hand zugegen sein.

P – Personal Trainer: Wer es sich finanziell leisten kann, ist ggf. gut beraten als Ergänzung zur leider endlichen Krankengymnastik nach der OP mit einem Personal Trainer zu arbeiten. Dieser kann einem schneller helfen, die gewünschte körperliche Fitness wieder zu erlangen.

Q – Qualen und quälen gehören im positiven wie negativen Sinne zu einer Hüft-OP dazu. Sind es im Vorfeld oft die Schmerzen, die einem Qualen bereiten und letztlich den Schritt zur OP einläuten, so muss man sich nach der OP schon selbst ein wenig im positiven Sinne quälen, um schnell wieder auf die Beine zu kommen. Mein Physiotherapeut in der Reha-Klinik ist meiner Aufforderung, bei einigen Übungen durchaus auch bis zum Schmerz zu gehen, gerne nachgekommen.

R – Reha, siehe auch IRENA: Die im Volksmund genannte Reha heißt eigentlich Anschluss-Heilbehandlung. Dieser Name ist Programm. Soll doch der Heilungsprozess im Anschluss an die Operation beschleunigt und gefördert werden. Dieser Phase der Genesung ist höchste Bedeutung zuzumessen, da hier die Basis für viele problemlose Jahre mit dem neuen Gelenk geschaffen wird.

S – Sport, das Lebenselixier. Für mich ist sportliche Betätigung lebenswichtig. Diese gibt mir den Ausgleich zum Beruf, fördert und vertieft soziale Kontakte und tut mir einfach gut. Außerdem hilft Sport auch, das Gewicht zu halten und ist in der Regel immer gesundheitsfördernd. Entsprechend düster und unzufrieden waren jeweils die Phasen vor den Operationen, in denen ich die sportliche Betätigung fast gegen Null fahren musste oder die Schmerzen während oder nach den Aktivitäten die Glücksgefühle bei weitem überwogen.

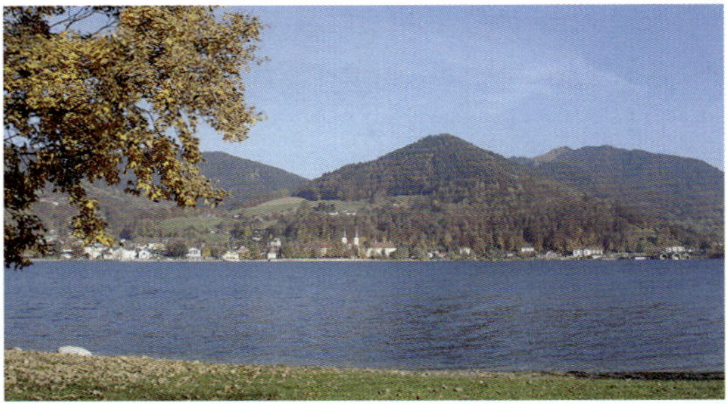

Blick über den See von Bad Wiessee zum Ort Tegernsee

T – Tegernsee, die Traumlandschaft Deutschlands. Schon allein die Lage der Reha-Klinik Medical-Park St. Hubertus in Bad Wiessee direkt am See ist eine Therapie für die Psyche.

U – Unterstützung ist vor allen Dingen von Freunden und Familie wichtig – und zwar vor, während und nach der OP. Schließlich hat die Familie am meisten unter den eigenen körperlichen Einschränkungen zu leiden und wird deshalb eine gehörige Portion Verständnis und Unterstützung für die eingeschränkte Situation aufbringen müssen.

V – Vertrauen muss man unbedingt zu seinem Operateur haben. Ihm ist man ausgeliefert und deshalb sollte im Vorfeld alles besprochen werden und keine Fragen sollten offen bleiben. Ein gutes Arzt-Patient-Verhältnis ist sehr wichtig.

W – Wandern oder auch ausgedehnte Spaziergänge. Die sind in der Regel auch bei älteren Patienten nach einer Hüft-OP problemlos möglich. Hierbei handelt es sich um die minimale sportliche Betätigung, die es anzustreben gilt. Sie hält das neue Gelenk beweglich und fördert die Festigkeit des Knochens und damit auch die des künstlichen Gelenks.

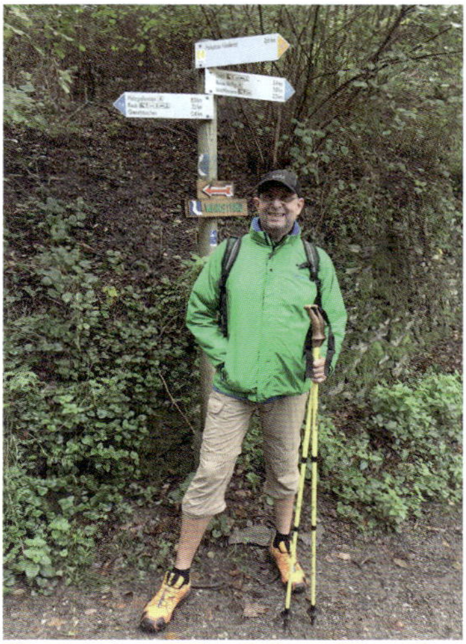

Autor Peter Herrchen hat auch beim Wandern, wie hier am Rheinsteig, zur Unterstützung Stöcke dabei.

X – XS statt XXL (s. auch Abnehmen) ist vor der Operation besonders wichtig, um zuerst das kranke Gelenk nicht noch stärker zu belasten und eine möglichst hohe Beweglichkleit und Fitness zu erhalten und nach der Operation hilft es einem schneller auf die Beine und ist gut für das künstliche Gelenk.

Y – Ystad: Die Kriminalromane des Henning Mankell, die sich mit der Romanfigur Kurt Wallander alle in und um die südschwedische Gemeinde Ystad abspielen, sind hervorragend geeignet, sich die Zeit in Klinik und Reha zu vertreiben.

Z – Zuversicht. Zuversichtlich muss man unbedingt an seine bevorstehende OP herangehen, damit diese auch gelingt.

Erkenntnis = eine Hüft-OP wird unvermeidbar – und wie man sich darauf einstellen kann

Eine Hüft-OP ist keine überraschende Operation. Man kann den Zeitpunkt selbst wählen und sich darauf einstellen. Viele Kliniken händigen dem Patienten Merkblätter aus. Aber wir haben festgestellt, dass sich das Meiste erst im Laufe der Zeit ergibt. Manches hat man überlesen oder tatsächlich noch nie gehört. Für manche Tipps wäre man schon früher dankbar gewesen. Wieder Anderes stellt sich als überflüssig heraus. Deshalb sagen wir Ihnen im Folgenden von A bis Z, was Sie so erwartet, was Sie sich vielleicht vorher anschaffen sollten, worauf Sie achten sollten. Lauter gute Ratschläge, diesmal aus weiblicher Sicht mit den entsprechenden männlichen Kommentaren. Einen despektierlichen Kommentar („meschugge") habe ich Peter einfach rausgestrichen. Vielleicht erahnen Sie, an welcher Stelle er sich so geäußert haben könnte…

ABC der guten Ratschläge – Hilfs- und Heilmittel und einiges mehr

A – Automatikgetriebe. Autofahren bedeutet ja bekanntlich ein Stück Freiheit. Meine Freiheit hieß spätestens nach meinem Tennisarm rechts: Automatikgetriebe. Und als besonders ideal hat sich das bei meiner zweiten Hüft-OP links erwiesen: Da man nur das rechte Bein zum Bremsen und Gasgeben benötigt, konnte ich zügig wieder ans Steuer. Ein ungeheurer Gewinn an Selbstbestimmung!
Und was sagt Peter dazu: Nur blöd, wenn das rechte Gelenk ersetzt wird!

B – Badeanzug mit Beinansatz. Das ist nur für Frauen ein Thema, da Männer, die einigermaßen modisch sind, heutzutage sowieso eher Bermudashorts als knappe Slips (peinlich!) zum Schwimmen anziehen. Bei

Frauen darf die Bikinihose bzw. der Badeanzug bei den meisten Modellen aber gern ein hoch geschnittenes Bein haben, was uns zu einer umfangreichen Schamhaar-Rasur nötigt. Das würde nach der Hüft-OP nichts ausmachen, da man sowieso komplett rasiert wird. Aber man sieht doch die zumindest anfängliche Narbe. Leider sind die Anbieter von Badeanzügen mit Beinansatz mehr als rar gesät, höchstens bei wirklichen Sport-Bademoden-Anbietern wird man fündig.

Und was sagt Peter dazu: Narben bei Männern, na und!

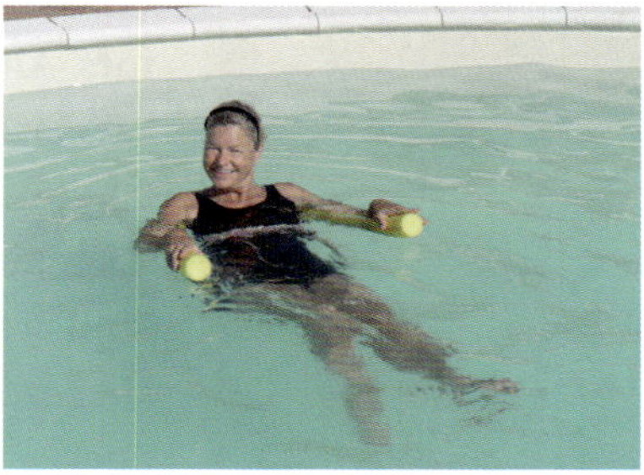

Heidi Rauch im Badeanzug mit Beinansatz beim Training mit der Pool-Noodle.

B – Beinschiene. Ein langes Schaumstoffkissen, in dem das frisch operierte Bein gebettet wird. Es liegt darin die ganze Zeit in der Klinik schön gepolstert, evtl. mit Eisbeutelchen neben dem etwas geschwollenen Narbenbereich.

Und was sagt Peter dazu: Ist die ersten Tage nach der OP sehr angenehm!

B – Bequemschuhe. Die sind heutzutage ja dankenswerterweise schon sehr viel modischer als früher. Ich habe z. B. Sportschuhe von Bär oder welche mit ganz fester Sohle von Meindl oder modischere von Valleverde. Grundsätzlich sollte man gerade nach einer Hüft-OP sehr großen Wert auf gutes Schuhwerk legen, um das „richtige" Gehen zu unterstützen.

Und was sagt Peter dazu: Da kann ich sogar uneingeschränkt zustimmen!

B – Betterhöhung. Es gibt eigentlich keinen Grund, warum Betten so niedrig sein müssen. Keine Ahnung, warum hohe Betten bei uns immer die Assoziation von Krankenhausbett hervorrufen. Wie dem auch sei: Als Hüft-Operierter brauchen Sie ein hohes Bett. Entweder Sie kennen einen Schreiner, der Ihnen das macht, oder Sie haben wie ich jemanden in der Familie, der geschickt ist und im Heimwerkermarkt

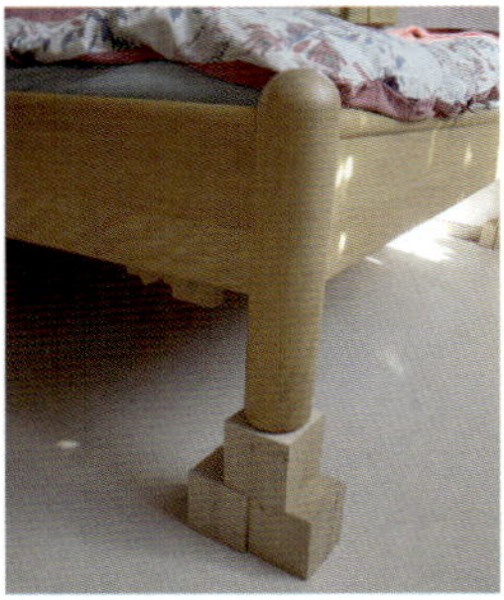
Vier einfache Holzklötze erhöhen das Bett.

ein paar Holzklötze besorgt und diese mit geballter Kraft unter die vier Füße Ihres Bettes montiert bzw. stellt. Ich fand das so praktisch, dass ich es gleich gelassen habe – fürs Alter, wie wir anfangs frotzelten. Ist aber wirklich sehr bequem – auch übrigens für Dehnübungen mit im 90-Grad-Winkel gestreckten Bein (bitte erst drei Monate nach der OP machen!).
Und was sagt Peter dazu: Mag sinnvoll sein, habe ich aber nie benötigt, da ich nur ein Bein gebeugt und das operierte Bein gestreckt gehalten habe.

B – Bewegungsbad. Das ist ein warmes Schwimmbecken, in dem man als Hüft-Operierter aber nicht schwimmen, sondern nur gehen und stehen darf – meist mit Pool-Noodle oder -Brett. Aber schon das ist eine ungeheure Befreiung, fühlt sich im Wasser doch alles so viel leichter an. Ich habe sehr humorvolle Therapeuten am Beckenrand erlebt, die aus dem Wasser-Training ein echtes Tages-Highlight gemacht haben. Wenn dann noch ein paar Ungeschickte dabei sind, denen das Pool-Brett regelmäßig aus dem Unterwasserstand nach oben flutscht, ist die gute Laune in der Gruppe garantiert. Nach der zweiten OP ist mir das mit dem Nachoben-Flutschen natürlich nicht mehr passiert!
Und was sagt Peter dazu: Klingt zwar nach Warmduscherprogramm, ist aber wirklich gut. Wir hatten wohl den gleichen humorvollen Therapeuten.

B – Bioswing-Bürostuhl. Dieses hochbewegliche Sitzwerk bringt die eigendynamischen Schwingungen des Körpers fast unmerklich zur Entfaltung. Anders als beim Sitzen auf dem bekannteren Swopper oder auf dem Peci-Ball muss man nicht dauernd gegen Schwankungen ankämpfen, sondern hier werden die Muskeln nur sanft, quasi subkutan aktiviert. Ein Meisterwerk der Firma Haider, das ich nur jedem empfehlen kann, der viel sitzen muss und über Rückenbeschwerden klagt.

Ich glaube, Peter hat davon erst durch mich erfahren, oder?
Ja, klingt aber gut, sollte ich mal ausprobieren!

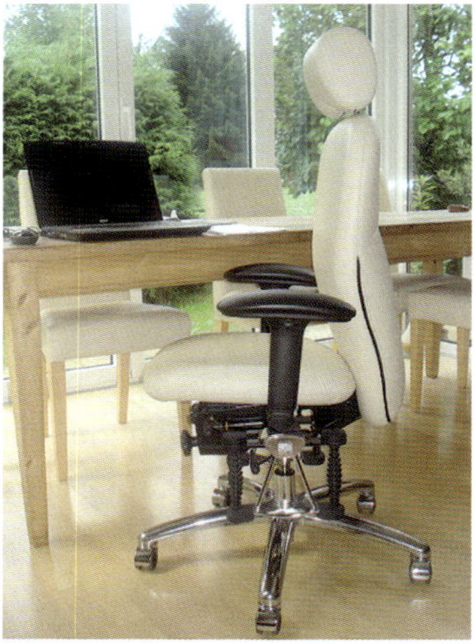

Eigendynamisch schwingend sitzt man auf dem Haider-Bioswing-Bürostuhl.

B – Brustbeutel. In jeder Reha-Klinik gehört er zur Grundausstattung der Patienten. Es handelt sich dabei um einen Jutesack mit Logo-Aufdruck der Klinik, den man vorn um den Hals trägt. Denn schließlich kann man mit zwei Krücken nichts tragen. Darin befinden sich meist das Handtuch fürs Training und der Therapieplan, damit man weiß, wann man wohin muss. Wer es eleganter mag, besorge sich vor dem Einzug in die Klinik einen Rucksack.
Und was sagt Peter dazu: Bin eindeutig für Rucksack!

B – Bücken. Geht erst einmal nicht. Hüftpatienten dürfen den 90 Grad-Winkel nicht überschreiten (s. auch dort). Deshalb gibt es eben viele der hier aufgeführten Hilfsmittel. Man glaubt übrigens nicht, wie oft einem etwas runterfällt. Bitte nicht reflexartig bücken!
Und was sagt Peter dazu: Kann man ohne Hilfsmittel mit Unterarmstützen und der Einbeinbeugetechnik lösen.

C – Cremes für die Narbe. Wieder nur ein Thema für Frauen? Meine Mutter jedenfalls hat mir Aloe Vera Gelly zum täglichen Einschmieren der Narbe gegeben, meine Shiatsu-Therapeutin hat die APM-Narbencreme empfohlen. Einige schwören auf das Bepanthen-Narbengel mitsamt massierendem Massageroller. Beides dient vor allem dem Geschmeidighalten. Meine Freundin Susanne sagt: „Hochwirksamer ist dagegen das Narbengel Kelo-Cote Silikon von Alliance. Der Juckreiz war damit weg, Rötung auch, die ganze Narbe wirkt befriedet."

Grundsätzlich gilt: Derartige Produkte bitte erst anwenden, nachdem die Narbe komplett geschlossen ist. Massagen erst vier Wochen nach Abheilung. Narbe immer vor Sonne schützen.
Und was sagt Peter dazu: Siehe oben Badeanzug!

D – Duschhocker. Höhenverstellbarer Plastikhocker, den ich mir schon vorher auf Rezept meiner gesetzlichen Krankenkasse besorgt habe. Das wäre aber gar nicht nötig gewesen. Denn in der Klinik stand sowieso einer, und in der Reha gibt es überall Haltegriffe. Zu Hause habe ich den Hocker dann gar nicht mehr gebraucht. Er steht jetzt relativ ungenutzt im Bad herum.
Und was sagt Peter dazu: Deshalb habe ich mir auch keinen besorgt!

E – Eigenblutspende (Eisen, Hämoglobin-Wert). Dazu wird in den Aufklärungsbroschüren vor der OP etwas halbherzig geraten. Man müsste, sollte, könnte vier Wochen vor dem Eingriff spenden. Als ich mal nachfragte, hieß es, das sei eigentlich nicht nötig. Stimmte auch bei der ersten OP. Bei der zweiten dann sank mein Hämoglobin-Wert so dramatisch, dass der Oberarzt mir zu einer Bluttransfusion riet. Ich lehnte standhaft ab, bekam stattdessen eine hochdosierte Eiseninfusion – und siehe da, der Wert stieg wieder auf ein vertretbares Maß.
Peter hat dazu eine ganz eigene Meinung – s. seine Geschichte.
Jein, bei meiner letzten OP wurde das verlorene Blut noch während der OP gereinigt und dem Körper wieder zugeführt. (Das Verfahren gab es bei der ersten OP noch nicht). Das ist heute in Spezialkliniken Standard.

E – Endoprothese. D A S Hilfsmittel schlechthin. Ohne dieses medizinische Wunderwerk würde ich wahrscheinlich schon eine Humpel-Existenz führen und bald im Rollstuhl sitzen. Sehen Sie Ihre TEP (Total-Endoprothese) nicht als Fremdkörper an, sondern freuen Sie sich darüber! Sie ermöglicht Ihnen wieder ein schmerzfreies, bewegtes Leben.
Darin sind sich Peter und ich vollkommen einig! Stimmt!

E – Ergometer. Die meisten sogenannten Hometrainer fristen ein eher karges, missachtetes Dasein in irgendwelchen Keller-Verliesen oder Abstellkammern. Klar, dass sich da niemand drauf setzen will. Mein Rat: Kaufen Sie sich ein schönes Designer-Teil – zufällig hat unser Freund Anton Rief ein solches Stil-Fit-Ergometer entworfen – und stellen Sie es als Schmuckstück ins Wohnzimmer. Dann legen Sie sich eine Reihe wunderbarer Filme auf DVD zu und schauen all die Filme, die Sie im Kino versäumt haben. Sie werden staunen, wie Sie derart abgelenkt wie von selbst Kilometer um Kilometer immer fitter werden… In einer guten Reha gibt es übrigens Ergometer mit verkürzten Pedalen für Hüftpatienten. Da muss man nur beim Auf- und Absteigen etwas vorsichtig sein – und dann geht's los.

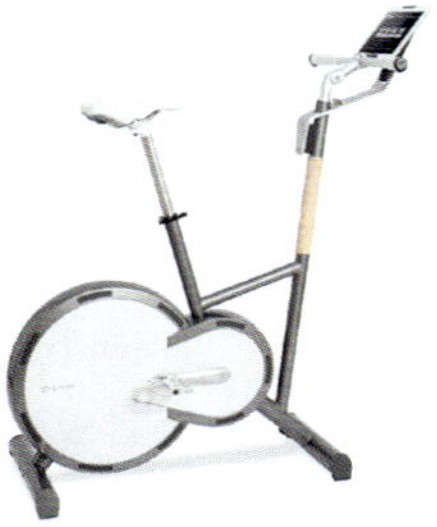

Ein schön designtes Ergometer wie das von STIL-FIT samt I-Pad-Steuerung macht auch im Wohnzimmer „gute Figur".

Und was meint Peter dazu, der ja bei Wind und Wetter sicher lieber draußen Rad fährt: Ergometer gehören ins Fitness-Studio und in die Reha! Und wenn schon zu Hause, dann lieber mit dem eigenen Rad auf dem Rollentrainer!

F – Fahrradhandschuhe. Die sind aufgrund ihrer Handflächen-Polster nicht nur nützlich beim Fahrradfahren, sondern auch beim Gehen mit Krücken.
Und was sagt Peter dazu: Ich benutze diese nur zum Outdoor-Radfahren.

F – Freunde sind unerlässlich für seelischen Zuspruch, gerade in Krankenhaus- und Reha-Zeiten. Wer es nicht schafft, einen Hüft-OP-Patienten in den ca. 5 Wochen Abwesenheit vom normalen Leben zu besuchen oder wenigstens mit ihm zu telefonieren, ist kein richtiger Freund, wage ich zu behaupten.
Peter hat „Familie und Freunde" gleich ins Therapie-ABC eingereiht. Recht hat er. **Peter:** Sag ich doch!

G – Gehstützen (auch Krücken oder Unterarmstützen). Die wichtigsten Begleiter für Hüft-Patienten. Suchen Sie sich deshalb welche aus, die Ihnen gefallen. Es gibt verschiedene Farben – und vor allem auch sogenannte anatomische oder ergonomische Krücken mit Handballenstütze. Man bekommt sie auf Rezept und sollte sie – obwohl sie natürlich auch in der Klinik angeboten werden – schon vor der OP besorgen. Denn ein bisschen Übung kann nicht schaden. Vielleicht stellt man spätestens dann fest, dass man noch rasch seine Armmuskeln etwas trainieren sollte (s. Hand-Hantel). Die gängigste Fortbewegungsart mit Krücken nennt sich übrigens Dreipunktgang (bei Teilbelastung), mit fortschreitender Belastung Vierpunktgang. Mein Operateur hat mich die letzte der sechs Wochen sogar mit einer Krücke laufen lassen, obwohl das bei vielen verpönt ist, weil man sich angeblich einen schiefen Gang angewöhnt. Kann ich nicht bestätigen.

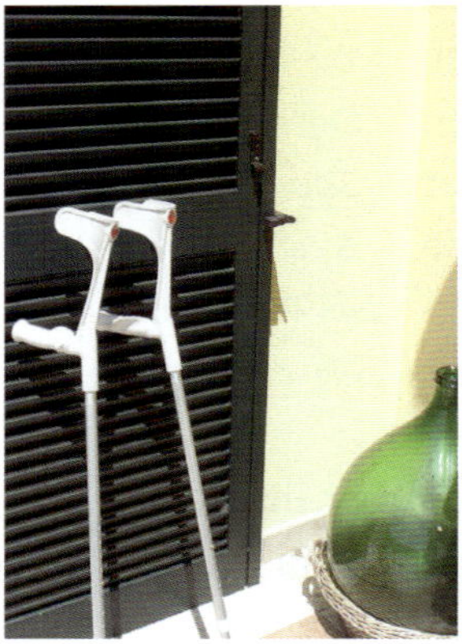

Stehen oft im Weg, sind aber nützlich: Gehstützen.

Und was sagt Peter dazu: Ein gut trainierter Oberkörper inkl. Armen und Schultern hilft enorm, besonders bei Treppen!

G – Greifzange. Braucht man zum Bücken, kann man in der Reha ausleihen. Ist durchaus praktisch.
Und was sagt Peter dazu: Habe ich aufgrund der unter „Betterhöhung" beschriebenen Bücktechnik nie benötigt.

H – Hand-Hantel. Kleine, 3 kg schwere Hanteln sind nicht schlecht, um ein bisschen mehr Armmuskeln für die Gehstützen (s. dort) zu bekommen. Ich habe mich immer auf meinen Peci-Ball gesetzt, die Arme mit den Hanteln links und rechts herunterhängen lassen und bin dann halb hockend rund 10 x hintereinander aufgestanden und habe mich wieder hingesetzt. Ganz gutes Training ohne viel Aufwand.

Und was sagt Peter dazu: Sicher gut für alle, die sonst wenig für ihre Armmuskulatur tun.

H – Humor. Den sollte man auch im Krankenhaus und in der Reha nicht verlieren. Das hart arbeitende Pflegepersonal dankt es einem mit freundlicher Behandlung. Sicher ist eine Hüft-OP eine ernste Sache, aber Lachen hilft – auch den Mitpatienten, denen es vielleicht schlechter geht als einem selbst.
Und was sagt Peter dazu: Mit Humor, auch wenn es Galgenhumor ist, geht alles besser!

I – Infusionen. Nach der OP wacht man mit einem Venenkatheter auf dem Handrücken auf, darin eine Kanüle, darüber ein Beutel mit Flüssigkeit. Auf diese Weise werden Schmerzmittel eingeträufelt oder Eisen-Infusionen gelegt (s. Eigenblutspende). Das Ding ist mit zunehmender Genesung lästig und behindert auch beim Gehen mit den Gehhilfen. Aber dank der kontinuierlichen Versorgung mit Schmerzmitteln, gerade in der ersten Nacht nach der OP, ist man wirklich total schmerzfrei. Was für ein Segen!
Und was sagt Peter dazu: Lässt sich anfänglich nicht vermeiden.

K – Katheter. Röhrchen oder Schläuche, mit denen nach der Hüft-OP die Harnblase entleert wird bzw. Blut unweit der Narbe abgesaugt wird.
Und was sagt Peter dazu: Nicht zu vermeiden und für die Wundheilung wichtig, wenngleich zumindest der Blasenkatheter nicht in allen Kliniken gelegt wird.

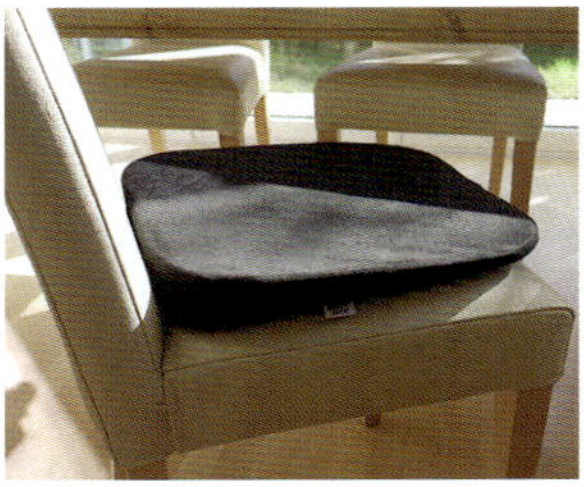

Ein Keilkissen unterstützt das richtige Sitzen.

K – Keilkissen. Sehr nützlich, um die Beugung über den 90-Grad-Winkel hinaus zu verhindern. Mein Keilkissen habe ich in einer Tragetasche überallhin mitgenommen, wo ich nicht sicher sein konnte, auf welchem Untergrund ich sitzen werde. Mit zunehmender Sicher-

heit wird das Teil aber überflüssig. Zur Not tut es auch ein „normales“ Kissen.
Und was sagt Peter dazu: Habe ich genau wie die Greifzange nie benötigt!

K – Kondition. Hilft ungemein beim Genesungsprozess. Nach meiner zweiten OP ist mir nach dem ersten selbstständigen Gang ins Bad bei der Rückkehr ans Bett kurz schwarz vor Augen geworden. Da war ich doch ziemlich beunruhigt. Aber es ist ganz normal, dass der Kreislauf nach Vollnarkose und dem insgesamt ja nicht kleinen Eingriff mit Blutverlust etwas in Unordnung geraten ist. Je besser allerdings die allgemeine Konstitution und Kondition ist, desto rascher geht es bergauf.
Und was sagt Peter dazu: Dem ist nichts hinzuzufügen!

K – Krücken – s. Gehstützen

L – Laune, gute – s. auch Humor. Bitte nicht verlieren! Und wer sie vor der OP wg. der Schmerzen verloren hat, dem kann versichert werden: Sie bessert sich schlagartig nach der OP.
Und was sagt Peter dazu: …und nach den ersten sportlichen Betätigungen!

M – Massage. Wunderbar. Rücken, Nacken – alles ist ja „dank“ des Gehstützen-Gangs durchaus in Mitleidenschaft gezogen. Da freut sich das Gestell, wenn ein Profi die Verspannungen löst.
Und was sagt Peter dazu: Ich weiß nicht warum, aber ich bin mein ganzes Leben noch nie massiert worden, sollte ich mal nachholen!

L – Lomi-Lomi-Massage. Meine Premiere mit dieser Form der aus Hawaii stammenden Massage hatte ich Ende Oktober 2017. Man wird eine Stunde lang mit warmem Öl verwöhnt – und fühlt sich hinterher wie neugeboren. Hätte ich nicht gedacht. Es ist eher Körperarbeit als

eine Streichel-Massage, weil der Therapeut auch mit den Unterarmen und Ellenbogen arbeitet.
Lomi bedeutet reiben, kneten oder drücken, die Verdoppelung verstärkt diese Bedeutung. Die intensiven Berührungen werden ergänzt durch eine tiefe Ansprache des Bindegewebes sowie befreiende Gelenkarbeit.
Traditionell dient eine Lomi-Lomi-Massage nicht nur der Entspannung, sondern auch der Harmonie von Körper, Geist und Seele. Wie in der Traditionellen Chinesischen Medizin gilt es, die Energie-Blockaden und damit Verspannungen im Körper zu lösen.
Die Behandlung beginnt mit dem Rücken, der nach schamanischer Sichtweise der Ort der Vergangenheit ist. Im Anschluss wird der vordere Teil des Körpers bearbeitet, wobei der Bauch als Ort der Gefühle und der Erinnerungen gilt.
Und was sagt Peter dazu: Klingt sehr spannend diese „Omi-Omi"-Massage. Ich bin dann mal weg – Richtung Hawaii!

M – Mi Shu Bewegungsstuhl. Im Gegensatz zum mit seiner Federung eher nach Hightech aussehenden Bioswing-Bürostuhl passt der hölzerne Design-Stuhl Mi Shu auch in jedes Wohnzimmer. Der Begriff kommt aus dem Japanischen: Mi = Körper, Seele, Selbst; Shu = Zusammenwirken, Zentrierung, Konzentration. Es handelt sich um einen aktiv-dynamischen Bewegungsstuhl, der eher wie ein Hocker ausschaut. Er besteht aus mittels „Gelenken" miteinander verbundenen, dreidimensional beweglichen Holzteilen und einem Sitzkissen. Es geht um „lebendiges Sitzen", d. h. darum, dass die Wirbelsäule aufgerichtet ist, man zentriert sitzt, die Muskulatur beim Sitzen mobilisiert und kräftigt und dabei auch den Rücken entspannt. Die Werkstatt in Grafing bei München stellt auch Balancierscheiben her.

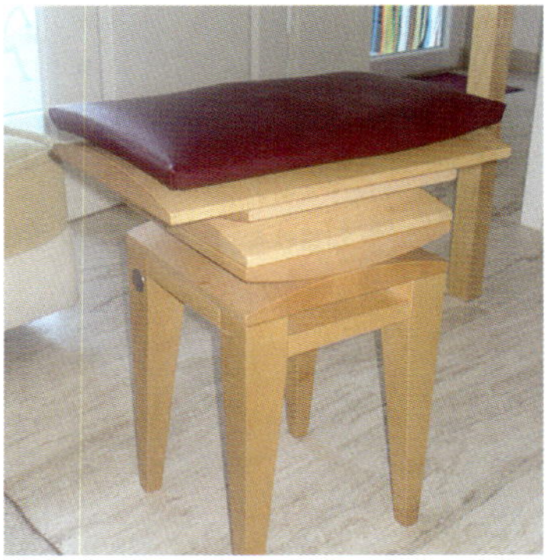

Aktiv-dynamisch sitzen auf Mi Shu.

Ich denke, das war Peter bisher so unbekannt wie Ölziehen oder Shiatsu. Er kann es gar nicht fassen, dass es so etwas gibt…

N – Nachuntersuchung. Nützlich und wichtig. Am besten sechs Wochen nach der OP, ein halbes Jahr danach und dann vielleicht noch einmal nach einem Jahr und natürlich immer bei auftretenden Problemen.

Und was sagt Peter dazu: Unbedingt jährlich kontrollieren lassen!

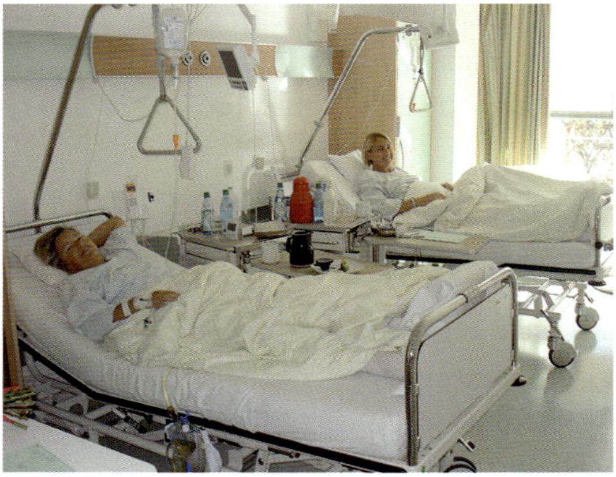

Da liegen wir, meine Freundin Susanne und ich (vorn), kurz nach der Narkose mit unseren verschiedenen Kathetern. .

N – Narkose. Neunzig Prozent aller Hüft-Patienten wählen wohl die Vollnarkose. Aber zur Auswahl steht auch eine Teilnarkose, etwa wenn dem Patienten wg. Herzproblemen eine Vollnarkose nicht zugemutet werden soll. Ich hatte in meiner Reha einen 80-Jährigen Patienten mit Teilnarkose, der meinte, er hätte das Sägen und Bohren einfach ausgeblendet, als ob es nicht seinem Körper gelte. Respekt! Ich wollte diesen Lärm lieber verschlafen.

Und was sagt Peter dazu: Das mit dem Sägen und Bohren ist ein hartnäckiges aber falsches Gerücht. Man bekommt zur Teilnarkose ein Schlafmittel und spürt und hört absolut nichts. Ich habe mich beide Male für die Teilnarkose entschieden!

N – Neunzig-Grad-Winkel. Ganz wichtiges „Mantra“: Auf keinen Fall das operierte Bein über 90 Grad beugen. Halten Sie sich daran. Ihr neues Gelenk wird es Ihnen danken.

Und was sagt Peter dazu: Jo!

O – OP-Bericht. Wird Ihnen meist unaufgefordert ausgehändigt. Lesen Sie ihn, fragen Sie bei Fremdwörtern nach oder konsultieren Sie Google. Manches Detail kann wichtig sein, etwa wenn Sie wie ich wissen wollen, warum Sie sechs Wochen lang nur eine Teilbelastung von 20 kg gestattet bekommen.
Und was sagt Peter dazu: Hartnäckig bleiben, wenn er nicht ausgehändigt wird!

O – Osteoporose-Untersuchung. Mehr was für Frauen, aber nicht nur. Die sogenannte Knochendichtemessung wird in jeder Reha bei Frauen und Männern durchgeführt. Ich habe einige Männer erlebt, die durchaus erstaunt waren, dass sie trotz Sportlichkeit offensichtlich nicht mehr über die Knochenstruktur von 20-Jährigen verfügen. Die gängigen Therapien, um dem Knochenschwund entgegenzuwirken sind Calcium, Vitamin D und Magnesium. Wie wichtig ein stabiles Knochengerüst ist, braucht man wohl nicht zu betonen. In meinem Fall hat die Untersuchung – üblicherweise an der Wirbelsäule und an der Hüfte – die Diagnose „Coxarthrose" zu Tage gebracht.
Und was sagt Peter dazu: Gelegentlich hat man als Mann auch Vorteile!

P – Peci Ball. Gern genommen bei Koordinationsübungen in den Hüftgruppen. Aber nicht etwa zum Sitzen – Achtung 90-Grad Winkel! –, sondern im Liegen zur Abstützung der Beine, die den widerspenstigen Ball z. B. vor und zurück bewegen sollen.
Und was sagt Peter dazu: Riecht nach Senioren-Sport-Gruppe, aber zu Reha-Zwecken o. k.!

P – Personal Trainer. Da Kassenpatienten ja immer weniger Physiotherapie-Einheiten verschrieben werden, ist so ein Personal Trainer nicht schlecht. Man muss ihn ja nicht zwei Mal wöchentlich besuchen – das ginge dann doch zu sehr ins Geld. Aber hin und wieder ein kleiner Kontrollbesuch kann nicht schaden. Denn komischerweise findet der

Körper immer wieder intelligente Schon- und Ausweichbewegungen. Da sind ein geschultes Auge und eine korrigierende Hand sehr hilfreich.
Und was sagt Peter dazu: Gut investiertes Geld, wenn man es hat!

P – Posturomed-Wackelplattform. Wird von der Firma Haider hergestellt (s. Bioswing-Bürostuhl) und findet sich so gut wie in jeder Reha-Einrichtung – mit Haltegriffen und ohne. Verschiedene sensomotorische und koordinative Übungsfolgen auf der Trainingsplattform stabilisieren gezielt die „posturalen", also haltungsspezifischen Funktionen des Körpers. Aktiviert werden die tief liegenden, dynamisch arbeitenden sogenannten intersegmentalen Muskeln, die meist durch einseitige Belastung (stehen, sitzen) verkümmert sind.
Und was sagt Peter dazu:
Ein einfaches Wackelbrett ist auch für das tägliche Heimtraining gut!

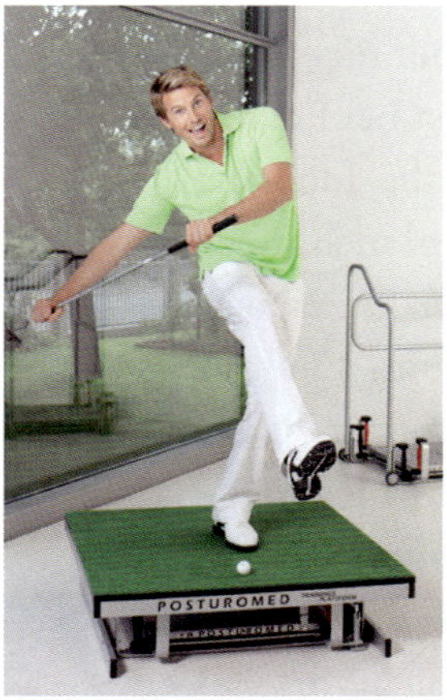

So freihändig sollte man als Hüft-Patient lieber nicht auf der Wackelplattform stehen.

P – Physiotherapie ist unerlässlich vor und nach der Hüft-OP. Vorher versucht der Physiotherapeut, das Gelenk so weit wie möglich beweglich zu halten; gleich nach der OP beginnt er mit den ersten leichten Übungen; danach in der Reha – und darüber hinaus – zeigt er viele nützliche Übungen, die man auch zu Hause täglich machen sollte.
Und was sagt Peter dazu: Fast so wichtig wie der Operateur!

Q – Quatschen ist wichtig im Sinne des Netzwerkens. Unsere Blogs sind nichts anderes als öffentliches Reden über unsere Hüft-OPs. Nur so können wir Erfahrungen und Tipps austauschen. Das tun wir auch in unserer geschlossenen TEPFIT-Facebook-Gruppe.
www.facebook.com/groups/tepfit
Und was sagt Peter dazu: Aber kein Quatsch bitte!

Q – Quarkwickel. Gab es bei meiner ersten Reha in Bad Heilbrunn täglich. Ist angenehm, um die Hitze aus dem Narbenumfeld natürlich zu kühlen.
Und was sagt Peter dazu: Quark gehört bei mir zur gesunden Ernährung!

R – Röntgen. Rund um eine Hüft-OP sind Röntgenaufnahmen unerlässlich. Vor der OP, unmittelbar danach, später zur Kontrolle. Schön, wenn der Operateur beim Betrachten zufrieden nickt.
Und was sagt Peter dazu: Es lebe die Technik!

R – Rückenschlafen. Ein großes Problem für Viele. Man könnte versuchen, diese ungewohnte Schlafposition vorher zu trainieren. Denn daran führt kein Weg vorbei, zumindest die Tage in der Klinik nicht. Man darf das operierte Bein einfach nicht verwinden. Deshalb auch die Beinschiene (s. dort). Später verhindert das Seitenschläferkissen (s. dort) das Überkreuzen.
Und was sagt Peter dazu: Für mich kein Problem, da ich am liebsten auf dem Rücken schlafe, sehr zum Schnarchleidwesen meiner Frau!
Noch einmal Heidi dazu: Da empfehle ich zwei getrennte Schlafzimmer. Das hat sich in meiner bislang 19-Jährigen Ehe sehr bewährt! Leider wird das im Urlaub teuer.

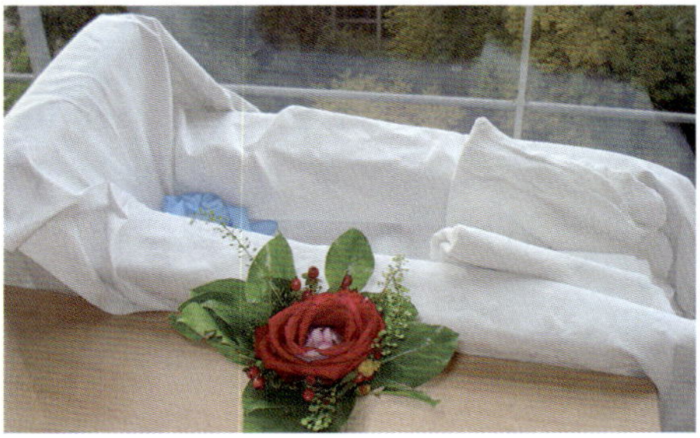

Mit dem operierten Bein in der Bettschiene muss man auf dem Rücken schlafen.

R – Rucksack. Nützlich, wenn man den Brustbeutel zu unelegant findet.
Und was sagt Peter dazu: Brustbeutel. No go!

S – Schuhlöffel. Besorgen Sie sich einen langen Schuhlöffel, denn Sie dürfen sich ja nicht bücken zum Schuhe anziehen. Die meisten Reha-

Einrichtungen haben diese nützlichen Teile aber sogar auf dem Zimmer.
Und was sagt Peter dazu: Gut, bequeme Slipper kommen auch ohne aus!

S – Seitenschläferkissen. Ca. 1,20 m lang, mit zwei Bezügen online zu bestellen. Man klemmt es zwischen die Knie und darf damit – endlich! – auf der Seite schlafen. Ich habe es ab dem ersten Tag in der Reha genutzt. Apropos Seitenschlafen: Natürlich nur auf der nicht-operierten Seite! Die andere ist noch lange ziemlich empfindlich und verträgt keinen Druck. Schließlich muss sich das bei der OP in Mitleidenschaft gezogene Gewebe erst erholen. Es dauert locker sechs bis acht Wochen, ehe man bequem auf der operierten Seite schlafen kann. Übrigens: Auch für Schnarch-„Patienten" ist das ein hilfreiches Teil. Einfach das Kissen als seitlichen Stabilisator nutzen, dann fällt „Mann" nicht mehr so leicht in die schnarchende Rückenlage.

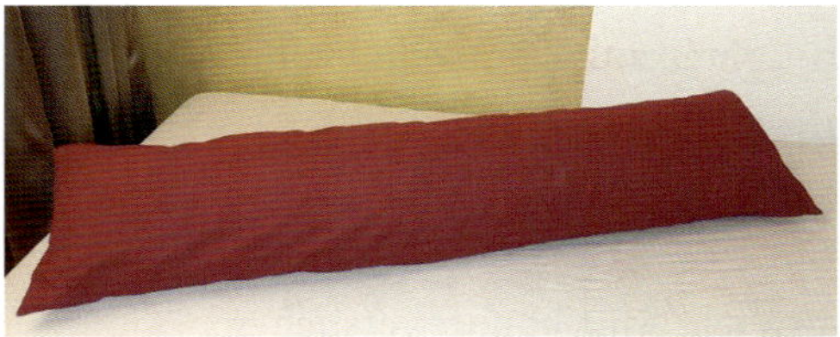
Ein Seitenschläferkissen kann auch schön aussehen!

Und was sagt Peter dazu: Siehe Rückenschlafen. Aber wenn Seitenlage, haben es bei mir auch ganz normale festere Kissen getan! Das mit dem Schlafen auf der operierten Seite regelt das eigene Empfinden ganz von alleine. An eine Empfehlung oder Einschränkung durch meine Ärzte kann ich mich nicht erinnern.

S – Sex: Wann und wie ist Sex nach einer Hüft-OP wieder möglich? Diese Frage stellen vor allem Frauen, denn die Männer müssen ja in der Regel keine Spreizbewegung machen. Schon vor der OP war Sex nur noch relativ vorsichtig möglich. Daher ahnte ich schon, dass eine funktionierende Hüfte hier zu einem quasi verjüngenden Lustschub führen könnte. Aber bei den ersten Versuchen sollte man sich buchstäblich vorsichtig herantasten an die neu gewonnenen Möglichkeiten.
Mein Operateur Dr. Jürgen Radke sagte zu diesem Thema Folgendes:

„Wenn das künstliche Hüftgelenk voll belastbar und das Gehen ohne Hinken möglich ist, gehe ich, bei regelrechtem Sitz der Implantate (Röntgen-Bild), von einer stabilen Gelenksituation aus. Dann: Viel Spaß beim Sex! Diese Formulierung ist hoffentlich nicht zu sexistisch."
Trainieren Sie Ihre verkürzten Bänder und Sehnen bei „Trockenübungen", etwa im Schneidersitz. Langsam natürlich. Dann empfehle ich, oben zu liegen, weil damit kein zusätzliches Gewicht auf dem operierten Gelenk liegt. Und sprechen Sie mit Ihrem Partner über Ihre möglichen Bedenken, probieren Sie einfach ein bisschen herum. Unter Umständen entdecken Sie ganz neue Möglichkeiten…
In einigen Kliniken werden inzwischen sogar Zeichnungen verteilt – jeweils für die operierte Frau und den operierten Mann. Also: Der Mann liegt immer unten oder sitzt. Die operierte Frau darf variabler sein – Rückenlage, Bauch-Knielage mit Kissen drunter, Rücken-Seitenlage, stehend aufgestützt vor dem Mann. Ich zitiere hier die grundsätzlichen drei Regeln:

1) Nutzen Sie Unterstützungsmöglichkeiten durch die Matratze im Liegen, durch eine Wand, einen Schrank oder Tisch im Stand.
2) Legen Sie in der Seitenlage z. B. eine gefaltete Decke zwischen die Knie.
3) Nur vorsichtige Bewegungen machen.

Und was sagt Peter dazu: Heidi hat Recht. Der operierte Mann hat es etwas einfacher. Allerdings nur, wenn beide zumindest am Anfang verzichten auf „Supernova", „Das Feuerrad" und „Der Brückenpfeiler" aus dem ca. 300 n. Chr. entstandenen „Positionspapier" Kamasutra!

S – Slipper. Schuhe ohne Schnürsenkel müssen sein. Klettverschlüsse sind auch eine Lösung, sofern sie mit der Greifzange „bedient" werden können. Besser noch sind Slipper, in die man nur hineinzuschlüpfen braucht. In der Reha braucht man keine Turnschuhe mit Profilsohlen.
Und was sagt Peter dazu: Stimmt!

S – Skateboard. Keine Panik – kein Hüft-Patient wird hier zum Skaten aufgefordert. Aber so ein Board ist insofern ein nützliches Trainingsgerät, als man auf dem gesunden Bein stehen kann, sich dabei an der Wand festhält und mit dem operierten Bein möglichst weit nach hinten und vorn rollt. Das trainiert die verkürzten Muskeln.
Und was sagt Peter dazu: Hätte ich vielleicht mal ausprobieren sollen!

S – Strumpfanzieher. Kann man in der Reha ausleihen. In den dortigen Vorträgen über Hilfsmittel bekommt man auch gezeigt, wie man sich die Strümpfe mit Hilfe eines Einkaufsbeutels anziehen kann. Immer mit dem Hintergedanken, dass man sich ja nicht bücken soll. Man wird doch sehr erfinderisch, um die Defizite auszugleichen.
Und was sagt Peter dazu: Barfuß!

T – Teilbelastung. Sechs Wochen 20 kg waren es bei mir jeweils. Das ist nicht viel, wie ich auf einem Sensor, über den ich mit Krücken gegangen bin, in der Bad Wiesseer Reha festgestellt habe. Meist überschreitet man das. Aber der Hintergedanke ist, dass das Hauptgewicht einfach einige Wochen lang auf den Unterarmstützen liegen sollte und nicht auf dem frisch operierten Gelenk. Das macht schon Sinn, auch wenn andere Patienten schon viel früher zur Vollbelastung übergegangen sind. Geduld ist sonst nicht meine Stärke. Aber in diesem Fall ist mir die Langlebigkeit meiner TEP doch wichtiger.
Und was sagt Peter dazu: Zustimmung!

T – Thrombosestrümpfe. Lästig, aber wohl nötig, zumindest solange man mehrheitlich im Bett liegt. Die Thrombosegefahr sinkt, sobald man sich wieder mehr in verschiedenen Positionen bewegt. Trotzdem sind die meisten Ärzte relativ strikt, was Thrombosespritzen und -strümpfe angeht. In der Reha durfte ich dann auf Thrombosetabletten umsteigen und habe die Strümpfe weglassen dürfen.
Und was sagt Peter dazu: Einfach sexy!

T – Toilettensitzerhöhung. Wenn man nahtlos von der Klinik in die Reha wechselt, braucht man sich dieses Gummi-Monstrum nicht zu besorgen. Dort ist es vorhanden – inklusive Halterungsgriffen. Auf Restaurant-Toiletten fragt man sich dann allerdings, warum um Himmels willen die Kloschüsseln dermaßen tief sein müssen. Da ist es von Vorteil, wenn es eine Behinderten-Toilette gibt.

Und was sagt Peter dazu:
Siehe meine beschriebene Bück-/Einbeinbeuge-Technik.

T – Trampolin. Ich schwöre auf mein Bellicon®-Mini-Trampolin, das man auch in jeder guten Reha-Einrichtung findet. Es hat keine harten Stahlfedern, sondern eine hochelastische Gummiseilring-Federung. Hier hüpft man nicht, sondern schwingt rhythmisch – gern auch zu lauter Musik (ich lasse dazu Songs meiner Lieblingsband „Simply Red“ laufen). So eine instabile Unterlage trainiert spürbar die tiefer liegenden Muskeln und die Koordinationsfähigkeit. Manchen genügt dafür eine kleine, unten abgerundete Plattform. Aber ich finde das Trampolin viel effizienter – und es macht mehr Spaß.

Und was sagt Peter dazu: Habe keine Erfahrung damit.

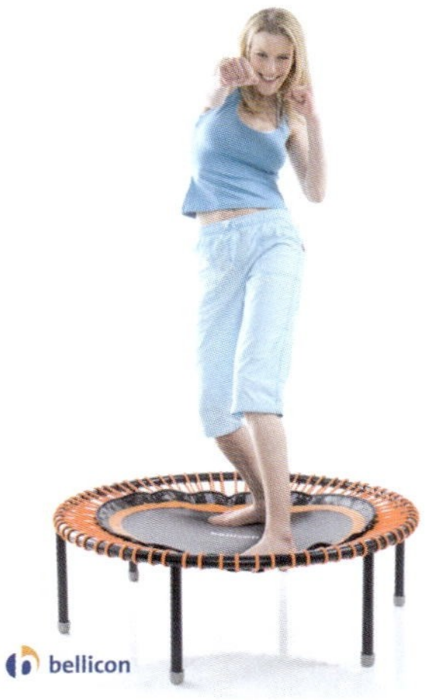

Rhythmisches Schwingen auf dem Trampolin stärkt die Muskeln.

TRX-Schlingentraining. Eigentlich nur Schlingen- oder Sling-Training, denn TRX ist ein Markenname, wird aber oft als Synonym benutzt. Es geht darum, quasi hängend zu mehr Kraft und Stabilität zu kommen. Die Übungen werden mit dem eigenen Körpergewicht ausgeführt, wobei die von der Decke hängenden Schlingen dem Körper ein extrem instabiles Gefühl geben. Ich fand das sehr anstrengend! Bei den auch Suspension-Training genannten Übungen braucht man zunächst unbedingt einen Trainer, der einem Vertrauen gibt. Also nichts für Hüft-Anfänger. Aber bei Hüft-Fortgeschrittenen und sehr sportlichen Menschen wie Hubert

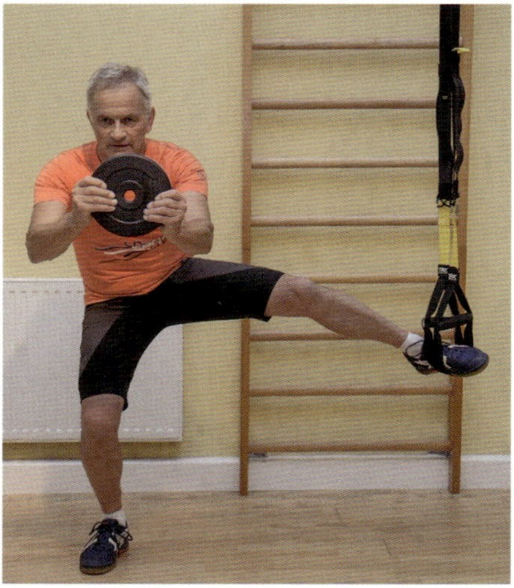

Hubert bei der TRX-Übung „Beckenhip". Eine anspruchsvolle Bewegung zur Kräftigung und Stabilisierung des Oberkörpers.

in unserem Buch ist es sehr wirkungsvoll, weil – wie bei den Wackelplattformen oder dem Trampolin – vor allem die tiefliegenden, gelenksnahen, kleinen Muskeln angesprochen werden.

Und was sagt Peter dazu: Habe schon sehr oft davon gehört und gelesen, aber leider noch nie ausprobiert! Muss ich ändern!

U – Ultraschall-Untersuchung. Wird in der Klinik gemacht, um Hämatome aufzuspüren, in der Reha, um eine mögliche Thrombosegefahr zu erkennen.

Und was sagt Peter dazu: Habe ich im Rahmen der Hüft-OPs keine gehabt.

U – Unterarmstützen – s. Gehstützen

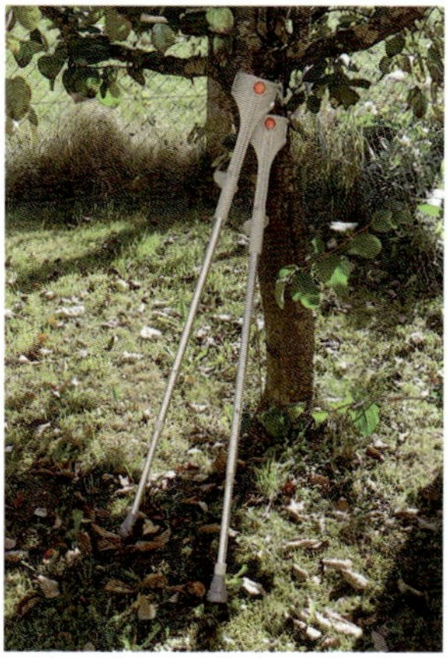

Man muss auch immer einen Ort zum Anlehnen für die Krücken finden.

V – Vitamine. Bitte nur Vitaminpräparate schlucken, wenn tatsächlich ein Mangel festgestellt worden ist. Also z. B. bei Vitamin D-Mangel, der bei Osteoporose-Patienten häufig auftritt. Lieber vitaminreich ernähren und gutes Olivenöl verwenden.

Und was sagt Peter dazu: Da sind wir absolut einer Meinung, einfach nur ausgewogen ernähren!

W – Wackelbrett, Wackelplattform – s. Posturomed

W – Warme Jahreszeit. Besser für OP und Reha. Man kann mehr und gefahrloser spazieren gehen und braucht sich unter Umständen gar keine Schuhe anzuziehen.

Und was sagt Peter dazu: Prinzipiell richtig, auch wenn ich persönlich lieber in der warmen Jahreszeit schon wieder fit sein möchte. Meine favorisierte OP-Jahreszeit ist daher März/April.

W – Wasser – s. Bewegungsbad

Z – Zehennägel schneiden. Machen Sie das kurz vor der OP noch einmal. Danach geht es sechs Wochen lang nicht selbstständig. Aber eine Pediküre von einem Fußpflege-Profi kann auch ganz schön sein.
Und was sagt Peter dazu: Konnte ich doch vor der OP auch nicht selbst!

Die 9 goldenen HOP-HIP-Regeln

Wie Sie Ihre Muskulatur optimal auf das neue Gelenk vorbereiten

„Vor der Reha ist nach der Reha“ – diesen Spruch haben Sie sicher schon mal gehört. Nach diesem Motto hat Nicole Gramsl, Physiotherapeutin und Geschäftsführerin des Traunmed Sport- und Rehazentrums im oberbayerischen Traunreut und dort seit 17 Jahren Spezialistin für Ganganalyse, die 9 goldenen HOP-HIP-Regeln zusammengestellt.

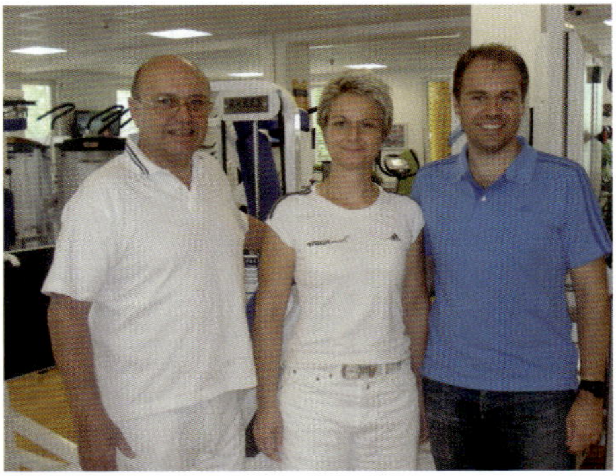

Das Traunmed-Trio (v.l.) Josef Schadhauser, Nicole Gramsl und Martin Schadhauser

Hip – natürlich in Anspielung auf Ihre Hüfte, die im Englischen hip heißt. Und Hop – na, dazu braucht man wohl nichts zu sagen…

Die Übungen helfen Ihnen, die Zeit bis zu Ihrer Hüft-OP zu überstehen und Ihre Hüftmuskulatur auf die Reha „danach“ vorzubereiten. Nicoles Vater Josef Schadhauser ist übrigens der hoch geschätzte Physiotherapeut von Boris Becker, Franz Beckenbauer, Maria Riesch und anderen namhaften Sportlern, darunter vielen Fußballern. Nicoles Bruder Martin Schadhauser ist für das Traunmed-Marketing zuständig.

Das Familienunternehmen mit seinen 32 Mitarbeitern behandelt pro Tag 200 Patienten. Nicoles Mutter Helga Schadhauser hat sich netterweise für die Übungsfotos zur Verfügung gestellt. Danach hat sie übrigens festgestellt, dass es ihren Hüften doch schlechter geht als gedacht!

- **HOP-HIP 1:**
  Sitzen Sie so wenig wie möglich.
- **HOP-HIP 2:**
  Lassen Sie überflüssige Pfunde purzeln.
- **HOP-HIP 3:**
  Lernen Sie richtig gehen.
- **HOP-HIP 4:**
  Kaufen Sie sich die richtigen Schuhe.
- **HOP-HIP 5:**
  Stärken Sie Ihren Rücken.
- **HOP-HIP 6:**
  Machen Sie sich beweglich.
- **HOP-HIP 7:**
  Sorgen Sie für einen knackigen Po.
- **HOP-HIP 8:**
  Bleiben Sie im Gleichgewicht.
- **HOP-HIP 9:**
  Stärken Sie Ihre Ausdauer – Sie werden sie brauchen.

HOP-HIP 1: Mehr aktiv stehen als sitzen

Bleiben Sie ständig in Bewegung. Auch wenn es Ihnen schwer fällt: Sitzen ist zwar momentan angenehm, aber das Aufstehen fällt Ihnen dann umso schwerer. Also Sie haben die Wahl. Bequemlichkeit oder Unbeweglichkeit. Packen Sie es an.

Versuchen Sie, möglichst viele Arbeiten im Stehen zu verrichten. Telefonieren, Kochen, Wäsche zusammenlegen… bei einem Stehpult ist auch das Arbeiten am Computer im Stehen möglich.

Wichtig dabei ist:
Stehen Sie aktiv! Achten Sie immer wieder auf Ihre Füße. Sind sie gleichmäßig belastet?
Auch wenn Sie lieber Ihr gesundes Bein belasten – versuchen Sie, die Poseite Ihres „Hüft-Beines“ anzuspannen und das Bein aktiv zu belasten. Die Knie sollten dabei ganz leicht gebeugt sein und die Füße gleichmäßig auf dem ganzen Fuß belastet sein.

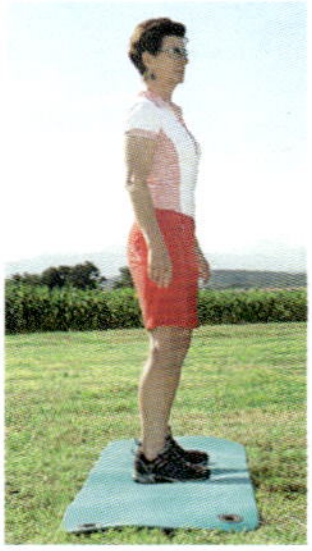

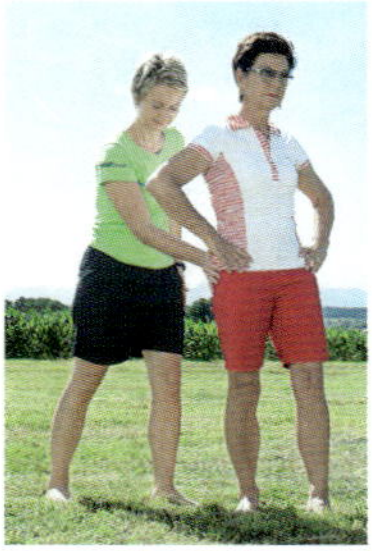

Richten Sie immer wieder Ihre Brustwirbelsäule auf. Ihre Hüfte dankt es Ihnen, wenn das Gewicht des Oberkörpers nicht auch noch auf ihr drauf sitzt.
Entlasten Sie immer wieder ein Bein und spannen Sie den Po des Standbeins an.
Wenn Sie länger stehen müssen, stellen Sie sich vor, dass Ihre Füße einen Kreis bilden, d. h. stehen Sie mal auf den Ballen beider Füße, dann mehr auf dem rechten Fuß, dann auf den Fersen beidseits, dann mehr auf dem linken Fuß, dann wieder auf den Ballen beider Füße usw.. Sie können das so langsam machen, dass es keiner merkt. Wechseln Sie auch ruhig mal die Richtung. Dabei spannen Sie aber immer Ihren Po und Ihren Bauch an.

HOP-HIP 2: Leichter werden, auch wenn's schwer fällt

Packen Sie es jetzt an – noch heute. Jedes überflüssige Pfund auf Ihrer Hüfte macht Sie schwerfällig und unbeweglich. Belastung ist immer der Druck pro Fläche. Und nur weil Sie Arthrose haben, wird Ihre Gelenkfläche leider nicht größer – also hilft nur eines: den Druck, sprich das Gewicht zu reduzieren.
Sparen Sie sich die Ausreden:
„Auch dünne Menschen haben oft Hüftarthrose.“,
„Mein Arzt hat gesagt, dass mein Gewicht nichts mit meiner Hüfte zu tun hat.“,

„Ich kann doch jetzt nicht abnehmen, wo ich mich so schlecht bewegen kann.“,
„Ich kann mich doch nach der OP noch lange genug um mein Gewicht kümmern.“,
„Ich brauche doch ein Polster, damit ich die OP gut überstehe – das zehrt doch!“.
Stellen Sie sich vor, wie viel mobiler und beweglicher Sie sind, wenn Sie auch nur 5 kg abnehmen.
Stellen Sie sich vor, wie sich der Operateur freut, wenn er sich nicht durch viele Fettschichten kämpfen muss.
Stellen Sie sich vor, wie Sie dabei das Risiko einer Embolie, von Herz-Kreislauf-Komplikationen, von Thrombosen wirklich aktiv senken.
Stellen Sie sich vor, wie viel weniger Gewicht Sie an zwei Stützen durch die Gegend schleppen müssen.
Genug? Lassen Sie sich von Ihrem Ernährungsberater helfen. Jetzt!

HOP-HIP 3: Die Pomuskeln beim Gehen aktivieren

Haben Sie sich in den letzten Jahren einmal damit beschäftigt wie Sie gehen?
Sie denken jetzt: Gehen kann doch jeder oder wie soll ich das in meinem Alter noch anders lernen? Oder: Das habe ich doch schon als Kind gelernt…
Glauben Sie mir: Nach 17 Jahren Ganganalyse glaube ich fest daran, dass man Gehen wirklich lernen kann und muss. Und dass Gehen das einfachste und billigste Training sein kann oder, wenn man es falsch macht, auch die größte Belastung sein kann!
Fangen wir doch mal ganz von vorne an: Stellen Sie sich ein kleines Baby vor, das ein ganzes Jahr lang (!!) viele Stunden am Tag seine Rücken-, Po- und andere Aufrichtmuskeln trainiert, um endlich mit knapp 12 Monaten aufrecht stehen und dann die ersten Schritte wagen zu können…

Den aufrechten Gang richtig trainieren

Apropos aufrecht. Haben Sie sich schon mal in den letzten Tagen im Spiegel oder in einem Schaufenster betrachtet? Sind Sie wirklich aufrecht? Oder ist Ihnen der aufrechte Gang schon verloren „gegangen“ und Sie sind „dank“ PC und Smartphone auf dem besten Weg, sich einen krummen Rücken anzutrainieren? Anstatt nach unten zu schauen gilt es, den Blick geradeaus nach vorne zu richten.

Wann haben Sie zuletzt Ihre aufrichtenden Muskeln benützt? Wann haben Sie zuletzt Ihre Hüfte mal wieder gestreckt? Wann haben Sie zuletzt mal wieder Ihre Pomuskeln angespannt und aktiviert?

Vielleicht haben Sie Schmerzen, wenn Sie aufstehen. Aber versuchen Sie sich trotzdem die Zeit zu nehmen, um Ihren Körper erst aufzurichten, den Po anzuspannen, den Oberkörper aufzurichten, den Kopf über die Hüfte zu bringen und dann erst loszulaufen. Diese Zeit lohnt sich, denn Sie können dann viel besser und auch schneller gehen.

Heben Sie bewusst die Zehen hoch, bevor Sie die Ferse aufsetzen und rollen Sie den Fuß von der Ferse her über den ganzen Fuß ab. Der Fuß soll sich für den Abrollvorgang viel mehr Zeit lassen, damit die Hüfte in der Zwischenzeit nach vorne kommen kann. Bringen Sie Ihre Hüfte aktiv nach vorne und ziehen Sie den Schritt bis nach hinten über die Großzehe durch. Dort sitzt nämlich erst der Vortrieb. Ihre Hüfte, also der Pomuskel, ist der Motor, der Sie vorwärts bringt.

Vermeiden Sie jede Seitbewegung mit den Hüften – ein kesser Hüftschwung mag zwar gut aussehen, bringt Sie aber nicht vorwärts und schwächt Ihre Hüfte. Vor allem eine künstliche Hüfte dankt Ihnen ein aktives Gangbild ohne Seitkräfte. Dazu brauchen Sie aber natürlich auch die entsprechenden Pomuskeln.

Die Hüfte muss immer vorwärts gehen!
Versuchen Sie, den Oberkörper so ruhig wie möglich zu halten und keine Schaukelbewegungen zuzulassen. Geht das nicht viel leichter als vorher? Beobachten Sie am besten Ihren Schatten, er zeigt Ihnen, ob Sie Ihren Oberkörper ruhig lassen beim Gehen.

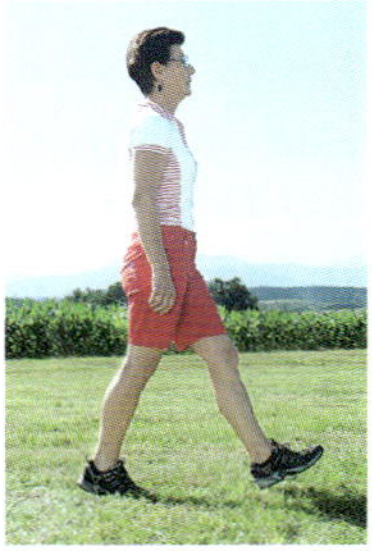

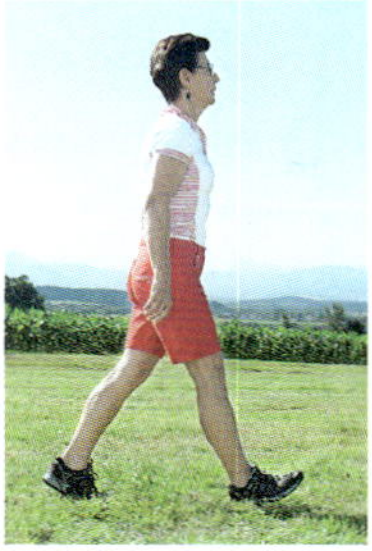

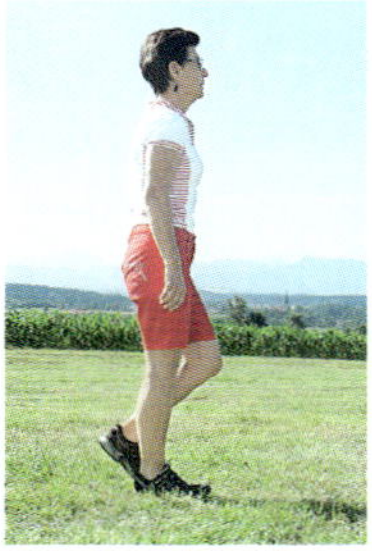

HOP-HIP 4: Die Füße mit stabilen Schuhen stützen

Sie lieben Ihre butterweichen Schuhe?
Sie haben sich gerade, weil Sie Schmerzen haben und viel Dämpfung brauchen, den neuesten supersoften, luftgepolsterten Schuh mit Sprungfedern gekauft?
Sie haben sich gerade Schuhe mit abgerundeten Sohlen gekauft, die für Sie das Abrollen übernehmen sollen und mit denen Sie sich angeblich elegant wie ein Massai im Urwald bewegen?
Egal welche Variante Sie gewählt haben – sie ist leider momentan garantiert falsch!

Stellen Sie sich vor, dass der optimale Schuh Ihrer Hüfte helfen soll vorwärts zu gehen und Ihnen den Halt und die Stabilität geben soll, die Ihre Hüfte nicht mehr hat. Sie brauchen also einen Schuh aus dem Stabilschuhsegment mit stabiler Sohle, der breit genug ist, dass ihr ganzer Fuß – einschließlich krummer Großzehen und breiter Ballen – darin Platz hat.

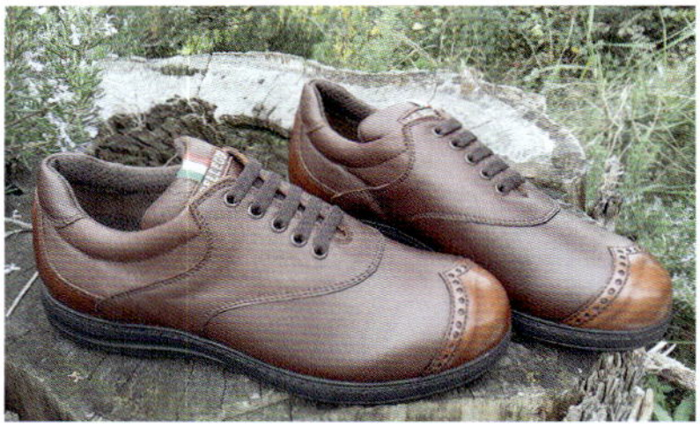

Es gibt sogar stabile und breite (Golf-) Schuhe für Füße mit Hallux valgus: Schuster Enrico Belleggia in Heidis italienischer Zweitheimat macht es möglich.

Stellen Sie also ruhig den Schuh neben Ihren Fuß, und sollte Ihr Fuß breiter sein als der Schuh, dann lassen Sie die Finger davon, auch wenn er Ihnen gut gefällt.

Die Sohle Ihres Schuhs sollte durchgängig stabil und ohne weitere Stützelemente sein – also neutral und fest. Die Dämpfung ist hierbei allemal noch genug, aber Sie bekommen wieder vor allem Führung und Halt. Auch das Obermaterial sollte stabil sein – also kein weiches Lederschläppchen.

Auf alle Fälle sollte der neue Schuh zum Schnüren sein und das sollten Sie auch bitte tun. Wenn Sie Probleme beim Bücken haben, besorgen Sie sich am besten im Sportgeschäft sogenannte Triathlon-Schnellschnürer, dann können Sie Ihre Schuhe schnell und ohne viel Kraft zuziehen.

„Ihre künstliche Hüfte dankt Ihnen ein aktives Gangbild ohne Seitkräfte. Wichtig ist ein stabiler Schuhe, der Führung und Halt bietet. “

Am besten schauen Sie sich in der Bergschuhabteilung um. Keine Sorge, es gibt dort auch leichte Trekking- und Halbschuhe, die alle einen großen Vorteil haben: Sie haben besonders viel Spitzensprengung, d. h. sie schnabeln vorne im Zehenbereich leicht auf und helfen Ihnen somit in der letzten Phase der Abrollung – nämlich genau da, wo Ihre Hüfte nicht mehr so mitmacht.

Bitte lassen Sie aber die Finger von den komplett abgerundeten Schuhen – die Sohlen sind viel zu weich und Sie verlernen sonst noch den Rest Ihres natürlichen Abrollens, wenn alles der Schuh übernimmt. Und billig sind sie auch nicht gerade. Dafür können Sie sich leicht zwei Paar stabile Schuhe kaufen, die länger halten. Wir empfehlen Schuhe von Meindl.

Vertrauen Sie Ihrem Gefühl, aber seien Sie ehrlich: Diese Schuhe sind Ihnen spontan zwar nicht so bequem wie Ihre Schläppchenschuhe, aber

Sie helfen Ihnen wieder vorwärts zu kommen. Der Schuh soll gar nicht das machen, was Sie gerne möchten, sondern Ihnen beim Gehen helfen.

Und bitte vermeiden Sie konsequent Sandalen, Birkenstock und ähnliche Schuhe, die Ihren Fuß plan über den Boden schlurfen lassen und die Sie auch noch festhalten müssen. Nur für ganz kurze Wege anziehen.

HOP-HIP 5: Ein starker Rücken ist hilfreich

Klare Sache: Alles, was Ihre Hüfte nicht mehr kann, das geht Ihnen in den Rücken. Das liegt doch nahe, oder? Also stärken Sie konsequent Ihre Rückenmuskulatur, um die Lendenwirbelsäule zu entlasten und die Brustwirbelsäule aufzurichten.

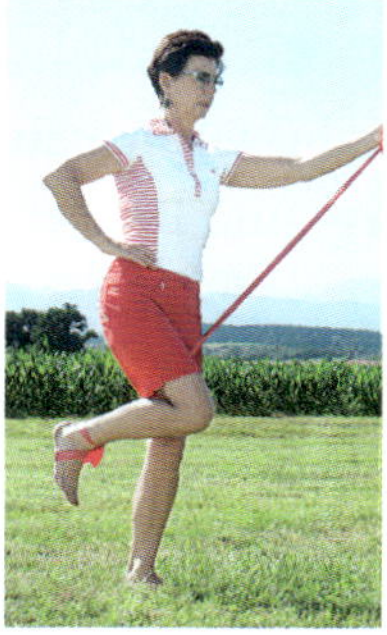

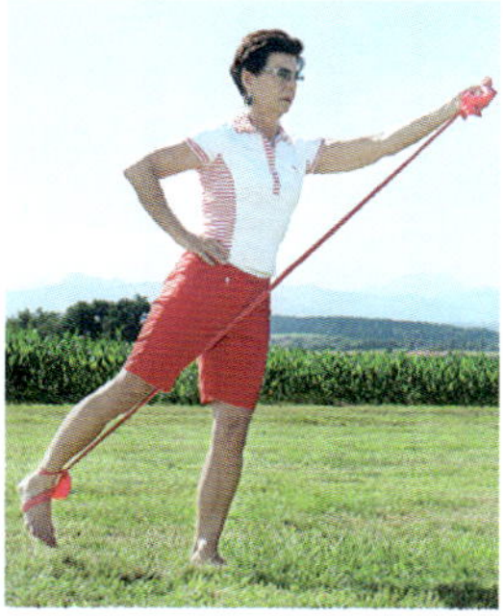

Hier sind einige Übungen für einen starken Rücken. Sie brauchen nur ein Theraband und ein Kissen – und los geht's!

1. Rückenstärkung im Stand
Theraband am Fuß festmachen und diagonal fassen; aufrichten und Gegenfuß nach hinten strecken, 5 - 10 mal,
dann Bein und Arm wechseln.

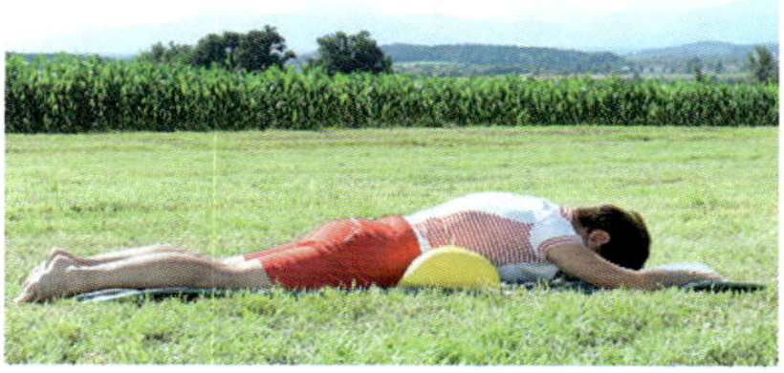

2. Rückenstärkung bäuchlings
Bauchlage über einem Kissen, Bauch anspannen, Po anspannen, diagonal Arm und Bein leicht abheben ohne die Bauchspannung zu verlieren.
Im Wechsel je 5 - 10 mal.

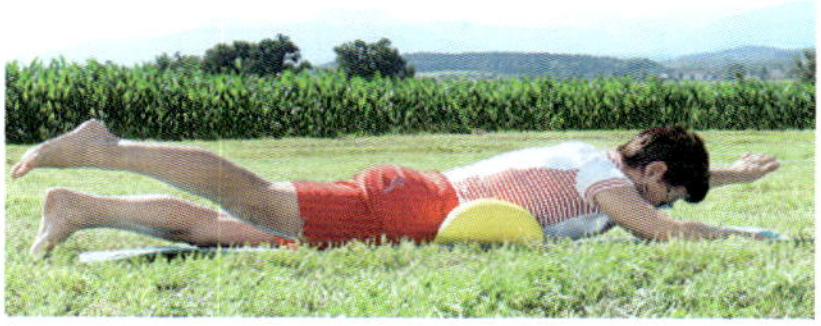

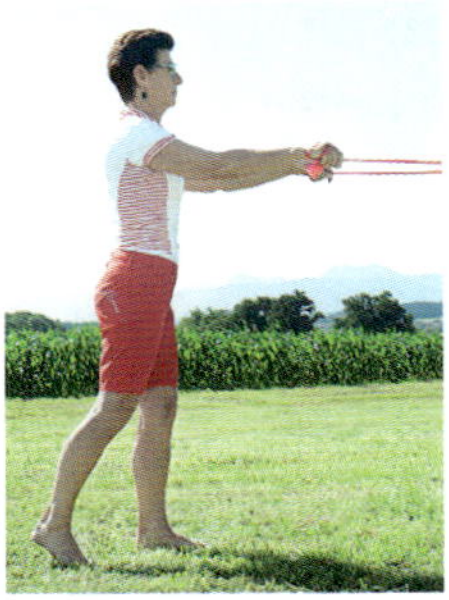

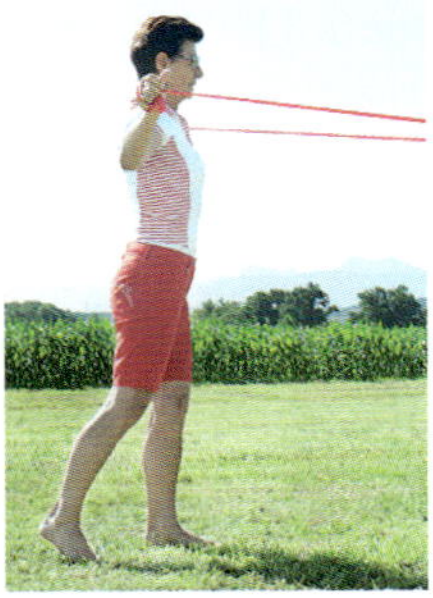

3. Rückenstärkung wieder im Stand
Im Stand Theraband nach hinten ziehen, 10 - 15 mal.

4. Rückenstärkung bäuchlings abgestützt
Unterarmstütz, Bein abheben und diagonalen Arm abheben; je 3 - 5 mal.

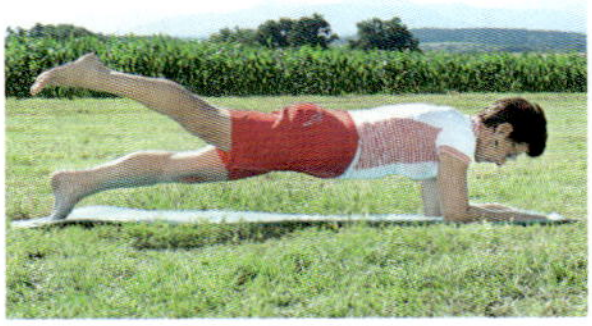

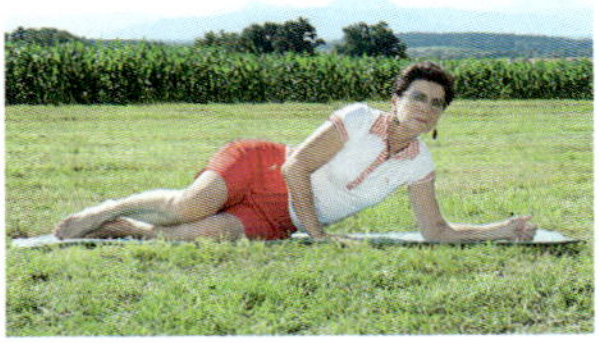

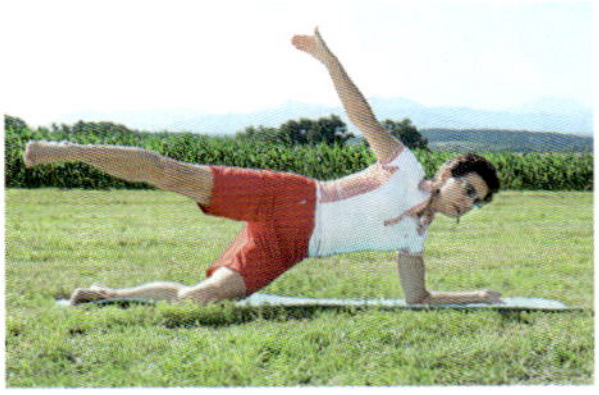

5. Rückenstärkung seitlich abgestützt
Seitstütz mit Arm und Bein abheben, pro Seite ca. 30 - 60 Sek.

Suchen Sie sich doch einfach täglich zwei Übungen aus, und Sie werden schnell merken, wie es besser wird und wie es Ihnen hilft, wenn der Rücken kräftiger wird bei allem, was Sie gerne tun.

HOP-HIP 6: Die Hüftmuskeln wollen gedehnt werden

Sie haben ja sicherlich schon selbst festgestellt, dass Ihre Hüftbeweglichkeit rapide abnimmt. Damit Sie für eine Hüft-OP optimal gerüstet sind, sollten Sie jetzt anfangen, einen Teil ihrer Beweglichkeit wieder zurückzuerlangen oder zumindest eine Verschlechterung aufzuhalten.

Da es sich im Hüftbereich um große Muskeln handelt, die zum Teil sehr gelenknah ansetzen, kann es dabei auch gut möglich sein, dass Ihre Schmerzen weniger werden, wenn Sie diese Übungen regelmäßig durchführen. Dehnen Sie sich vor allem immer dann, wenn Sie längere

Zeit gesessen oder sich stärker belastet haben. Sie können diese Übungen aber auch schon am Morgen durchführen, um die Beweglichkeit zu verbessern, bevor Sie überhaupt belasten.

Hier sind die vier wichtigsten Dehnungen rund um die Hüfte:

1. Hüftbeuger-Dehnung

Variante 1:

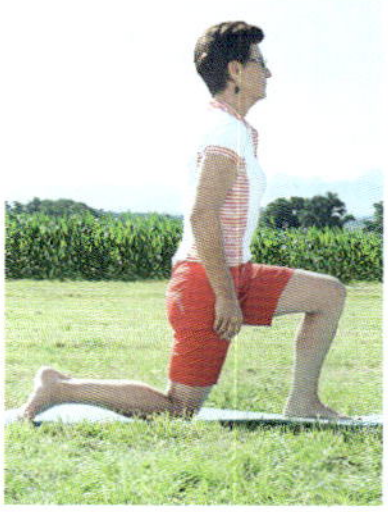

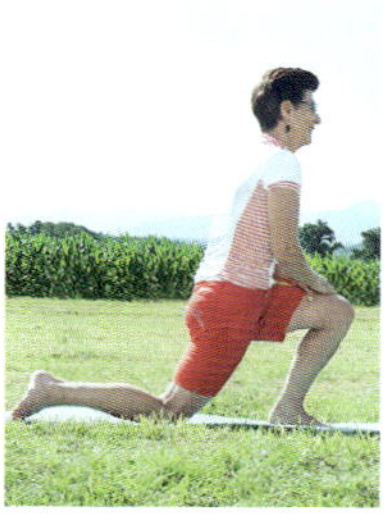

Einbein-Kniestand, aufrechter Oberkörper; Po und Bauch anspannen. Das Gewicht langsam auf das vordere Bein verlagern und dabei die Hüfte des hinteren Beines nach vorne schieben, der Oberkörper neigt sich leicht weg vom hinteren Bein (das geht auch im Stehen). Mindestens 15 - 30 Sekunden halten, Bein wechseln.

Variante 2:

Für sehr unbewegliche Hüften. Rückenlage auf einem Tisch, ein Bein wird maximal zur Brust gezogen, das andere Bein hängt von der Hüfte abwärts über die Kante des Tisches und wird von der Schwerkraft nach unten gedehnt. Diese Dehnung können Sie auch ruhig über längere Zeit halten, bis zu einer Minute. Eine Übung, die man nach der OP übrigens auch ständig machen soll.

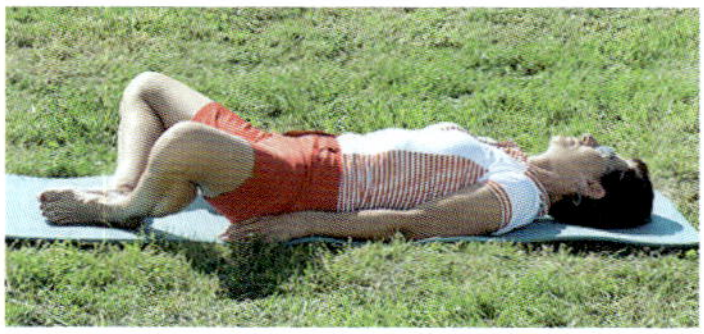

2. Adduktoren-Dehnung

Rückenlage auf der Matte, die Beine angestellt; beide Beine zur Seite kippen lassen und von der Schwerkraft nach unten dehnen lassen. Idealerweise können Sie auch noch ein Wärmekissen auf ihre verkürzten Innenseiten legen und ruhig einige Minuten aushalten. Ansonsten 15 - 30 Sekunden.

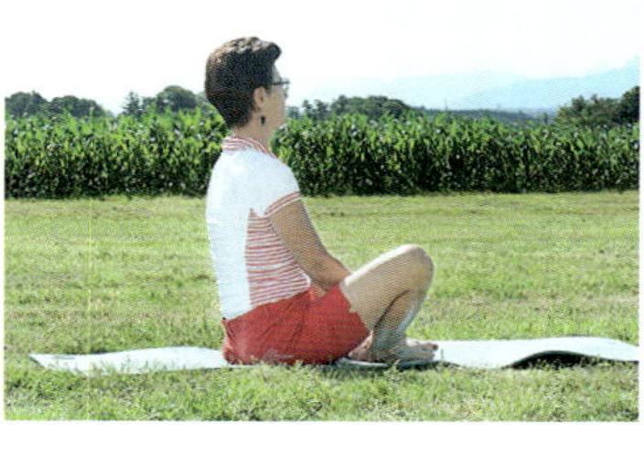

Die gleiche Übung auch noch im Sitzen durchführen. Dabei darauf achten, dass der Rücken ein leichtes Hohlkreuz bildet, und die Ellbogen drücken die Knie nach außen.

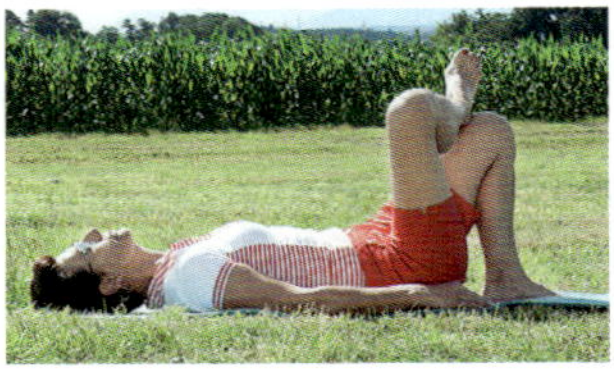

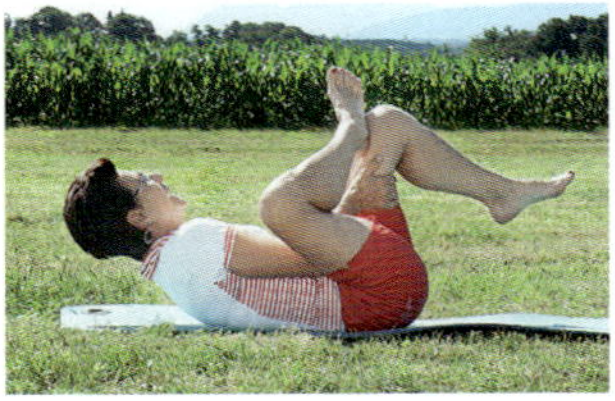

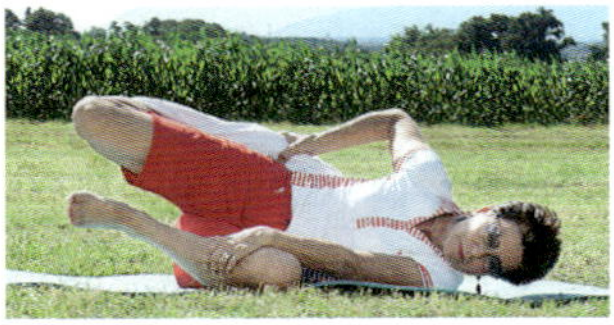

3. Pomuskel-Dehnung
Rückenlage, Beine angestellt, ein Bein schlägt sich über das andere, das Knie dreht dabei nach außen und die Hand drückt nach.
Das andere Bein wird dann vorsichtig zum Oberkörper herangezogen. 15 - 30 Sekunden pro Seite.
Sie können auch ein Bein gebeugt zum Oberkörper Richtung der gegenüberliegenden Schulter ziehen.

4. Dehnung des vorderen Oberschenkels
Seitlage, unteres Bein wird am Oberkörper gehalten und das obere Bein vorsichtig nach hinten gezogen, am besten mit einem Handtuch. Das Becken soll gerade liegen bleiben. 15 - 20 Sekunden halten.

HOP-HIP 7: Den Pomuskel maximal arbeiten lassen

Die wichtigsten Muskeln für eine gute Hüfte und für einen aufrechten Gang sind eindeutig die Pomuskeln. Der große Pomuskel auf der Hinterseite heißt nicht umsonst „Glutaeus maximus“.

Aber schauen Sie sich doch mal ganz ehrlich im Spiegel von hinten an: Wo ist er denn geblieben – der Po? Oft sieht er von hinten ganz schön flach aus. Der große Pomuskel neigt leider zur Abschwächung und ist ein träger Muskel, der sich nur schwer gegen seinen Gegenspieler, den Hüftbeuger (vorne in der Leiste!), behaupten kann.

Auch die kleinen Po- und Beckenmuskeln seitlich an der Hüfte sind enorm wichtig für Ihr Gangbild. Sie stabilisieren nämlich das Becken in der Phase des Schrittes, wenn ein Bein in der Luft ist. Sind sie zu schwach, bekommt man ein typisches „Hüftgangbild" mit dem „Trendelenburg-Zeichen", was nichts anderes heißt, als dass das Becken zur Gegenseite abkippt in der Belastungsphase eines Schrittes.

Auch die schaukelnden Schritte, oft typisch für Hüftpatienten, sind ein deutliches Zeichen der Schwäche.

Hier also ein paar Übungen für einen starken Po – und denken Sie daran: Das beste Training ist immer noch „richtig Gehen".

1. Po abheben

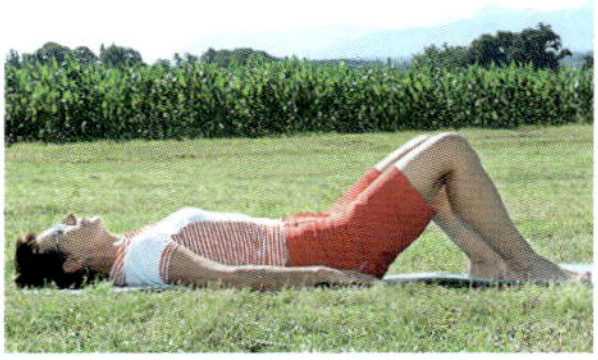

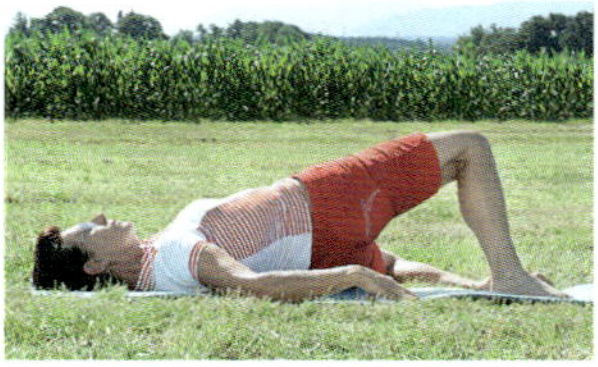

Diese Übung ist eine Kombinationsübung mit mehreren Anteilen. Sollten Sie also wenig Zeit haben, dann ist das die wichtigste Übung für Sie: Rückenlage, die Beine gut hüftbreit anstellen und dann zur Seite kippen lassen. Das obere Bein aufstellen und den Po maximal abheben. Das untere Bein drückt dabei in die Unterlage. 10 - 15 Sekunden halten und dann Seite wechseln. Je 3 - 5 mal.

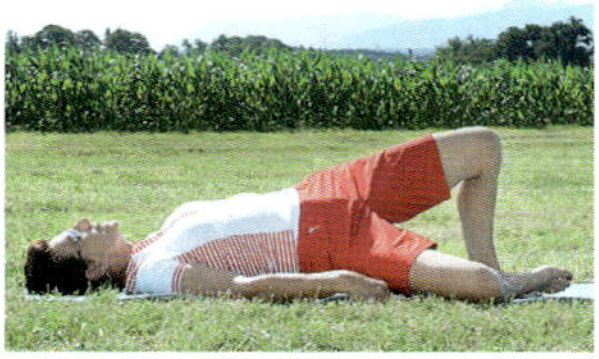

2. Po anspannen

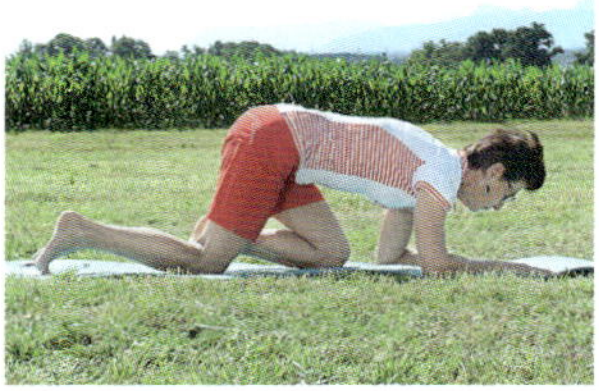

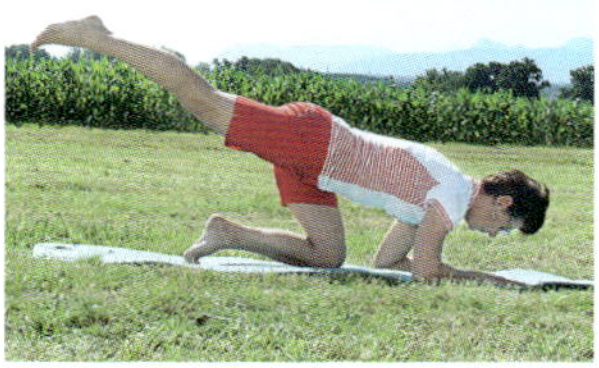

Unterarmstütz, Knie unter dem Oberkörper, ein Bein nach hinten strecken, dabei den Po anspannen und den Bauch immer angespannt lassen, dass die Bewegung nicht in den Rücken geht. Jede Seite 10 - 15 mal, dann wechseln.

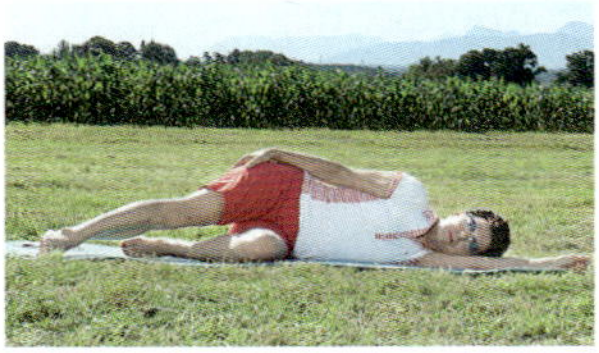
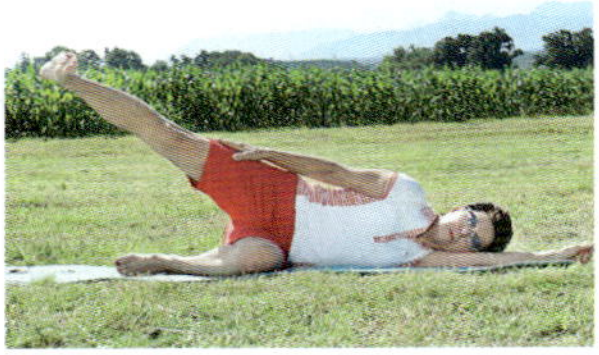

3. Po seitlich trainieren
Seitlage, Knie leicht gebeugt, das obere Bein abheben und strecken in leichter Innenrotation, d. h. die Zehen zeigen zum Boden.

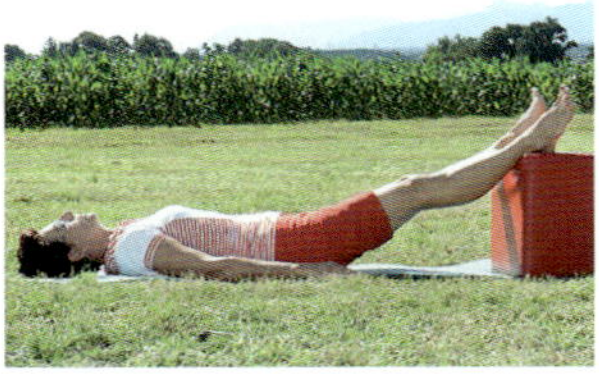
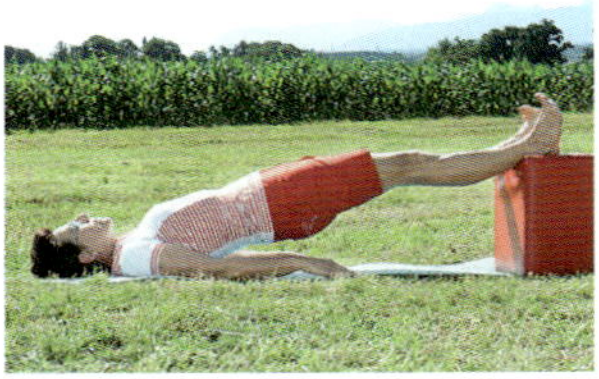

4. Po mit Hocker trainieren 1
Rückenlage, Beine auf einem Hocker, Po und Bauch anspannen, Po abheben, 10 Sekunden halten und wieder senken. 3 - 5 mal.

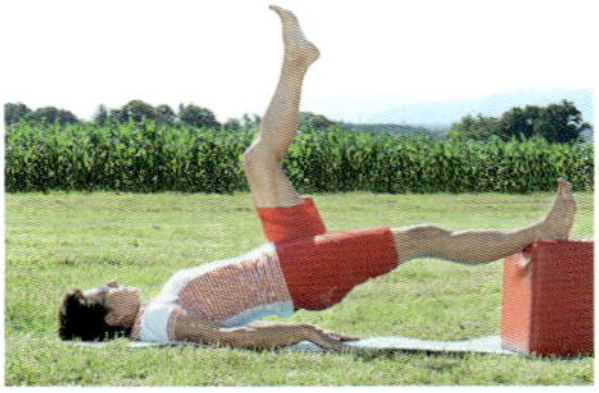

5. Po mit Hocker trainieren 2
Steigerung, Po abheben und ein Bein zum Oberkörper heranziehen. Hüfte gestreckt lassen und Becken gerade halten.

HOP-HIP 8: Den Gleichgewichtssinn trainieren

Haben Sie auch schon bemerkt, dass Sie immer leichter stolpern oder schnell aus dem Gleichgewicht kommen? Das geht vielen Hüftpatienten so. Die Hüfte ist ein großes Gelenk, das Ihr Gehirn über die Gelenkkapsel immer wieder mit wichtigen Informationen über das ganze Bein versorgt. Ist die Hüfte eingeschränkt oder schmerzhaft, so fehlen diese wichtigen

Informationen – diese sogenannte Propriozeption der Hüfte und die Stabilität werden schlechter. Dazu kommt, dass sich die Muskulatur um die Hüfte herum im Ungleichgewicht befindet und es dadurch auch zu weniger Informationen über das gesamte Bein kommt.
Deshalb ist es so wichtig, dass Sie Ihre Stabilität wieder trainieren und so Ihrem Bein vor und nach der OP wieder zu vertrauen lernen.
Dazu besorgen Sie sich am besten ein sogenanntes Ballkissen und fangen gleich an zu trainieren.
Stabile Füße → stabile Hüfte → weniger Schmerzen.

1. Ballkissen-Übung beidbeinig

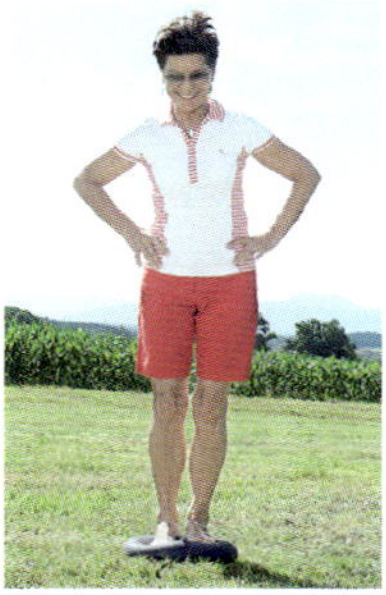

Stellen Sie sich einfach mit beiden Beinen auf das Kissen, halten Sie sich an der Wand oder am Tisch ganz leicht fest und versuchen Sie einfach mal nur ganz zentral mit beiden Füßen zu stehen. Die Füße sollten beide gleich belastet sein rechts/links, und auch die Mitte zwischen Vorfuß und Rückfuß sollte sich einpendeln. Die Knie leicht gebeugt lassen, der Po und der Bauch sind angespannt, die Zehen bleiben locker.

2. Ballkissen-Übung einbeinig

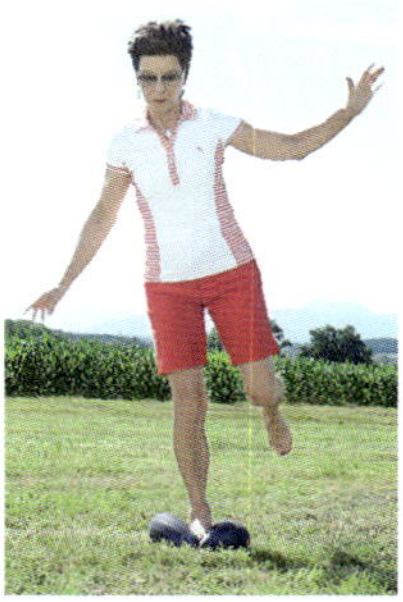

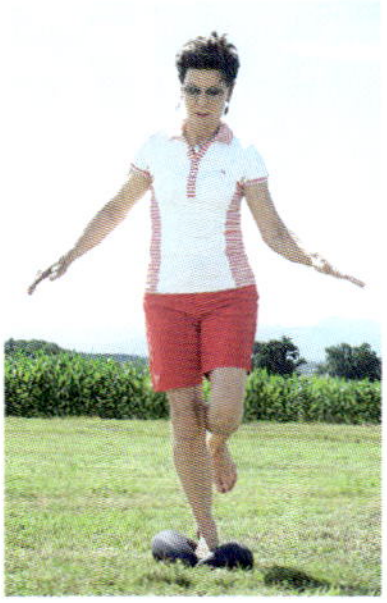

Versuchen Sie jetzt mal, mit nur einem Bein auf dem Kissen zu stehen. Dabei achten Sie auch darauf, dass der Oberkörper aufrecht ist und die Standseite stabil steht und sich ganz lang macht. Zehen locker lassen und lächeln…

3. Ballkissen-Übung mit Beinschwung

Zur Steigerung können Sie mit dem Schwungbein vor dem Körper hin und her schwingen und dabei das Gleichgewicht halten.

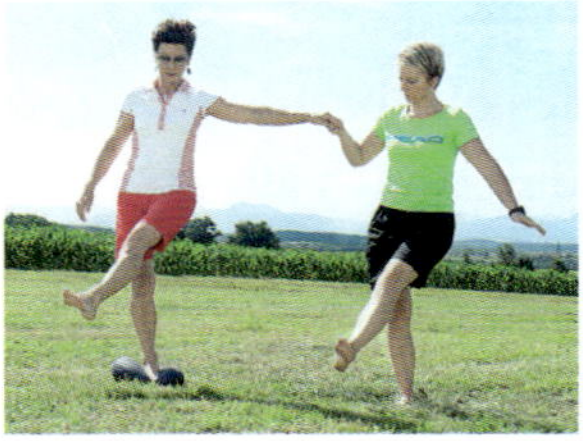

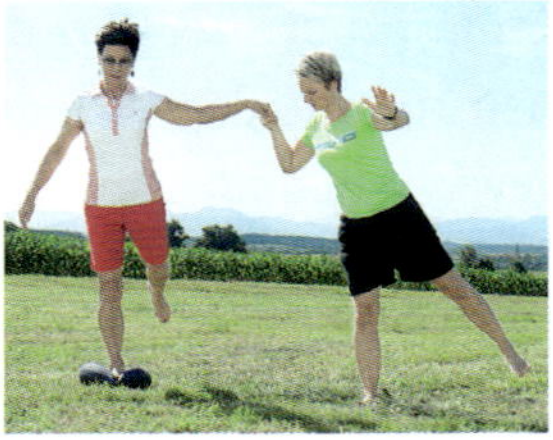

4. Ballkissen-Übung mit Partnerhilfe
Die Krönung dabei ist es, auch noch die Augen zu schließen und dabei das Gleichgewicht zu halten. Bleiben Sie mit der Hand an der Wand zur Stabilisation, oder halten Sie sich an einer Partnerhand fest.

HOP-HIP-9: Das Herz-Kreislauf-System in Form bringen

Egal, ob Sie eine neue Hüfte brauchen oder ob Sie schon eine neue Hüfte haben: Stärken Sie Ihre Ausdauer. Planen Sie gezielt Ausdauertraining in Ihren Alltag ein. Eine gute Grundlagenausdauer hilft Ihnen, Ihre Anspannung zu regulieren, Ihre Muskulatur geschmeidig zu halten und Ihr Herz-Kreislauf-System in Form zu bekommen. Idealerweise kombinieren Sie Radfahren mit Gehen oder Laufen. Der Vorteil beim Radfahren ist, dass Ihre Gelenke nicht belastet werden, und auch mit sehr unbeweglichen Hüften können Sie noch wunderbar Radfahren. Aber Sie sollten unbedingt auch Gehen in Ihr Training einbauen, denn nur die gestreckte Hüfte wird beim Gehen trainiert. Das ist für Ihre Pomuskulatur optimal. Wenn Sie zu viel auf dem Rad fahren, dann geht Ihnen der aufrechte Gang langsam, aber schleichend verloren.

„Planen Sie gezielt Ausdauertraining in Ihren Alltag ein.“

Auch ein Stepper ist ideal für ein Ausdauertraining. Für was Sie sich auch entscheiden: Steuern Sie Ihr Training mit einer Pulsuhr und lassen Sie sich von der Uhr richtig coachen. Sie glauben gar nicht, wie man sich selbst falsch einschätzen kann und damit nicht das Ziel beim Training erreicht, das man sich gesteckt hat. Nur mit pulsgesteuertem Training können Sie sicherstellen, dass Ihr Training auch effizient und zielgerichtet ist.

Ganganalyse

Richtiges Gehen will gelernt sein

Ganganalyse – wozu denn das? Gehen kann ja schließlich jeder, oder etwa nicht? Ja schon, aber WIE ist die Frage. Vor der Hüft-OP geht man auf jeden Fall „falsch", weil verkürzt und von Schmerzen geplagt. Nach der Hüft-OP muss man das Gehen tatsächlich neu lernen. Denn je „richtiger" man geht, desto weniger schädigt man sein künstliches Gelenk. Schließlich wollen wir alle möglichst lange etwas von unseren TEPs haben.

Nicole Gramsl, Physiotherapeutin im Traunmed Sport- und Rehazentrum, führt seit 17 Jahren Ganganalysen durch. Auch Buchautorin Heidi Rauch hat sich neun Monate nach ihrer zweiten Hüft-OP zu ihr aufs Laufband begeben und ihr Gangbild von Videokameras aufzeichnen lassen. Angefühlt hat sich das Gehen mit meinen zwei TEPs wirklich gut, ausgesehen hat es nach Meinung meiner Umgebung auch gut. Aber die Kameras brachten dann doch einige verblüffende Unregelmäßigkeiten ans Licht. Deshalb habe ich Nicole Gramsl gebeten, hier einmal ausführlicher den menschlichen Gang im Allgemeinen und die Ganganalyse im Besonderen zu erläutern.

40 km täglich war der Urzeitmensch unterwegs

Der menschliche Gang ist ein absolutes Wunder der Evolution. Erst vor ein paar Millionen Jahren hat sich der Urzeitmensch aufgerichtet, die Hüfte gestreckt und gelernt, sich auf zwei Beinen fortzubewegen. Damit hatte er den entscheidenden Vorteil: Die Hände wurden frei zum Greifen, zum Tragen und zum Feuer machen. Hierdurch unterscheidet er sich bis heute von allen anderen Säugetieren. Für die Nahrungssuche legte der aufrecht gehende Urzeitmensch täglich etwa 40 km zu Fuß zurück.

„Die gestreckte Hüfte unterscheidet uns von allen Säugetieren."

40 km täglich! Davon sind wir „modernen" Menschen weit weg. Viele von uns legen nur noch schwache 800 Meter zurück und verbringen den Rest des Tages im Sitzen oder auf der Couch liegend. Schade eigentlich, denn als Babies haben wir uns doch so gefreut, endlich das Krabbelstadium verlassen zu können.

Die ersten zwölf Monate des menschlichen Lebens trainieren Babies die Aufrichtung gegen die Schwerkraft. Mit drei Monaten haben sie ihre Rückenmuskeln so trainiert, dass sie in Bauchlage den Kopf heben können, mit sechs Monaten stützen sie sich auf den Händen ab, so dass nur noch das Becken aufliegt. Sie trainieren unermüdlich ihre Streckmuskeln bis sie stark genug sind, den Po zu heben und das Krabbeln zu beginnen. Danach erfolgt der entscheidende Schritt: die ersten Versuche, sich aufrecht hinzustellen. Hier haben wir sie erstmals, nach fast einem Jahr harten Trainings: die gestreckte Hüfte – das, was den Menschen mit seinem aufrechten Gang auszeichnet und entscheidend von allen anderen Tieren unterscheidet.

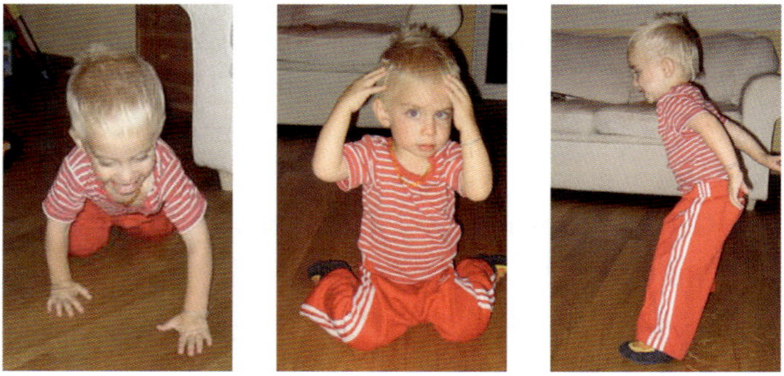

Nicoles Sohn Paul mit knapp zwei Jahren ganz eifrig beim Üben der Aufrichtung zum Gehen

„Meist legen wir heutzutage täglich im Schnitt nur noch 800 Meter zu Fuß zurück!"

Danach geht es meist sehr schnell, bis die ersten unsicheren Schritte folgen und schließlich mit gut zwölf Monaten ein schönes und wirklich aufrechtes Gangbild entsteht.

Das Gangbild als Landkarte des Menschen

Also warum Ganganalyse, wenn wir es doch sooo gut gelernt haben und das Gehen offensichtlich genetisch in uns verankert ist?

Leider haben wir das auch wieder verlernt, denn mit den Jahren kommen die erworbenen Fähigkeiten ins Spiel. Alle Erfahrungen, körperliche und seelische, spiegeln sich in unserem Gangbild wider. Jede Verletzung, jeder starke Schmerz, alle einseitigen Belastungen, aber auch unser seelischer Zustand hinterlassen Spuren in unserem Gangbild.
Natürlich kommen hierbei auch angeborene Fehlstellungen und anatomische Begebenheiten zum Tragen.

„Alle körperlichen und seelischen Erfahrungen spiegeln sich in unserem Gangbild wider."

Gerade Kinder können Fehlstellungen oder auch Verletzungen sehr gut kompensieren. Oft erholen sie sich erstaunlich schnell von einem gebrochenen Fuß oder einem verstauchten Knöchel. Erst viele Jahre später wundert man sich, warum plötzlich Hüftprobleme auf der anderen Seite oder ausstrahlende Rückenschmerzen auftreten. Selten denkt man daran, sich etwa die Fußbeweglichkeit anzuschauen, die von einer alten Verletzung eingeschränkt ist. Das Problem hat sich durch Kompensationsmechanismen einfach weiter nach oben verlagert und kommt dort – vielleicht in einer Stresssituation oder bei einer erneuten Verletzung – erst wieder heraus.

Das Gangbild ist also ein Spiegel der körperlichen und psychischen Verletzungen. Das Gangbild ist einzigartig und verändert sich im Laufe des Lebens immer mehr. Es ist wie eine Landkarte des Menschen, in der man nur noch lesen muss.

Wer kennt nicht Menschen, die allein schon Stress und Hektik vermitteln, wenn sie nur zur Tür hereinkommen. Oder manchen Menschen sieht man es schon von Weitem an, dass sie Sorgen haben. Manche schleppen sich förmlich vorwärts, und manche hüpfen fast schon leichtfüßig durch die Gegend.

Vor und nach der OP den Gang kontrollieren

Darum ist es gerade bei Hüftproblemen sehr wichtig, sich ausführlich dem Gangbild zu widmen – vor der OP, um die Restbeweglichkeit zu erhalten und den Rücken und die Knie zu schonen, und nach der OP, um die hüftumgebende Muskulatur wieder an den aufrechten Gang zu gewöhnen und um Schwerkräfte zu vermeiden, die die Haltbarkeit eines künstlichen Gelenks entscheidend herabsetzen können.

Wie läuft also so eine Ganganalyse ab?

1. Die Anamnese

Der erste Schritt ist eine gründliche Befragung der Kunden. Nach 17 Jahren Erfahrung mit Ganganalyse habe ich festgestellt, dass dies fast der wichtigste Teil der Analyse ist. Manche Gangbilder sind so eindeutig, dass ich schon auf dem Weg in unser Traunmed-Ganglabor entscheidende Informationen erhalte und damit die Beschwerden kenne, bevor der Kunde sie mir erzählt. Manche sind ganz enttäuscht, wenn ich mir keine Röntgenbilder oder MRT-Bilder ansehe. Aber ich möchte mir am Anfang ungern den Blick auf den ganzen Menschen verderben lassen mit Bildern, die die Ärzte sicherlich besser interpretieren können als ich. Mich interessiert in erster Linie: Was ist das für ein Mensch, der da mit Schmerzen oder Einschränkungen vor mir sitzt? Wirkt er nervös, fahrig, gestresst, ruhig, locker oder angespannt? Welche Beschwerden nennt er zuerst? Welche Vorverletzungen hat er bereits erlitten? Auch welche, die schon lange zurückliegen oder die er nicht für wichtig erachtet. Was macht er beruflich? Welche Hobbies hat er? Hat in der Familie schon jemand ein künstliches Gelenk? Rheuma etc..

Die meisten Menschen sind sehr erstaunt, was mich bei der Analyse alles so interessiert und fühlen sich oft auch endlich ernst genommen. Ich schaue mir Menschen an – nicht Bilder.

2. Die Analyse im Stand

Wichtig bei der Videoanalyse ist, dass der Proband möglichst wenig Kleidung trägt, damit ich auf alle Fälle die Knie, die Stellung der Oberschenkel, den Beckenkamm und am liebsten die ganze Wirbelsäule sehen kann.

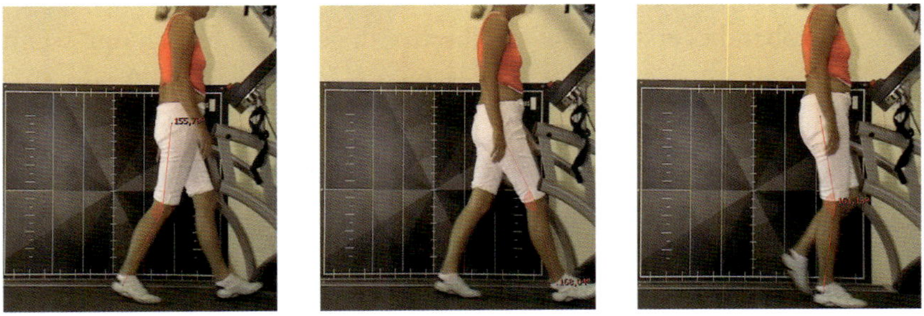

Buchautorin Heidi Rauch auf dem Laufband im Traunmed-Ganglabor – vor der Ganganalyse mit deutlich weniger Hüftbewegung ...

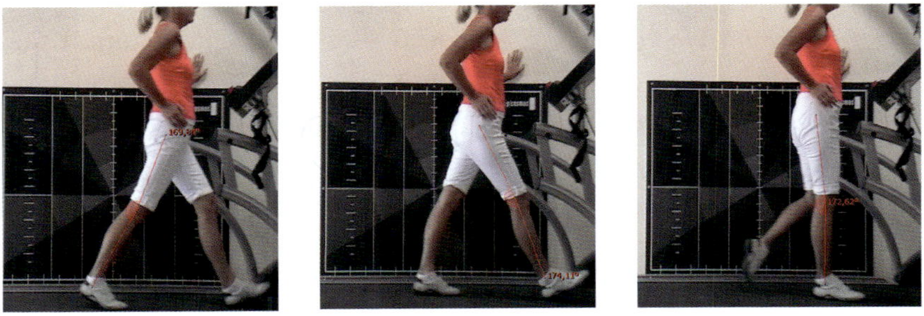

... als danach dank Fuß-Mobilisation und Anleitung zum "richtigen" Gang mit Abrollen der Fersen, Kniestreckung und dem deutlichen Hinweis "Die Hüfte geht voran!"

Zuerst interessiert mich vor allem der Stand: Steht der Kunde zentral über seinen Füßen? Wo ist sein Kopf? Befindet sich das Hüftgelenk im Stand in der Streckung? Sind beide Knie gleich gebeugt oder ist eines mehr gestreckt als das andere? Wie ist die Kontur der Pomuskulatur? Wie weit ist der Oberkörper nach vorne oder hinten geneigt? Wie stabil ist der Stand? Ist ein Beckenhochstand auf einer Seite vorhanden? Wirkt der Proband sehr „auf dem Sprung“, unruhig, angespannt? Oder steht er in sich ruhig auf beiden Beinen zentral über seinem Schwerpunkt?

„Aha-Erlebnisse der Probanden: Gehe ich wirklich so stark nach vorne gebeugt?“

3. Die Videoanalyse im Gehen

Danach erfolgt die Videoanalyse im Gehen. Idealerweise lassen wir unsere Probanden erst einmal mit fünf km/h gehen, natürlich nur, wenn sie so schnell gehen können! Das ist erfahrungsgemäß ein Tempo, bei dem gerade statische Probleme am deutlichsten zu sehen sind und gerade sehr gestresste (Kopf-)Menschen am liebsten schon loslaufen würden. Siehe Gangtypen weiter unten.

4. Videos von der Seite und von hinten

Die Videos werden immer von der Seite gemacht und von hinten. Bei Knieproblemen mache ich auch sehr gerne ein zusätzliches Video von vorne direkt auf Hüfte und Knie, damit ich auch noch die Stellung des Oberschenkels im Verhältnis zum Unterschenkel und vor allem die Bewegung der Kniescheibe bei der Abrollbewegung sehen kann.

„Bloß keine Schuh-Erhöhung! Lieber dehnen und einen knackigen Po antrainieren.“

5. Die Auswertung

Nun schauen wir uns gemeinsam die Videos an. Oft sind die Kunden erst einmal entsetzt von ihrem eigenen Gangbild und sagen: “Das kann doch nicht ich sein, oder?“, „Ich sehe ja viel älter aus, als ich bin…“, „Gehe ich wirklich so stark nach vorne gebeugt?" „Normalerweise gehe ich aber ganz anders!" Dazu muss man fairerweise sagen, dass das Laufband Probleme überzeichnet, aber keine neuen Probleme macht.

5a. Der Fersenauftritt

Zuerst schaue ich immer auf den Fersenauftritt. Setzt der Schritt wirklich hinten auf der Ferse auf? Rollt der Fuß von hinten in den Schritt hinein? Was macht der Oberkörper? Gerade Hüftpatienten fallen auf der betroffenen Seite oft richtig in den Schritt hinein. Das Bein mit der betroffenen Hüfte verhält sich meistens funktionell kürzer, d. h viele Menschen haben das Gefühl, dass diese Seite kürzer ist und dass sie auf dieser Seite in den Schritt hinein hinken, was auch stimmt. Allerdings ist keineswegs das Bein, also der Knochen, anatomisch kürzer. Tatsächlich wird das Bein durch die Einsteifung der Hüfte kürzer. Dies bewirken die Muskelverkürzungen vor allem an der Oberschenkelvorderseite und die damit einhergehende hohe Spannung auf der Gelenkkapsel der Hüfte.

Das Schlimmste ist nun die Erhöhung des Schuhs auf der betroffenen Seite. Das Bein fühlt sich momentan entlastet an, und das Gehen wird kurzfristig besser. Aber innerhalb kürzester Zeit wird das Bein noch kürzer, die Hüfte bekommt noch mehr Druck und die hüftumgebenden Muskeln geraten noch mehr ins Ungleichgewicht. Leider wird gerade das sowohl von physiotherapeutischen Kollegen als auch Ärzten immer noch empfohlen.

„Es gilt, das Geh-Bewusstsein zu schulen und jeden Schritt als Training zu sehen."

Viel wichtiger ist es stattdessen, über konsequentes Dehnen der Hüftmuskeln und Kräftigen der Pomuskulatur und vor allem stetiger Gangübungen der Verkürzung weitestgehend entgegenzuwirken. Vor allem im Hinblick auf die Situation nach einer Hüft-OP. Denn mit der OP gehen diese Ungleichgewichte natürlich noch nicht gleich weg.

Diese „Unwucht“ des Gangbildes beim Abrollen kann sich vor allem sehr ungünstig auf die untere Lendenwirbelsäule auswirken und auch auf das Kreuzbein-Darmbein-Gelenk (ISG). Somit kann man oft gar nicht mehr unterscheiden, was eigentlich weh tut: der Rücken, das Becken oder die Hüfte oder alles miteinander.

Oft kommt beim Gangbild erschwerend hinzu, dass das Bein der Hüftseite durch die Kapselversteifung weiter nach außen gedreht ist. Dadurch ist der Fuß im Ballenbereich stark überlastet und sein normales Abrollen ebenso stark eingeschränkt.

5b. Bewegung der Hüfte beim Abrollen

Der nächste Punkt, den ich mir in der Videoanalyse anschaue, ist die Bewegung der Hüfte während des Abrollens. Hat die Hüfte noch Vortrieb oder bleibt sie während des Schrittes hinten sitzen? Wie gut lässt sich die Hüfte noch strecken? Bewegt sich die Hüfte über den Fuß? Erfolgt überhaupt noch ein Abstoßen am Schrittende, oder ist die einzige Beschleunigung die Vorlage des Oberkörpers? Und schließlich: Wie ist der Rechts-Links-Vergleich in der Abrollung?

6. Manuelle Verbesserung der Fuß-Mobilität

Ist die Analyse abgeschlossen, biete ich dem Patienten an, die Mobilität des Fußes und der Hüfte manuell zu verbessern, damit er anschließend besser gehen kann. Oft befinden sich die Patienten schon in physiotherapeutischer Behandlung und sagen mir, dass die Behandlung zwar momentan helfe, nach ein paar Stunden aber wieder die gleiche Unbeweglichkeit wie vorher da sei. In solchen Fällen nenne ich gern das einzige Mittel, das dagegen hilft: endlich richtig gehen lernen und ab jetzt jeden Schritt als Training sehen!

„Oberkörper aufrichten, Brustbein anheben, Po anspannen – und los geht's.“

An diesem Punkt angelangt, ist es wichtig, das Bewusstsein für etwas zu schulen, das für uns leider völlig nebensächlich ist. Nur sehr wenige Menschen haben bis jetzt jedem Schritt Bedeutung beigemessen. Aber das soll sich nun schlagartig ändern.

Die Aufgaben lauten: Bewusstsein schaffen – dehnen der verkürzten Muskulatur – kräftigen der Po- und Rückenmuskulatur – Verbesserung der Fußstabilität – und dann richtig gehen und die vorher gekräftigten Muskeln auch wirklich beim Gehen einsetzen.

So wird es bestimmt klappen. Auch wenn es mit der eingeschränkten Hüfte nicht zu 100 Prozent gelingt, alles umzusetzen: Spätestens nach der OP geht es dann viel schneller aufwärts. Leider werden die Patienten in der Rehabilitation nach einer Hüft-OP oft viel zu wenig sensibilisiert für das Gangbild. Auch ein gleichmäßiger Gang wird nicht wirklich trainiert. Dabei könnten hier viele Kosten eingespart werden, denn gehen kann man immer. Der Patient wird dabei selbst in die Pflicht genommen.

7. Das Abrollen aktiv verbessern

Nach der Fuß-Mobilisation kommt der große Moment für den Kunden: Jetzt soll er mit Hilfe meiner Angaben versuchen, auf dem Laufband wieder besser zu gehen und das Abrollen zu verbessern.

Der wichtigste Schritt findet schon statt, bevor es losgeht. Oberkörper aufrichten, das Brustbein anheben und den Po anspannen. Dann erst losgehen! Der erste Schritt geht nach vorne los und der Rumpf bleibt stabil. Langsam abrollen und die Hüfte nach vorn bringen. Das sind nur ein paar allgemeine Tipps, die für Hüftpatienten sinnvoll sind.

Aber glauben Sie mir: Das richtige Gangbild ist der Schlüssel zu Ihrem Hüfterfolg. Lassen Sie sich Zeit und fangen Sie an, über jeden Schritt nachzudenken. Mit der Zeit können Sie dann das erlernte Gangbild automatisieren.

8. Videovergleich vorher – nachher

Damit die Patienten gleich einen ersten Erfolg sehen können, mache ich noch einmal Videos und vergleiche mit ihnen gemeinsam die Verbesserungen. Tatsächlich habe ich es in all den Jahren noch nie erlebt, dass es nun nicht besser geworden ist. Das ist jetzt das wichtigste Aha-Erlebnis, denn rein auf Ihr Gefühl können Sie sich momentan nicht verlassen. Es gilt, den „neuen“ Gang erst visuell einzustudieren und dann erst ein Gefühl dafür zu entwickeln, wie sich das richtige Gehen anfühlt. Oft höre ich erleichterte Kommentare wie: „Das geht ja viel leichter, als das was ich bislang gemacht habe. Ich bin ja viel schneller!“ Wenn Sie dies bemerken, haben Sie garantiert alles richtig gemacht.

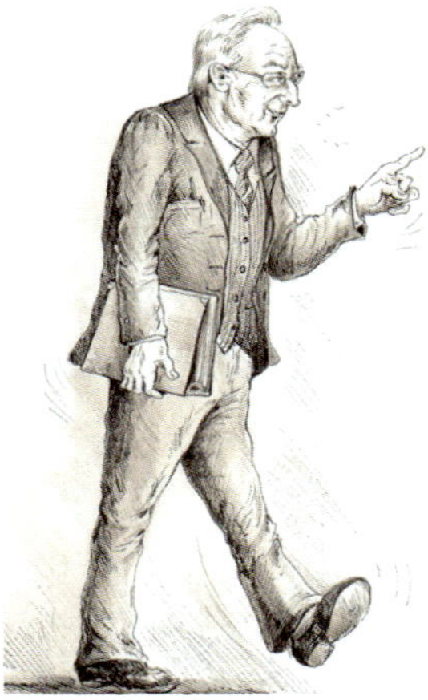

Gangbild Kopffüßler

Zum Schluss noch eine Hilfestellung zur Selbstanalyse aus dem Buch „1, 2, 3 schmerzfrei“ meines Vaters Josef Schadhauser. Er beschreibt darin die beiden häufigsten „Hüft-Typen“: den sogenannten Kopffüßler und den Müllschlucker.

Wenn Sie ein „Kopffüßler“ sind, dominiert der Kopf Ihr Leben und auch Ihr Gangbild. Der Kopf läuft weit voraus, danach kommt lange nichts und erst dann „haxeln“ die Füße hinterher.

Damit haben Sie gar keine Zeit zum Abrollen und müssen den ganzen Tag Ihrem Kopf hinterherlaufen. Das ist sehr anstrengend und bringt Verspannungen im Wadenbereich und im unteren Rücken. Bringen Sie stattdessen lieber Ihren Kopf wieder über Ihre Hüfte und lassen Sie sich Zeit für einen Schritt – von der Ferse bis zur Großzehe. Sie sind deshalb nicht langsamer.

Schon ein chinesisches Sprichwort sagt: „Wenn Du es eilig hast, dann gehe langsam!"

Wenn Sie ein „Müllschlucker" sind, ist Ihr Problem im Gegensatz zum „Kopffüßler" nicht die starke Spannung der Muskulatur, sondern eher die fehlende Spannung im Rumpfbereich. Besonders die Bauch- und die Hüftmuskulatur sind einfach zu schwach, um Ihr Gewicht wirklich vorwärtszubringen. Wichtig ist hierbei zu erkennen, dass Gehen sehr viel Rumpfarbeit ist und der Oberkörper als eigene Einheit gehalten werden muss. Versuchen Sie, sich konsequent im Brustkorb aufzurichten und den Bauch zu strecken, damit nicht das ganze Gewicht bei jedem Schritt mit hineinfällt.

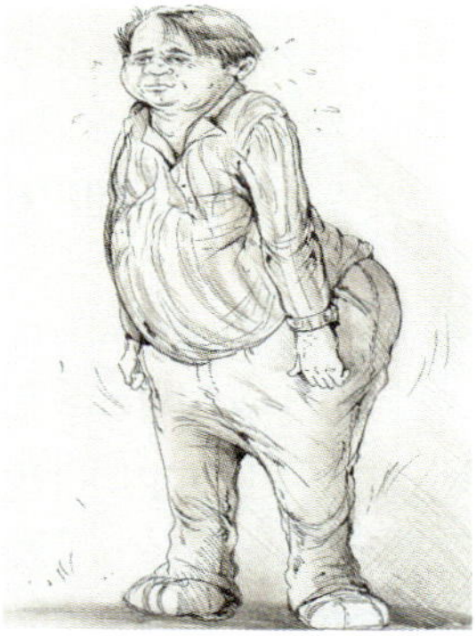
Gangbild Müllschlucker

Anfällige Zonen sind bei diesem Gehtyp vor allem der untere Rücken. Der Spinalkanal engt sich ein.

Übrigens hilft beim Gehenlernen auch das Beobachten der Mitmenschen. Setzen Sie sich gemütlich in ein Café und schauen sich einfach mal die Leute an, die an Ihnen vorbeiflanieren. Sie werden erstaunt sein, was Sie da alles sehen und viel für sich lernen. Da bin ich mir ganz sicher!

Beweglichkeit und Funktion kommen nicht von allein

Durch die verbesserten Techniken und Materialien werden die Patienten, die eine künstliche Hüfte bekommen, immer jünger. Sie haben noch viele Jahre im Arbeitsleben vor sich und sind daher stark darauf angewiesen, dass die Hüfte optimal einheilt und lange hält. Dabei ist aber auch der Anspruch, den sie an ein künstliches Gelenk stellen, ein hoher. Die Hüfte soll einen harten Arbeitsalltag aushalten, ein freizeitorientiertes Familienleben und verschiedene Sportarten.

„Es hat sich ein enormes Muskelungleichgewicht gebildet, das nicht nur einfach Training braucht, sondern intelligentes Training mit sehr viel bewusstem Ansteuern von Muskeln.“

Die Reha-Konzepte sind aber meist nur für die Wiederherstellung der Alltagsfähigkeit in den ersten Wochen ausgelegt. Oft ist den Patienten nicht klar, dass dann der Weg in die wirklich stabile Hüfte und der Weg aus den erworbenen Schonhaltungen erst richtig beginnt. Allzu leicht lässt man sich dabei von der nach der OP neu erworbenen Schmerzfreiheit leiten – und viele denken sich, dass der Rest der Beweglichkeit und Funktion schon mit der Zeit kommen wird.

Intelligentes Training und Online-Coaching

„Wichtig ist das Training der richtigen Muskeln, die im richtigen Moment Halt geben.“

Dabei übersehen sie aber, dass es sich hierbei um über viele Jahre eingeschliffene falsche Bewegungsmuster handelt, die auch wichtige Muskelgruppen wie die seitliche Hüft-Muskulatur und den großen Pomuskel fast komplett abgeschaltet haben. Es hat sich ein enormes Muskelungleichgewicht gebildet, das nicht nur einfach Training braucht, sondern intelligentes Training mit sehr viel bewusstem Ansteuern von Muskeln. Der wichtigste Schritt dabei ist der Transfer in den Alltag, das Berufsleben und in die Sportarten – mit den richtigen Muskeln, die im richtigen Moment Halt geben. Das ist die Herausforderung der ersten 12 Monate nach der OP.

Dabei hilft gerade am Anfang ein visuelles Mittel wie die Ganganalyse, denn das eigene innere Bild muss dringend mit dem tatsächlichen Bild gedanklich aktualisiert werden. Glücklicherweise hilft uns dabei inzwischen auch die moderne Technik. Die Patienten können sich nach einer Ganganalyse online bzw. über Skype weiterhin über einen Zeitraum von mehreren Monaten begleiten lassen. Denn glücklicherweise verändert sich beim Training ja ständig etwas und kann weiter optimiert werden.

Oft geht es auch darum, einen Ansprechpartner zu haben, der Fragen beantwortet und ein kompetenter Berater ist – gerade dann, wenn der „medizinische Fall“ eigentlich schon aus ärztlicher Sicht abgeschlossen ist. Online-Coaching ist sicher die Zukunft, kann und soll aber eine persönliche Beratung nicht ersetzen.

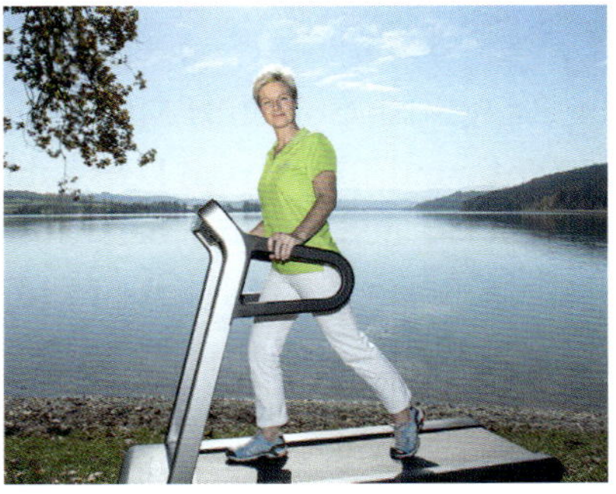

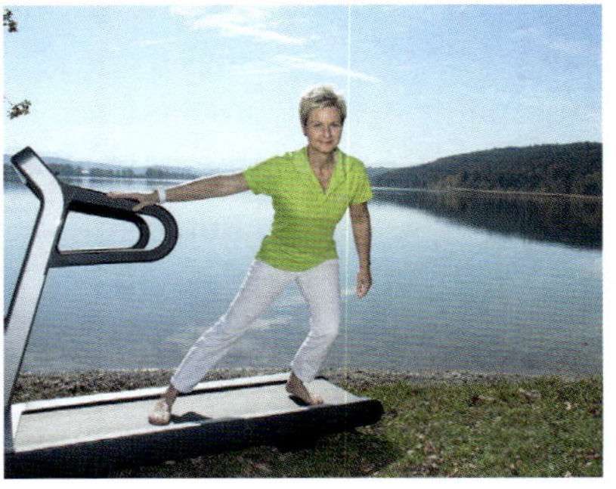

Nicole Gramsl macht es vor: Auf dem Stepper können sowohl der vernachlässigte große Pomuskel (links) als auch die seitliche Hüft-Muskulatur (rechts) nach der OP wirkungsvoll wieder aktiviert werden.

3 D-Bewegungsanalysen vor und nach der Hüft OP

Der Sportwissenschaftler bestätigt: Operation gelungen

Dreimal trafen wir uns auf der Driving Range des Golfclubs München Eichenried jeweils mit drei Kameras: Dr. Ferdinand Tusker vom Lehrstuhl für Bewegungswissenschaft an der Technischen Universität München und die Autorin dieses Buchs, Heidi Rauch, Golferin seit 1988 mit Handicap 16 (rund um die OP-Zeit).

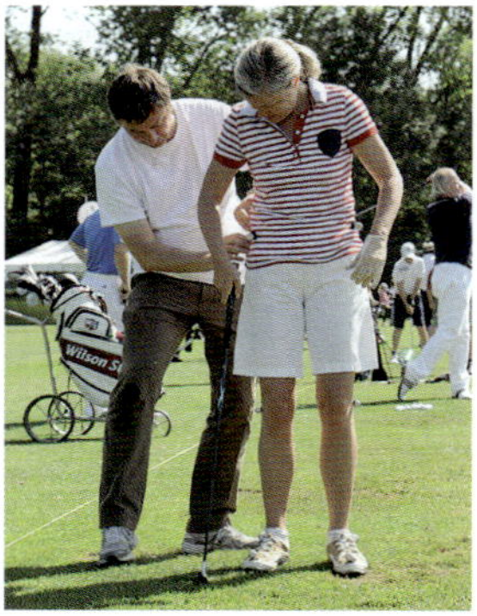

Dr. Ferdinand Tusker markiert die für den "Hüftschwung" entscheidenden Körperpunkte von Heidi Rauch.

Das erste Mal am 21. Mai 2011, wenige Tage vor meiner ersten Hüft-OP rechts, das zweite Mal am 24. September 2011, vier Monate nach der ersten und einen Monat vor der zweiten Hüft-OP links. Das dritte Mal am 24. März 2012, also fünf Monate nach der zweiten Hüft-OP.

Die Frage: Welche Folgen für die Schwungbewegung beim Golfabschlag hat die Operation gehabt?
Die Methode: Bewegungsaufnahmen mit drei Kameras (3 D) und Computer-Analyse.
Im Fokus: Verdrehung der Schulterachse gegenüber der Hüftachse und Verlauf des Hüftgelenkwinkels während des Golfschlags. Das Ergebnis: Operation gelungen!

Schonhaltungen auf dem Prüfstand

Dr. Ferdinand Tusker erläutert die Vorgehensweise: „Die Körperpunkte, über die eine Aussage zur Bewegungstechnik möglich ist, werden in einem langwierigen Prozess derart aufbereitet, dass ihre Bewegung im Raum durch einen Computer analysiert werden kann. Unter den vielen technischen Merkmalen, an denen man einen guten Golfabschlag festmachen kann, wählten wir die, von denen wir glaubten, dass sie durch die Hüftoperation beeinflusst sind. So schauten wir uns die Verdrehung der Schulterachse gegenüber der Hüftachse an, und den Verlauf des Hüftgelenkwinkels während des ganzen Schlages.

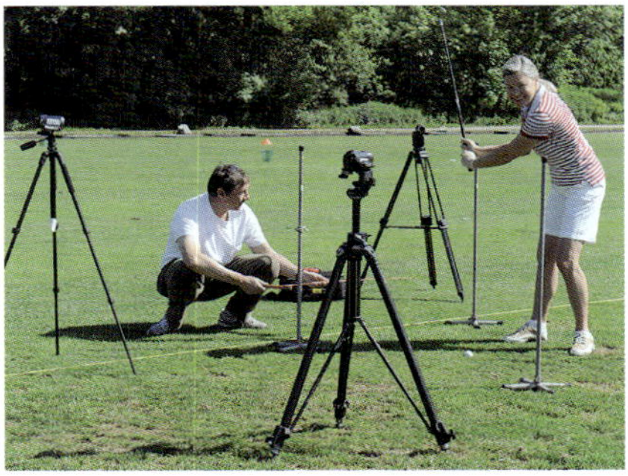

Der Sportwissenschaftler richtet die drei Kameras ein.

Weitere Parameter waren der Weg, den die Spielerin mit ihrer Hüftachse während des Schlages zurückgelegt hat – sowohl während der Ausholbewegung als auch dann, wenn der Schlag erfolgt. Manchmal nimmt man, bei Schmerzen im Hüftgelenk, Schonhaltungen ein, die durch einen verkleinerten Kniegelenkwinkel erkennbar sind. Die Angst vor Schmerzen führt auch dazu, dass die Bewegungen nicht mehr mit der Geschwindigkeit ausgeführt werden, die man sonst ohne Angst erreicht. Die Bewegungen sind insgesamt langsamer. Auch das wurde kontrolliert.

Verblüffendes Ergebnis: keine Veränderungen!

Das verblüffende Ergebnis war, dass sich in keinem der errechneten Parameter Änderungen gezeigt haben.
Daraus lassen sich folgende Schlüsse ziehen:
Vor der Operation war die Schonhaltung schon so weit fortgeschritten und im Bewegungsmuster eingeschliffen, dass sich nach der Operation keine Änderungen zeigen konnten.
Die Operation war in ihrem Erfolg so hervorragend, dass sie keine Änderungen in der Bewegungsausführung zur Folge hatte.

Es wäre jetzt wichtig zu wissen, ob sich das Schmerz- oder Angstempfinden verändert hat. Denn an den bewegungstechnischen Merkmalen kann man das bei dieser Spielerin nicht erkennen.

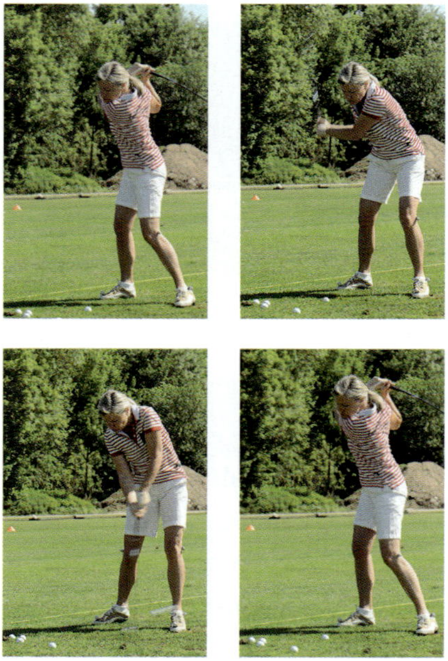

Bei einem Freizeitgolfer bewegt sich die Hüfte ca. 30 Grad nach innen und 45 Grad nach außen, bei einem sehr guten Amateurspieler oder Profi sind es sogar 45 und 60 Grad. Hier der Auf-, Ab- und Durchschwung von Heidi Rauch bei der Aufnahme vor der Hüft-OP.

Sollte die Versuchsperson das Gefühl haben, vor den Operationen besser gespielt zu haben, dann kann man aus den Ergebnissen ablesen, dass sie nun ohne Probleme ein weiteres Techniktraining durchführen könnte, um eine frühere, vielleicht erfolgreichere Bewegungstechnik wieder hervorzurufen."

Meine Erläuterung: 14 Monate nach der ersten und neun Monate nach der zweiten Hüft-OP habe ich nicht besser oder schlechter gespielt als vor den Operationen – und ich spiele Golf weiterhin mit der selben Technik. Zehn Schläge auf der Driving Range habe ich auch zu meinen schlimmsten Schmerzzeiten immer noch hingebracht. Nur konnte ich nicht mehr über den Golfplatz gehen! Und das Bücken nach dem Ball war ebenfalls äußerst mühsam. Dies ist alles vorbei: Ich gehe beweglich und voller Energie vier bis fünf Stunden über 18 Löcher – und spüre hinterher keinerlei Schmerzen.

Für mich ist das ein Beweis, dass ich die OPs rechtzeitig gemacht habe, nämlich zu einer Zeit, als ich noch einigermaßen beweglich war. Ich möchte gar nicht wissen, wie die Aufnahmen ausgeschaut hätten, wenn ich voller Schmerzangst Bälle geschlagen hätte…

Interviews mit Operateuren

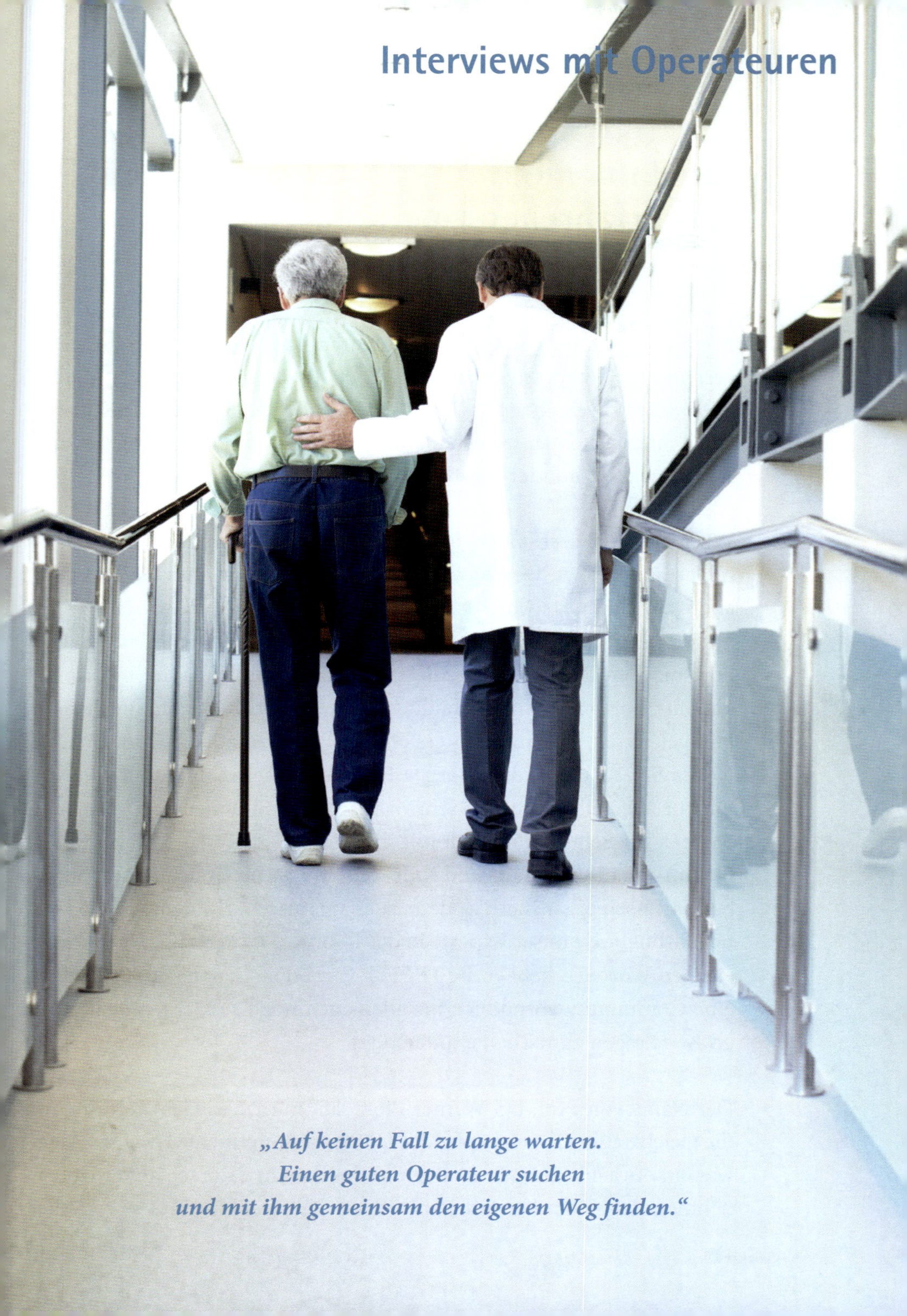

*„Auf keinen Fall zu lange warten.
Einen guten Operateur suchen
und mit ihm gemeinsam den eigenen Weg finden.“*

Rund um die Hüft-OP – Interviews mit vier erfahrenen Operateuren

Das Einsetzen künstlicher Hüftgelenke gilt in Deutschland längst als Routine-Operation. Seit den 60er Jahren hat sich die Technik stetig verfeinert. Heute werden jährlich 233.000 Hüft-TEPs eingesetzt (Stand 2016), europaweit über 400.000. In jedem Fall raten wir, für eine Hüft-OP einen Spezialisten zu wählen, der bereits jahrelange Erfahrung hat und selber mehrere hundert Prothesen im Jahr implantiert.

Wir haben für dieses Buch vier in Deutschland sehr renommierte Operateure interviewt. Den engsten „Draht" haben wir zum Chefarzt der endogap-Klinik, Dr. Christian Fulghum. Peter hat in der endogap-Klinik seine zweite Hüft-TEP bekommen und wird auch seine Revision 2018 dort machen lassen. Nicht zuletzt auch, weil die endogap mit ihrem endofit-Sportprogramm vorbildlich beim Thema Sport mit künstlichem Hüftgelenk ist. Bei unserem ersten TEPFIT-Gesundheitsworkshop im November 2016 in Erding war Dr. Fulghum unser Fachreferent und vor Ort für alle Teilnehmer ein sehr nahbarer, kommunikativer Ansprechpartner. Ich selbst habe dann mit ihm im Mai 2017 das erste TEPFIT-Golfturnier nur für Hüft- und Knie-TEP-Träger im Golfclub Werdenfels bei Garmisch organisiert. Zudem ist er auf unserer Homepage mut-zur-neuen-huefte.de unser Experte in der Rubrik „Dr. TEP rät". Und – nach eigenen Worten – liebt er die TEPFIT-Facebook-Gruppe, weil sich dort eine Community vorbildlich bei allen auch noch so kleinen oder auch großen Fragen zum Thema unterstützt.

Der Name von Prof. Dr. Werner Plötz fällt immer wieder, wenn es um die gleichzeitige Operation beider Hüften geht. In meiner zweiten Reha war ein etwa 40-Jähriger, großer, durchaus nicht ganz schlanker Unternehmer, der sich aufgrund seines engen Terminplans, wie er erzählte, unbedingt beide Hüftgelenke in einer OP einsetzen lassen wollte. Und er lief tatsächlich schon nach wenigen Tagen ohne Gehstützen durch die Gänge. Ein Wunder? Dr. Plötz findet das ganz selbstverständlich.

Prof. Dr. Christian Hendrich haben wir ausgewählt, weil er zum einen mit gezielten Kombi-Hyaluronspritzen ins Hüftgelenk bei gewissen Fällen gute Erfolge erzielt hat. Will heißen, die Hüft-OP konnte bei diesen Patienten um einige Jahre hinausgezögert werden. Zum anderen geht er in puncto Hygiene neue Wege mit den „Raumanzügen", die er und sein Team bei der OP tragen.

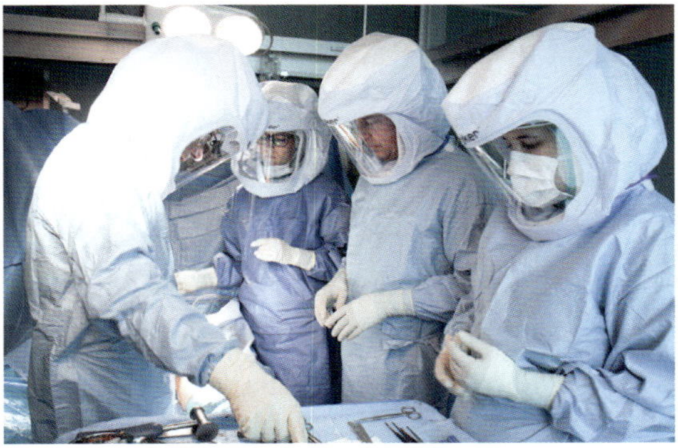

Im Hinblick auf das zunehmende Problem der Krankenhauskeime operiert Prof. Dr. Hendrich mit seinem Team in Raumanzügen, aus denen die Atemluft abgesaugt wird.

Als Vorsitzender der Zertifizierungskommission der Deutschen Gesellschaft für Orthopädie und Orthopädische Chirurgie ist Dr. Holger Haas naturgemäß ein großer Verfechter der Zertifizierung von Endoprothetik-Kliniken, um dem Patienten mehr Sicherheit zu geben. Und er nimmt kein Blatt vor den Mund, wenn es um die Zukunft unseres Gesundheitssystems geht, das er immer mehr von wirtschaftlichem Denken bestimmt sieht – zum Unwohle des Patienten.

Liebe Leser, wir wünschen Ihnen in jedem Fall den für Sie persönlich richtigen Operateur!

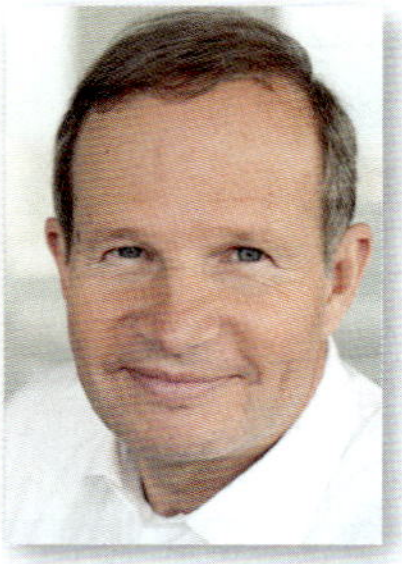

Prof. Dr. med Christian Fulghum,
Chefarzt der endogap-Klinik für Gelenkersatz
in Garmisch-Partenkirchen

Leben ist Bewegung – Mobilität bestimmt unseren Alltag

1. ***Herr Dr. Fulghum, Sie sind seit 2010 Chefarzt der endogap-Klinik für Gelenkersatz in Garmisch-Partenkirchen und waren seit 1997 dort bereits als Oberarzt tätig. Welche OP-Techniken und Zugänge wenden Sie bei Hüft-TEPs hauptsächlich an und warum?***

Dr. Fulghum: Da sich der mit einem neuen, künstlichen Gelenk versehene Mensch nicht nur schmerzfrei sondern auch ungehindert bewegen soll, das Implantat meist viele Jahre halten muss und es nicht garantiert werden kann, dass man zu einem späteren Zeitpunkt eventuell nicht nochmals operieren wird, sind schonende OP-Techniken angesagt. Schonend heißt: So wenig Beeinträchtigung der Weichteile (Haut, Unterhaut und Muskel) wie möglich, so Knochen sparend und so schnell und sicher operieren wie es geht. Das klingt selbstverständlich und einleuchtend, ist aber in der Praxis nur mit erheblicher Erfahrung möglich und mit großem technischen und apparativen Aufwand verbunden. Man kann diese Bemühungen auch unter dem Begriff „minimal-invasiv“ zusammenfassen, obwohl diese Bezeichnung für die Gelenkersetzenden OP-Verfahren wenig glücklich gewählt ist und falsche Erwartungen weckt. Das Implantat hat einfach eine gewisse Größe und muss tief in den Körper eingebaut werden. Dazu sind Schnitte nötig, die sich mit dem Begriff „minimal-invasiv“ nicht wirklich vereinbaren lassen. Ist aber der zugrunde liegende Sinn des Begriffs, die weitestgehende Schonung, gemeint, passt er dann doch.

Es gibt grundsätzlich mehrere Zugänge, über die ein Gelenk angegangen werden kann und deren einzelne Beschreibung hier zu weit gehen würde. Perfektes Beherrschen der Techniken und möglichst große Erfahrung sind aber von Nöten, wenn das neue Gelenk viele Jahre halten soll. Wir bevorzugen bei der Hüfte, zwar nicht ausschließlich aber meist, den sogenannten hinteren (oder posterioren) Zugang, da er sehr schonend ausgeführt werden kann und bei Bedarf problemlos erweiterbar ist. Wir haben dazu bewährte Techniken immer wieder wesentlich weiter entwickelt.

Natürlich gibt es eine Reihe anderer guter Zugangsmöglichkeiten zu den entsprechenden großen Gelenken. Jede Klinik wird sich nach den Erfahrungen der verantwortlichen Operateure richten und die Zugänge entsprechend wählen. Wir tun dies seit nunmehr 48 Jahren sehr erfolgreich.

OP-Techniken betreffen auch die Wahl der Verankerung der Implantate: Hier haben sich im Hüftbereich bei uns die sogenannten zementfreien Prothesen sehr bewährt. Wir verwenden in der Hüfte zu 80 Prozent zementfreie Stiele und zu beinahe 100 Prozent zementfreie Pfannen.

2. Was halten Sie von „Überkronungen", der McMinn-Prothese?

Dr. Fulghum: Während sich Überkronungsverfahren im Knie heute eindeutig durchgesetzt haben, ist das Prinzip der McMinn-Prothese, der Überkronung des Hüftkopfes mit einer Metall-Halbkugel und gleichzeitiger Ersatz des Beckengleitlagers ebenfalls mit einer Metallhalbkugel, die beide ineinander laufen, zwar nicht neu aber kein Standardverfahren mehr. Die früheren Ansätze dieser Technik sind alle kläglich gescheitert, bei den modernen Oberflächenersatzverfahren sind aber technische Neuerungen im Einsatz, die einen Erfolg grundsätzlich möglich machen. Die Idee selbst leuchtet ein: Es wird Knochen, der später einmal zu weiteren Operationen wertvoll sein könnte, gespart, und der große Metall-Hüftkopf entspricht fast der Größe des natürlichen Kopfes. Somit gibt es ein „gutes Gefühl“ bei der Bewegung, wie es Patienten beschreiben. Nachteilig wirkt sich die Tatsache aus, dass im Beckenbereich kein wechselbares Gleitlager eingebracht werden kann, wie es bei konventionellen Implantaten die Regel ist. Damit ist ein späterer „Reifenwechsel“, also der isolierte Austausch der Gleitlager ohne Wechsel der im Knochen verankerten Metallteile, ausgeschlossen. Gerade diese Möglichkeit eröffnet aber jungen Menschen die Hoffnung auf lange Standzeiten ihres Gelenks. Besondere Probleme können durch die verwendete Metall-Metall Gleitpaarung entstehen, wie gerade in den letzten Jahren aus wissenschaftlichen Arbeiten hervorging. Insgesamt ist die Überkronung des Hüftkopfes derzeit kein gängiges Verfahren mehr, da zu viele Patienten über Probleme berichtet haben. Nur in wenigen Kliniken, die aber dafür viel Erfahrung haben, wird diese Technik daher noch im Regelbetrieb eingesetzt.

3. ***Man hört immer wieder von mangelhaften Prothesen bzw. mangelhaftem Material. Wie suchen Sie die richtigen Endoprothesen und Hersteller aus?***

Dr. Fulghum: Man ist als Operateur und auch als Patient gut beraten, wenn man Implantate von Firmen wählt, bei denen die Wahrscheinlichkeit sehr groß ist, dass sie zu einem möglichen späteren Prothesen-Wechselzeitpunkt noch existieren. Denn da braucht man eventuell Ersatzteile, die perfekt zum ursprünglich eingebauten Implantat passen. Wie oft haben wir schon wegen fehlender Ersatzteile ein Gelenk komplett wechseln müssen, obwohl eigentlich ein schonender Teilwechsel genügt hätte. Folglich spielt die Größe des gewählten Unternehmens eine nicht unwichtige Rolle. Kleine Unternehmen sind zwar oft sehr innovativ, ob es sie aber in 20 Jahren noch gibt?

Die richtige Endoprothese ist zunächst einmal eine individuelle. Das heißt, nicht jedes Implantat passt zu jedem Patienten. Materialien, Form,

Größe, Funktionen müssen dem jeweiligen Träger angepasst sein und seinen Anforderungen entsprechen. Dazu gibt es verschiedene Implantate auf dem Markt, die wohlüberlegt ausgewählt, aber auch in großer Zahl bevorratet sein wollen, um zum OP-Zeitpunkt zur Verfügung zu stehen. Spezialkliniken haben daher ein großes Endoprothesenlager, um für alle Fälle gerüstet zu sein.

4. ***Wie stellen Sie sicher, dass Materialfehler bei den von Ihnen verwendeten Modellen weitgehend ausgeschlossen sind?***

Dr. Fulghum: Fehlerhafte Prothesen sind ein schwieriges Thema. Wenn man das nur immer vorher wüsste… Auch hier gibt es verschiedene Aspekte. Zum einen sind fehlerhafte Implantate oder Materialien oft mit zu kurzer Entwicklungszeit, zu wenigen Prüfungen im Labor oder durch zu hohen Marketingdruck begründbar. Hier sollte man bei der Suche nach dem richtigen Implantat Unternehmen wählen, die eine lange Tradition sorgfältiger Prüfungen ihrer Implantate aufweisen und eine strenge Material- und Qualitätssicherung betreiben. Auch sollte man als Operateur nicht immer auf den neuesten Trend aufspringen, sondern mit Bedacht und Augenmaß das mögliche Verbesserungspotential neuer Verfahren gegen die Gefahren, die zwangsläufig von noch nicht bewährten Prothesen ausgehen, abwägen. Genauso gilt aber, dass man wichtige Neuerungen nicht verschlafen darf. Hier ist Erfahrung gefragt, aber auch zweifellos eine glückliche Hand.

„Die richtige TEP ist eine individuelle. Spezialkliniken haben ein großes Lager, um für alle Fälle gerüstet zu sein."

Ein Endoprothesenregister, wie es derzeit in Deutschland aufgebaut wird und in anderen Ländern schon sehr erfolgreich etabliert ist, kann bei der Implantatwahl ebenfalls hilfreich sein, da mit einer derartigen Erfassung aller endoprothetischen Operationen sehr schnell eine große Datenmenge generiert wird, die nicht so gut funktionierende Prothesen wesentlich früher identifizieren könnte. Leider ist die Teilnahme am Deutschen Endoprothesenregister bislang nur freiwillig – fragen Sie den Operateur bei dem Sie operiert werden möchten danach: Gute Kliniken und Operateure nehmen teil!

5. ***Gibt es aus Ihrer Erfahrung allgemeine Aussagen dazu, ab wann und wie stark das künstliche Gelenk wieder belastet werden kann?***

Dr. Fulghum: Belastungen des neuen Gelenks entstehen sofort nach der Operation. Schon wenn man sich im Bett z. B. etwas dreht oder am Haltebügel festhält oder gar hochzieht, entstehen zum Teil erhebliche Belastungen für das Gelenk. Das heißt aber nur, dass man Belastungen gar nicht vermeiden kann und auch nicht vermeiden muss. Denn der Knochen, der sich ja fest um das Implantat schließen soll und mit ihm eine innige Gemeinschaft bilden wird, braucht auch Last und Reiz, um sich entsprechend stark zu bilden.

Untersuchungen der Studiengruppe um Prof. Bergmann und Nachfolger aus Berlin haben uns gezeigt, dass normales Gehen auf ebenem Gelände das neue Gelenk nur sehr wenig belastet, ein Stolpern dagegen bis zum 12-fachen Körpergewicht (z. B. 70 Kg x 12 = 840 Kg Belastung, fast schon eine Tonne ....) auf das Gelenk wirken lässt, was nicht gut sein kann. Folglich hat sich auch die Empfehlung für die Entlastungsphase nach der Operation erheblich gewandelt. Gehstützen sollten nur noch zur Erlangung eines gleichmäßigen, hinkfreien Gangbilds verwendet werden, und eine Entlastung sollte überhaupt nur zur Schmerzvermeidung oder in speziellen Einzelfällen, die der Operateur aber jeweils begründen wird, durchgeführt werden.

Der Operateur sollte auch Auskunft geben, wann die Gehstützen weggelassen werden können, bei uns meist nach ca. 3 Wochen, da das Gangbild sich dann in der Regel stabilisiert hat. Man sollte gerade in den ersten

Monaten, aber auch danach auf sein neues Gelenk hören: Wenn es die jeweilige Belastung klaglos und schmerzfrei schluckt, war's auch nicht zu viel. Etwa drei Monate nach dem Eingriff ist die Vollbelastung, auch sportlicherseits, in der Regel möglich.

„Gehstützen sollten nur noch zur Erlangung eines gleichmäßigen, hinkfreien Gangbilds verwendet werden."

Richtige Belastung ist aber im Endeffekt immer individuell und erfordert die wachsame Zusammenarbeit von Patient, Arzt und Therapeut.

6. Sie haben das endofit-Sportprogramm ins Leben gerufen. Welche Sportarten empfehlen Sie nach Hüft-Operationen und wie sieht es mit potenziell weniger geeigneten Sportarten aus, die der Patient aber vorher intensiv ausgeübt hat und technisch beherrscht?

Dr. Fulghum: Sport gehört für viele Menschen untrennbar zur Lebensqualität dazu. Leben ist Bewegung – Mobilität bestimmt unseren Alltag. Daher ist Sport auch aus dem Leben mit einem künstlichen Gelenk meist nicht wegzudenken, denn für eine neue, bessere Lebensqualität ist der Eingriff ja eigentlich durchgeführt worden.

Ganz zentral in den Überlegungen, welcher Sport für Endoprothesenträger sinnvoll ist, stehen die Beherrschung der jeweiligen Sportart und die körperliche Fitness und Koordination. Ein guter Alpin-Skifahrer, der sich wieder konditionell stabilisiert hat, kann alpin Skifahren ohne seine Endoprothese zu gefährden, wenn er ein paar Dinge beachtet, wie z. B. gute Sicht und kontrollierte Geschwindigkeit. Generell nicht zu empfehlen sind folglich Sportarten, die man noch nicht technisch gut beherrscht.

Geeignete Sportarten sind wegen ihres meist moderaten Belastungsmusters Radfahren, Wandern und Schwimmen. Zu meiden sind Aktivitäten, bei denen sich hohe Kräfte kaum ausschließen lassen, wie z. B.

Kampfsportarten, Gewichtheben oder auch viele Mannschaftssportarten, bei denen man zum einen in der Regel den Gegner nicht kontrollieren kann und sich zum anderen in der Wettkampfsituation nicht immer selbst im Griff hat.

„Wir bieten Ski-Alpin, Ski-Langlauf, Bergsport und Golf in eigenen Kursen an."

Die Ausübung der meisten anderen Sportarten hängt, wie oben beschrieben, entscheidend von Kondition, Koordination und spezifischer Sporterfahrung des Einzelnen ab.

Das endofit-Sportprogramm soll Menschen mit neuen Gelenken in kontrollierter Umgebung und mit Unterstützung durch erfahrene Therapeuten wieder an ihren Lieblingssport heranführen. Dazu wird zunächst der Kraft- und Koordinationsstatus des Einzelnen erhoben und dokumentiert, sowie daraus abgeleitet ggf. ein Übungsprogramm entworfen. Danach folgen für die jeweilige Sportart spezifische Trainingseinheiten, Tipps und Tricks und natürlich auch die gemeinsame Ausübung des Sports. Derzeit werden Ski-Alpin, Ski-Langlauf, Bergsport und Golf in eigenen Kursen angeboten.

7. ***Trotz vieler Erfolgsgeschichten, die auch in Ihrer Hauszeitung, dem endolife Magazin, veröffentlicht werden, sind Komplikationen leider nicht auszuschließen. Wie hoch ist heute die allgemeine Komplikationsrate und wo steht Ihre Klinik im Vergleich?***

Dr. Fulghum: Komplikationen können bei jedem operativen Eingriff auftreten. Gelenkersetzende Eingriffe sind in Spezialkliniken aber heute sehr sicher und komplikationsarm geworden und gehören zu den erfolgreichsten orthopädischen Operationen überhaupt.

Zu unterscheiden sind allgemeine und spezifische Komplikationen. Zu den allgemeinen Komplikationen gehören z. B. Venenthrombosen, Herz-

und Lungenveränderungen (z. B. Herzinfarkt, Lungenembolie). Diesen wird u. a. durch frühe Mobilisierung (in der Regel bereits am OP-Tag, spätestens am ersten Tag nach der OP), medikamentöse Vorkehrungen, kurze Operationszeiten und schonende Gewebsbehandlung entgegengewirkt.

Spezifische Komplikationen sind z. B. Knochenbrüche, Beinlängenunterschiede, Infektionen, Nerven- und Gefäßschäden und Auskugelungen des Gelenks (Luxation). Durch medikamentöse Maßnahmen, genaue OP-Planung, sorgfältige Platzierung der Implantate und schonenden Umgang mit Weichgeweben und Knochen können diese aber meist vermieden werden.

Die Komplikationsraten liegen bei Gelenkersetzenden Eingriffen an Hüfte und Knie sehr niedrig und machen diese OP zu den erfolgreichsten orthopädischen Eingriffen überhaupt. Bayernweit lagen diese Komplikationen im Jahr 2016 bei 1,5 % (allgemein) und 2,3 % (spezifisch) sowie in unserer Klinik bei 0,8 % (allgemein) und 1,9 % (spezifisch). Völlig komplikationsfrei blieben dadurch 96,2% (Bayern) bzw. 97,3% (endogap).

8. ***Wie machen Sie den Patienten Mut, sich operieren zu lassen, bzw. wann würden Sie ggf. von einer Operation abraten?***

Dr. Fulghum: Durch die guten Ergebnisse können wir allen Menschen Mut machen, sich einer derartigen Operation zu unterziehen, wenn ein erheblicher Verschleiß des betroffenen Gelenks sowie ein ausgeprägter Leidensdruck vorliegen. Fehlt eine dieser Komponenten, so muss man unbedingt nach anderen Ursachen der Beschwerden suchen. Oftmals ist ein Gelenk zwar auf dem Röntgenbild eindeutig verschlissen, macht aber noch keine großen Beschwerden. Auch hier ist Zurückhaltung geboten: Wir operieren keine Bilder, sondern nur Menschen mit starken Beschwerden.

9. ***Gibt es Unterschiede bei der OP-Technik, den Implantaten oder sonstigen Rahmenbedingungen zwischen weiblichen und männlichen Patienten und wenn ja, welche?***

Dr. Fulghum: Grundsätzlich sollte der künstliche Ersatz großer Gelenke immer individuell sein, eine Reduktion der Unterschiede auf das Geschlecht wird der Komplexität des Gelenkersatzes nicht gerecht.

10. ***Wie erklären Sie die Tatsache, dass immer mehr jüngere Patienten ein neues Gelenk benötigen bzw. erhalten? Ist der Mensch in der heutigen bewegungsarmen Zeit einfach degeneriert?***

Dr. Fulghum: Es stimmt: Das Durchschnittsalter der Menschen, die ein neues Gelenk erhalten, fällt stetig. Dies hat verschiedene Gründe. Wir werden im Schnitt immer älter, erleben also unsere Arthrose häufiger als früher. Wir sind größer, schwerer und belasten durch längere Hebel und höheres Gewicht unsere Gelenke mehr. Wir gehen im Gegensatz zu unseren Vorfahren ständig auf harten, unnachgiebigen Böden und stauchen unsere Gelenke sozusagen bei jedem Schritt.

„Durch die verbesserten Wechseltechniken kann man auch den Jüngeren gute Hoffnung machen, dass sie ihre Gelenke lange genießen können.“

Am wichtigsten aber: Durch die unbestreitbaren Erfolge des Gelenkersatzes, der viele Jahre des beschwerdefreien Lebens verspricht (und meist auch hält), fühlen sich auch immer mehr jüngere Menschen dazu veranlasst, ihre Schmerzen nicht mehr auszuhalten, sondern sich ihr Gelenk ersetzen zu lassen. Durch die verbesserten Wechseltechniken kann man nämlich auch den Jüngeren gute Hoffnung machen, dass sie ihre Gelenke lange genießen können. Hier leistet der Gelenkersatz z. B. auch einen wichtigen Beitrag zum Erhalt der Arbeitskraft.

11. ***Man hört immer wieder davon, dass generelle Entzündungen im Körper für Personen mit Endoprothesen gefährlich sein sollen. Können Sie dies bestätigen? Falls ja, wie lange gilt das erhöhte Risiko und wie kann man sich sinnvollerweise schützen?***

Dr. Fulghum: Generelle Entzündungen gefährden ein künstliches Gelenk nur dann, wenn Bakterien im Blut zirkulieren, die sich dann an der „Schwachstelle“ neues Gelenk festsetzen können. Dies ist nur bei ausgeprägten bakteriellen Infektionen der Fall, besonders betroffen sind hier z. B. eitrige Zahnentzündungen. Dieses Risiko ist am höchsten im ersten Jahr nach der Implantation der Prothese, gilt aber grundsätzlich auch für die Zeit danach, also eigentlich für immer.

Wenn man als Endoprothesenträger eine ausgeprägte bakterielle Entzündung hat, sollte man sich mit einem Antibiotikum vor der Ausbreitung des Infekts auf die Prothese schützen. Am besten wendet man sich hierbei an seinen Arzt oder Zahnarzt oder an die implantierende Spezialklinik.

12. ***Gab es in den letzten fünf bis sechs Jahren Entwicklungen im Bereich der Implantate, Materialien und OP-Techniken, die für Patienten und/oder Operateure heute besonders vorteilhaft sind?***

Dr. Fulghum: Die letzten Jahre sind in Deutschland, gerade auch was die Hüftendoprothetik betrifft, weniger von technischen Revolutionen sondern vielmehr von der Ökonomie geprägt worden. Kaum zu glauben, aber wahr: Durch den Druck der Kostenträger sind die Preise der Implantate inzwischen nirgendwo auf der Welt so niedrig wie in Deutschland! Das bremst die Weiterentwicklung deutlich und führt zunehmend zu einer Mangelwirtschaft. Ob in Zukunft wirklich immer die „besten“ Gelenke eingebaut werden können, wird nun immer öfter an der wirtschaftlichen Lage der jeweiligen Klinik liegen. Im Jahr 2017 sind zusätzlich, erstmals unabhängig von den bundesweiten Kostenberechnungen, weitere Abschläge bei den Hüft-Fallpauschalen beschlossen und eingeführt worden, was die Einnahmesituation besonders der Kliniken mit hohen Implantationszahlen deutlich verschärft. Man muss abwarten welche Konsequenzen das für die Versorgung der Patienten haben wird. „Englische Verhältnisse“ (Rationierung der Verfügbarkeit der Operation, lange Wartezeiten) sind aber nun auch bei uns zu befürchten.

13. Thema Wechsel-OPs.
13 a. Was sind die häufigsten Gründe für eine Wechsel-OP?

Dr. Fulghum: Wechseloperationen werden nötig, wenn entweder nach Jahren Verschleißzeichen an den Implantaten auftreten, die den Wechsel der Gleitlager nahelegen oder wenn Komplikationen auftreten, die behandelt werden müssen (z. B. Infekt, Fehllage der Implantate, Lockerung, Knochenbruch etc.).

13 b. Hat ein Patient, bei dem die Wechsel-OP fällig ist, genau das gleiche Procedere zu erwarten wie bei der Erstimplantation oder ist die OP „einfacher“?

Dr. Fulghum: Das kommt auf den Grund für die Operation an. Beim Wechsel der Gleitlager ist die Operationszeit in der Regel kurz, die Weichteilbelastung zwar gleich, aber der Knochen und die Metall-Implantate sind nicht tangiert. Daher wird auch der Eingriff einfacher, die Regenerationszeit kürzer, eventuell ist auch keine Reha nötig. Anders sieht es bei Infekten oder Knochenbrüchen sowie Lockerungen der Metallteile aus. Hier sind zum Teil sehr aufwendige Maßnahmen notwendig, die deutlich länger dauern als der Ersteingriff und oft auch eine wesentlich längere Nachbehandlung notwendig machen.

„Bei komplexen Eingriffen ist die Haltbarkeit der Prothesen teilweise erheblich verkürzt.“

13c. Ist das Ergebnis nach einer Wechsel-OP dem des Erstimplantats generell ebenbürtig – auch in puncto Haltbarkeitsdauer?

Dr. Fulghum: Wieder der bereits oben beschriebene Unterschied: Beim Gleitlagerwechsel ist die weitere Standzeit der Implantate nicht verkürzt. Bei Wechseloperationen können zwar auch wieder lange Standzeiten erreicht werden, hier kommt es aber entscheidend auf den Umfang der nötigen Maßnahmen an. Bei komplexen Eingriffen ist die Haltbarkeit der Prothesen teilweise erheblich verkürzt.

13d. Sie sprechen von teilweise erheblich verkürzten Standzeiten bei komplexen Eingriffen. Können Sie näher erläutern was Sie genau unter ‚komplexen Eingriffen' verstehen, wann diese notwendig werden und was die besonderen Herausforderungen dabei sind?

Dr. Fulghum: Eingriffe werden „komplexer", wenn tragende Teile (Schaft oder Pfanne) gewechselt werden müssen und wenn die Knochensituation, also das künftige Lager der neu einzusetzenden Implantate, problematisch ist. Diese Situation kann bei Knochenschwund (z. B. abriebbedingt) auftreten oder auf einem Infekt beruhen. Da die neuen Implantate ja irgendwo verankert werden müssen, ist bei teilweise fehlenden Strukturen natürlich der operative Schwierigkeitsgrad erhöht und auch die Ergebnisse, entsprechend dem Ausmaß des Knochenschwunds, teilweise nicht so langlebig.

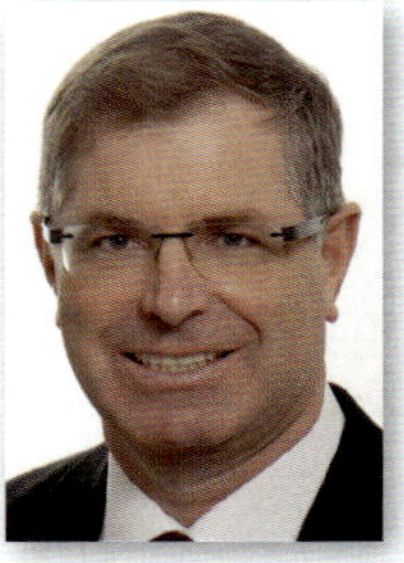

Prof. Dr. med. Christian Hendrich,
Ärztlicher Direktor des
Orthopädischen Krankenhauses Schloss Werneck

Operation mit 3D-Kamera, Roboter und im Raumanzug

1. ***Herr Prof. Dr. Hendrich, Sie sind Ärztlicher Direktor des Orthopädischen Krankenhauses Schloss Werneck, ein zertifiziertes Endoprothetik-Zentrum der Maximalversorgung (EPZMax). Ihr Haus führt pro Jahr ca. 1.500 Hüftgelenkersatz-Operationen durch und setzt dabei auch immer wieder auf neue Entwicklungen im Bereich der Endoprothetik. Dabei stehen Sie aber auch alternativen Therapien zur Vermeidung eines künstlichen Gelenks sehr offen gegenüber. Ihnen eilt der Ruf voraus, stets offen für neue Entwicklungen zu sein und diese auch anzuwenden. So arbeiten Sie seit 2013 mit einem sogenannten MAKOPlasty-Verfahren aus den USA. Können Sie in einfachen Worten erklären, was darunter zu verstehen ist und was die Vorteile für den Hüft-Patienten sind?***

Prof. Dr. Hendrich: Es handelt sich um ein 3-teiliges Operationssystem, das aus einer 3D-Kamera, einer Planungsstation und einer Präzisionsfräse mit Roboterarm besteht. Bereits im Vorfeld der Operation wird ein 3D-Modell des individuellen Beckens am Rechner erstellt und eine exakte Prothesenplanung vorgenommen. In der Operation erfasst die 3D-Kamera die Knochenkontur des Patienten. Der Operateur fräst bei dieser Operation die Pfanne selbst, aber der Roboter passt quasi auf ihn auf. Die Ergebnisse der Pfannenposition und der Beinlänge können wir dem Patienten garantieren. Speziell bei schwierigen Hüften oder dem

Wunsch nach perfekt ausgeglichener Beinlänge wenden wir diese Operationstechnik an.

2. ***Patienten, die eine Hüft-TEP erhalten, werden zumindest gefühlt immer jünger. Damit stehen diesen Patienten mit hoher Wahrscheinlichkeit eine oder mehrere Wechsel-OPs bevor. Ist das neue Verfahren auch für diese OPs geeignet? Falls nein, was sind die besonderen Herausforderungen bei Revisionen und sind die Ergebnisse denen der Erstimplantation ähnlich?***

Prof. Dr. Hendrich: Bisher leider noch nicht. Das Spektrum der Revisionen ist vielleicht auch zu vielfältig. Das reicht von einfachen Wechseln des Kopfes und Inlays über den Wechsel einer Komponente bis zum Komplettwechsel oder auch bis zu Extremsituationen mit großem Knochenverlust. Für viele operative Schwierigkeiten stehen heute besondere technische Lösungen zur Verfügung – seien es die Steckkopfsysteme, die Bipolarköpfe bei Luxation oder 3D-gedruckte Beckenimplantate aus Titan zum Ausgleich von Knochendefekten. Es ist entscheidend, aus diesem Strauß der Möglichkeiten die für den Patienten am wenigsten belastende Möglichkeit auszuwählen und so minimal-invasiv wie möglich vorzugehen. Wenn ein minimal-invasives Vorgehen möglich ist, liegen die Ergebnisse dicht an denen der Primärversorgung.

„Unsere technischen Highlights wie die Keramik-Keramik-Großkopfprothese oder die MAKOplasty® stehen für alle Patienten unabhängig von ihrem Versicherungsstatus offen.“

3. ***Wir nehmen an, die zuvor beschriebenen neuen technischen Möglichkeiten wie z. B. MAKOPlasty sind sehr kostspielig und stehen deshalb nur Privatversicherten zur Verfügung. Wie kann auch der Kassenpatient von diesen technischen Neuerungen profitieren, zumal die Ökonomisierung des Gesundheitswesens ständig fortschreitet?***

Prof. Dr. Hendrich: Wir sind eine Klinik in kommunaler Trägerschaft. Der Bezirk Unterfranken als Träger unseres Krankenhauses hat das Ziel, allen Bürgern die gleiche optimale Versorgung angedeihen zu lassen – selbstverständlich ohne Zuzahlung.

Nicht zuletzt haben auch wir als Ärzte den ethischen Anspruch, alle Patienten medizinisch bestmöglich zu versorgen. Deshalb stehen auch unsere technischen Highlights wie die Keramik-Keramik-Großkopfprothese oder die MAKOplasty® für alle Patienten unabhängig von ihrem Versicherungsstatus offen.

4. ***Ein in den letzten Jahren verstärkt in den Vordergrund rückendes Thema sind die multiresistenten Keime und das damit steigende Risiko von Infektionen bei einer OP. Auf Ihrer Webseite sieht man alle Operateure immer in etwas „klobig“ wirkenden „Raumanzügen“. Was hat es damit auf sich und ist das in Ihrer Klinik ein Baustein, um das Infektionsrisiko zu minimieren?***

Prof. Dr. Hendrich: Tatsächlich operiert es sich mit den Raumanzügen sehr komfortabel. Dadurch, dass die Atemluft abgesaugt wird, haben wir als Brillenträger immer optimale Sicht und können auch dichter an den Patienten heran, um z. B. kleine Blutgefäße zu verschließen. Eingebettet sind die Raumanzüge in ein umfassendes Konzept. Dazu zählt die präoperative MRSA-Testung bei Risikopatienten, das Silberzertifikat „Aktion Saubere Hände“, ein ausschließlich für orthopädische Eingriffe reserviertes OP-Zentrum und die weitestmögliche Vermeidung von Bluttransfusionen.

Last but not least habe ich die Zusatzfortbildung Krankenhaushygiene absolviert. Wahrscheinlich bin ich einer der wenigen Ärztlichen Direktoren einer Orthopädischen Klinik, der gleichzeitig der Krankenhaushygieniker ist.

5. ***Soweit uns bekannt ist, setzen Sie bei jüngeren und sportlichen Patienten hauptsächlich auf Keramik/Keramik-Gleitpaarungen mit einem großen Kopfdurchmesser. Sind diese Implantate nicht für alle geeignet und wenn nein, warum nicht?***

Prof. Dr. Hendrich: Tatsächlich haben wir die Maxera-Pfanne 2011 als erste Klinik weltweit eingesetzt. Vorteil bei speziellen sportlichen und beruflichen Belastungen ist der anschlagsfreie Bewegungsumfang über 150 Grad. Nachteil ist eine denkbare Bruchgefahr, die aber in der Praxis noch nicht beobachtet wurde. Relevant sind hingegen Geräuschphänomene, die wir bei ca. einem Prozent unserer Patienten beobachten. Sie sind fast immer harmlos, aber beunruhigen den Patienten. Für alle Patienten, die nicht extremen Belastungen ausgesetzt sind, empfehlen wir daher eine 36 mm Keramikkugel zusammen mit einem strahlenstabilisierten ultrahochvernetzten Polyethylen. Diese erlaubt ebenfalls einen hohen sicheren Bewegungsumfang und ein exzellentes Verschleißverhalten. Das Risiko des Geräuschphänomens ist hingegen ausgeschlossen.

„Wahrscheinlich bin ich einer der wenigen Ärztlichen Direktoren einer Orthopädischen Klinik, der gleichzeitig der Krankenhaushygieniker ist."

6. ***Die Patienten stellen heute immer höhere, vor allen Dingen auch sportliche Ansprüche an das künstliche Gelenk. Wie gehen Sie damit um, bzw. was raten Sie den Patienten nach einer OP in Bezug auf Bewegung und Sport?***

Prof. Dr. Hendrich: Der wichtigste Rat bezieht sich eigentlich auf die OP-Vorbereitung. Hier soll der Patient unbedingt vorher mit dem Operateur sprechen. Gemeinsam kann man den Erwartungshorizont abstecken und z. B. einen vergrößerten Kugeldurchmesser oder auch eine Keramikgleitpaarung wählen. Mit dieser technischen Ausstattung sehe ich im Gegensatz zu vielen Kollegen keine Einschränkung der sport-

„Wie beim Knie kann man mit der Hüftarthroskopie bei Arthrose wenig helfen, aber viel verschlechtern."

lichen Belastbarkeit. Seien wir doch ehrlich: Glauben wir wirklich, dass ein Patient mit einer gut funktionierenden Hüfte sich seine geliebte Sportart verbieten lässt?

7. ***Stichwort: Vermeidung der Totalendoprothese. Bis zu welchem Arthrosegrad sind konventionelle Maßnahmen möglich und sinnvoll, bzw. lassen sich z. B. durch eine Hüft-Arthroskopie mit Knorpelglättung, speziellen Spritzen (Hyaluron) oder Knorpelzellentransplantationen künstliche Gelenke vermeiden? Wagen Sie einen Blick in die Zukunft?***

Prof. Dr. Hendrich: Tatsächlich führen wir viele Hüftarthroskopien durch – aber eben nicht bei Arthrose. Wie beim Knie kann man mit der Hüftarthroskopie bei Arthrose wenig helfen, aber viel verschlechtern. Die Knorpelzelltransplantation ist an der Hüfte ebenfalls kritisch anzusehen, eine echte Arthrosebehandlung ist damit nicht möglich. Das Beste für den Knorpelstoffwechsel scheint das Plättchenreiche Plasma (PRP) zu sein. Reines PRP hat jedoch nur einen kurz dauernden Effekt. Für die Injektionsbehandlung verwende ich heute das HA-BCT, die Kombination aus PRP und Hyaluronsäure in einer Spritze. Diese Methode kann auch dann noch funktionieren, wenn Hyaluronsäure alleine nicht mehr wirkt. Bisher rate ich von einer prophylaktischen Anwendung ab. Ob wir mit mehr Erfahrung in Zukunft diese Injektionen auch prophylaktisch anwenden, wage ich zu bezweifeln. Die immer noch hohen Kosten und die Angst vor Spritzen darf man nicht unterschätzen.

8. ***Mit immer neuen Schlagworten wie „A hip in a day" oder „Rapid Recovery" wird damit geworben, dass der Patient praktisch direkt vom OP-Tisch nach Hause gehen kann! Führt das nicht zu völlig falschen Erwartungshaltungen bei den Patienten und trägt dies***

damit am Ende eher zu einer Verunsicherung bei? Wie sehen Sie diese Entwicklung?

Prof. Dr. Hendrich: Müssen wir als Operateure immer zeigen, wie toll wir sind? Technisch halte ich es für einige Patienten problemlos möglich, insbesondere wenn beide, Patient und Operateur, das wirklich wollen. Allerdings verlagert sich dadurch ein Teil des Risikos vom Krankenhaus auf den Patienten. Trotz aller Euphorie bleibt die Hüfte immer noch eine große Operation. Biologisch braucht unser Körper einfach drei bis vier Tage, um den Stress der Operation zu verarbeiten. Mindestens für diese Zeit sollten wir unseren Patienten die Sicherheit und den Komfort der Klinik bieten. Wir dürfen auch nicht vergessen, dass wir heute immer mehr Patienten jenseits des 80. Lebensjahres haben.

„Man darf sich von der bevorstehenden Operation nicht unterkriegen lassen. Die Hüftarthrose ist kein Angriff auf die Persönlichkeit, sondern meist ein gut behebbares Problem.“

9. ***Was kann der Patient selbst vor und nach der OP dazu beitragen, dass seine OP ein Erfolg wird und das „Ersatzteil“ möglichst lange seinen Dienst versieht?***

Prof. Dr. Hendrich: Das Wichtigste ist, mit einer vernünftigen Einstellung an die Operation heranzugehen. Das persönliche Gespräch mit dem Operateur halte ich für entscheidend. Der Patient soll keine unangebrachte Angst haben, aber er darf auch nicht den Respekt vor der Operation verlieren. Vor allem darf man sich von der bevorstehenden Operation nicht unterkriegen lassen. Die Hüftarthrose ist kein Angriff auf die Persönlichkeit, sondern meist ein gut behebbares Problem, ähnlich wie bei einer gescheiten Sportverletzung. Und wenn man die Operation hinter sich hat: Freuen Sie sich über die neue Lebensqualität, aber respektieren Sie Ihren Körper! Hören Sie auf ihn und machen Sie nichts, was Ihnen nicht gut tut.

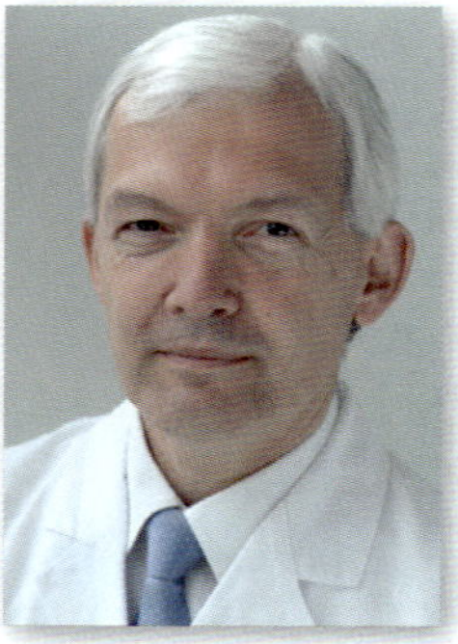

Prof. Dr. med. Werner Plötz,
Chefarzt am Krankenhaus der
Barmherzigen Brüder, München

Seit 2005 baue ich Hüftprothesen gleichzeitig auf beiden Seiten ein

1. ***Herr Prof. Dr. Plötz, Sie sind seit 1. Januar 2000 Chefarzt am Krankenhaus der Barmherzigen Brüder in München und führen laut Ihrer Homepage 1.500 Hüft-OPs im Jahr durch. Sie hatten schon während Ihres Studiums ein Forschungsstipendium zum Thema Endoprothetik an der Duke University in North Carolina. Haben Sie aus den USA die Technik mitgebracht, die das Operieren beider Hüften auf einmal ermöglicht?***

Prof. Dr. Plötz: Nein. In den USA habe ich mich vor allem mit Strukturanalysen des Oberschenkelknochens beschäftigt und den Belastungen des Knochens nach Einbau einer Hüftprothese.

Hüftprothesen auf beiden Seiten gleichzeitig habe ich vermehrt seit 2005 eingebaut nach Einführung der minimal-invasiven Operationstechnik auf Wunsch von Patienten. Der Vorteil im Vergleich zu zwei zeitlich aufeinander folgenden Operationen ist die Tatsache, dass nur ein Krankenhausaufenthalt und nur eine Rehabilitation nötig sind und der Patient Zeit spart. Vorteil ist auch, dass der Patient gleich ganz gesund wird und nicht mit der noch nicht operierten Seite weiter Schwierigkeiten hat.

2. ***Welche OP-Techniken und Zugänge wenden Sie bei Hüft-TEPs hauptsächlich an und warum?***

Prof. Dr. Plötz: Routinemäßig wenden wir einen minimal-invasiven Zugang von vorne-seitlich zum Hüftgelenk an. Es handelt sich dabei um eine Modifikation eines ca. vor 80 Jahren entwickelten Zugangs zum Hüftgelenk. In der Originaltechnik wurde allerdings ein großer Teil der Muskulatur des Hüftgelenks, nämlich die Abduktoren, also die wichtigen Abspreizmuskeln, abgelöst. Durch eine bessere Lagerung des Patienten, bessere Instrumente und ein besseres anatomisches Verständnis ist heute die Muskelablösung nicht mehr nötig. Dadurch ist es möglich, den Patienten gleich nach der Operation voll belasten zu lassen, und die Rehabilitation hat sich wesentlich beschleunigt. Im Vergleich zu anderen minimal-invasiven Zugangswegen hat der von uns angewandte den Vorteil, dass der Zugang im Falle von Problemen jederzeit erweitert werden kann. Deshalb nutzen wir diesen Zugang auch bei Prothesenwechseln oder komplexen Fehlformen des Hüftgelenks.

Es gibt daneben viele weitere Einzelpunkte, die den Einbau eines künstlichen Hüftgelenks für den Patienten deutlich schonender gemacht haben. Dazu zählen nebenwirkungsärmere Narkosemittel, Medikamente, die den Blutverlust reduzieren, und auch eine verbesserte Schmerztherapie nach der Operation, um nur einige zu nennen.

3. *Welches Material implantieren Sie?*

„Moderne Prothesen sollten theoretisch lebenslang halten.“

Prof. Dr. Plötz: Bis zum 75. bis 80. Lebensjahr des Patienten implantieren wir normalerweise zementlos fixierte Prothesen. Die Verankerungsteile dieser Prothesen – Außenpfanne und Prothesenschaft – sind aus Titan. Bei den Gleitflächen verwenden wir einen modernen Kunststoff (ultrahoch-quer-vernetztes Polyethylen) als Innenpfanne und Keramikköpfe. Bei über 80-Jährigen Patienten oder Patienten mit erheblicher Osteoporose implantieren wir meist zementierte Prothesenschäfte aus einer Chrom-Kobalt-Molybdän-Legierung. Pfanne und Gleitflächen sind dieselben wie bei den zementlosen Prothesen. Zementierte Titanschäfte haben sich am Hüftgelenk nicht bewährt und wurden wieder verlassen.

4. *Welche Voraussetzungen muss ein doppelseitig gleichzeitig zu operierender Patient erfüllen?*

Prof. Dr. Plötz: Voraussetzung ist eine fortgeschrittene Zerstörung beider Hüftgelenke. Überwiegend operieren wir Patienten mit einem Alter von weniger als 75 Jahren gleichzeitig beidseits, die keine schweren allgemeinmedizinischen Begleiterkrankungen aufweisen, wenn die Patienten dies wollen. In Studien konnte gezeigt werden, dass bei den genannten Patienten kein höheres Operations- und Komplikationsrisiko vorliegt bei einer doppelseitigen OP im Vergleich zu zwei aufeinander folgenden Operationen.

5. *Wie sieht die Rehabilitation eines doppelseitig gleichzeitig operierten Patienten aus?*

Prof. Dr. Plötz: Der Patient steht am Tag der Operation oder am Tag danach erstmals auf. Er darf beide Beine sofort vollständig belasten, erhält aber zur Sicherheit zusätzlich zwei Gehstützen. Der Patient erhält täglich Krankengymnastik. Meist bleiben die Patienten nach der Operation ca. fünf bis neun Tage im Krankenhaus, also ca. zwei Tage länger als nach einseitiger Operation. Üblicherweise schließt sich ein dreiwöchiger Aufenthalt in einer Rehaklinik an, aber auch eine ambulante Rehabilitation ist, falls der Patient nicht alleine lebt, gut möglich. Vorsichtiges Training z. B. auf einem Hometrainer kann nach einer Woche beginnen. Sportarten mit stark belastenden Drehbewegungen, wie alpiner Skilauf, Tennis und Golf, sollten für sechs Monate unterbleiben.

„Vorsichtiges Training, z. B. auf einem Hometrainer, kann nach einer Woche beginnen."

6. ***Welche langfristigen Erfahrungen gibt es von Patienten, die an beiden Hüften gleichzeitig operiert worden sind? Aus den USA und aus Deutschland?***

Prof. Dr. Plötz: Man kann davon ausgehen, dass sich die langfristigen Ergebnisse nach beidseitiger Hüftprothese nicht von denen nach einseitiger Hüftprothese unterscheiden. Moderne Prothesen mit abriebarmen Gleitflächen haben keinen zwangsläufigen Versagenszeitpunkt mehr und sollten theoretisch lebenslang halten. Gesicherte Langzeitergebnisse über mehr als zehn Jahre haben wir natürlich nur von etwas älteren Prothesentypen.

Diese Zahlen aus verschiedenen nationalen Endoprothesen-Registern zeigen, dass bei guten Prothesen zehn Jahre nach Einbau der Prothesen ca. 95 Prozent der Hüftgelenke noch nicht wieder operiert sind. Patienten, bei denen die Vorläuferprothese von der Prothese, die wir implantieren, eingebaut wurde, sind nach 14 Jahren zu 94 % noch nicht wieder operiert. Diese Zahlen stammen aus Endoprothesen-Registern in Skandinavien und Australien. In Deutschland und den USA gibt es noch keine Zahlen aus einem nationalen Endoprothesen-Register, so dass die verlässlichsten Zahlen aus anderen Ländern kommen.

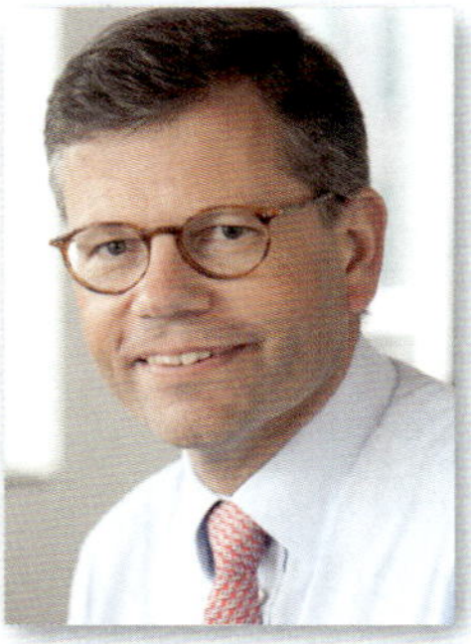

Dr. med. Holger Haas
Chefarzt des Zentrums für Orthopädie, Unfallchirurgie und Sportmedizin am Gemeinschaftskrankenhaus Bonn, Haus St. Petrus

Bessere Ergebnisse bei gut informierten Patienten

1. *Herr Dr. Haas, Sie sind Chefarzt des Zentrums für Orthopädie, Unfallchirurgie und Sportmedizin des Gemeinschaftskrankenhauses Bonn, St. Petrus, ein zertifiziertes EndoProthetikZentrum der Maximalversorgung (EPZMax). Ihr Haus führt pro Jahr über 1.700 Gelenkersatz-Operationen durch. Was sind die Mindest-Kriterien für eine EPZMax-Zertifizierung und welche Sicherheit gibt diese den Patienten?*

Dr. Haas: Für die Zertifizierung als EndoProthetikZentrum müssen zahlreiche Anforderungen auf dem Gebiet der Struktur-, Prozess-und Ergebnisqualität erfüllt werden. So sind beispielsweise bestimmte Strukturmerkmale durch das Zentrum vorzuhalten, um auch unvorhergesehenen Ereignissen bei Operationen begegnen zu können. Dies betrifft u. a. die personelle und technische Ausstattung von Intensivstationen. Durch die Organisation eines sogenannten Behandlungspfades, in dem insbesondere die Zusammenarbeit aller Berufsgruppen zum Wohle der Patienten geregelt wird, werden Kommunikationslücken bei der Betreuung vermieden. Regelmäßige, berufsgruppenübergreifende Schulungen stellen sicher, dass jeder an der Behandlung beteiligte Mitarbeiter genau weiß, was zu tun ist. Zudem muss das Zentrum nachweisen, bestimmten Anforderungen an die Qualität bei der Implantation der Prothese zu genügen. Auch sind zentrums- und operateursbezogene Mindestfallzahlen zu erfüllen.

Das EndoProthetikZentrum der Maximalversorgung bietet auch für Patienten mit schweren Vorerkrankungen und besonders schwieriger Ausgangssituation hervorragende Behandlungsmöglichkeiten. Hier haben die Operateure nochmals höhere persönliche Operationszahlen und damit einen höheren Erfahrungsschatz nachzuweisen. Durch eine Partnerschaft zwischen EndoProthetikZentrum und EndoProthetik-Zentrum der Maximalversorgung ist sichergestellt, dass Patienten bei Komplikationen kurzfristig weiterverlegt werden können.

„Es ist es möglich geworden, bei besonders großen Knochendefekten Implantate im 3 D-Drucker speziell für den Patienten herzustellen.“

Das Besondere der Zertifizierung nach EndoCert ist das jährliche Audit: Fachexperten, die selbst erfahrene Operateure in der Endoprothetik sind, besuchen die Zentren und vergewissern sich vor Ort von der Erfüllung der Anforderungen.

2. Patienten, die eine Hüft-TEP erhalten, werden zumindest gefühlt immer jünger. Damit stehen diesen Patienten mit hoher Wahrscheinlichkeit eine oder mehrere Wechsel-OPs bevor. Was sind hierbei die besonderen Herausforderungen und welche Ergebnisse sind dabei zu erwarten?

Dr. Haas: Auch wir empfinden dies so. Mit steigendem Anspruch an die eigene Mobilität wächst auch die Bereitschaft, sich früher einer Operation zu unterziehen. Natürlich ist mit einer längeren Belastung der Prothese auch ein höheres Risiko für eine Lockerung verbunden. Dies stellt auch besondere Anforderungen an eine sehr sorgfältige Indikationsstellung und umfangreiche Beratung des Patienten, um unrealistische Erwartungen und damit vorprogrammierte Enttäuschungen zu vermeiden. Andererseits sind in den letzten Jahren zahlreiche Fortschritte in der Qualität der verwendeten Materialien erzielt worden. So ist der Abrieb der Gleitpartner durch die Verwendung höherwertiger Kunststoffe (hochvernetztes Polyethylen) oder von Keramik-Keramik-Gleitpaarungen deutlich gesenkt worden. Dies führt wiederum zu einer Verlängerung der Haltbarkeit der Prothese, da der Abrieb in vielen Fällen für deren Lockerung verantwortlich ist.

Wird dann tatsächlich einmal eine Wechseloperation erforderlich, sind wir durch die Verfügbarkeit hochwertiger Materialien und ausgeklügelter Implantate in der Lage, auch schwierige Situationen zu bewältigen. So ist es möglich geworden, bei besonders großen Knochendefekten Implantate im 3 D-Drucker speziell für den Patienten herzustellen und so wieder ein Kunstgelenk einbauen zu können.

„Das Patientenwohl muss vor wirtschaftlichen Interessen stehen. Hier hoffen wir auf zukünftige richtige Entscheidungen der Politik.“

Dabei sollte es jedoch vorrangiges Ziel sein, durch die Auswahl hochwertiger Implantate und die Anwendung einer sehr sorgfältigen Operationstechnik möglichst ideale Voraussetzungen für eine lange Standzeit der Prothese zu schaffen.

3. ***Als Vorsitzender der Zertifizierungskommission der Deutschen Gesellschaft für Orthopädie und Orthopädische Chirurgie haben Sie sich besonders für die Qualität des Gelenkersatzes eingesetzt. Wie sehen Sie in diesem Zusammenhang die zunehmende Ökonomisierung des Gesundheitswesens einhergehend mit der Reduzierung der Fallpauschalen auch für Gelenk-Operationen?***

Dr. Haas: Ich warne seit langer Zeit vor zu viel wirtschaftlichem Einfluss in der Medizin. Jedoch tragen wir im Bereich der Gesundheitsversorgung auch Verantwortung für die uns durch die Versichertengemeinschaft zur Verfügung gestellten Mittel. Daher ist ein wirtschaftlicher Umgang mit den Ressourcen selbstverständlich. Leider wird dies oft verwechselt mit kurzfristigen Einsparungsmaßnahmen, bei denen mir die volkswirtschaftliche Gesamtsicht oftmals zu kurz kommt.

So wird ein Krankenhaus belohnt für den Einsatz günstigerer Materialien, da der Erlös für das Krankenhaus unabhängig von den Kosten für die verwendete Prothese ist. Hier eingespartes Geld steigert den Gewinn des Krankenhauses. Kommt es jedoch durch die Verwendung geringwertigerer Materialien zu einer früheren Lockerung der Prothese, entstehen Leid für den Patienten und Kosten für die Allgemeinheit. Die Anreizsysteme setzen also an der falschen Stelle an. Die nachhaltige und auf langfristigen Erfolg ausgerichtete Versorgung der Patienten müsste sich wirtschaftlich auch für das Krankenhaus in besonderer Weise lohnen. Das Patientenwohl muss vor wirtschaftlichen Interessen stehen. Hier hoffen wir auf zukünftige richtige Entscheidungen der Politik.

Ein Beispiel des Einflusses sehen Sie in der von Ihnen angesprochenen Reduzierung der Fallpauschalen. So kann eine kurzfristige und rein gewinnorientierte Betriebsführung der Kliniken zu einer Verschlechterung der Versorgung der Patienten führen. Der kaufmännisch verantwortliche Geschäftsführer der Klinik muss der Verlockung widerstehen, die ausgefallenen Einnahmen durch den Einkauf günstigerer Materialien auszugleichen. So könnten zum Beispiel hochwertige Gleitpaarungen nicht mehr zum Einsatz kommen, da sie mit höheren Kosten für die Klinik verbunden sind. Langfristig würde dies Patienten schädigen. Abgesehen davon würden auch die volkswirtschaftlich relevanten Gesamtkosten durch früher notwendige Folgeoperationen steigen.

4. ***Ein in den letzten Jahren verstärkt in den Vordergrund rückendes Thema sind die multiresistenten Keime und das damit steigende Risiko von Infektionen bei einer OP. Wie lässt sich dieser Trend aufhalten und/oder wie lassen sich die Risiken zumindest durch spezielle Maßnahmen des Krankenhauses minimieren?***

Dr. Haas: Gerne wird im Zusammenhang mit multiresistenten Bakterien ja auch von Krankenhauskeimen gesprochen. Dies legt die Vermutung nahe, dass das Krankenhaus und die dort tätigen Mitarbeiter für die Entstehung dieser Bakterien hauptverantwortlich sind. Das Problem ist jedoch deutlich vielschichtiger: Durch den breiten Einsatz von Antibiotika auch in der Tiermast werden diese bedrohlichen resistenten Keime gezüchtet. Werden dann noch bei Erkrankungen die eigentlich wirksamen Antibiotika nicht konsequent genug eingesetzt, können so auch Resistenzen entstehen. Diese Bakterien können also bereits durch den Patienten mit in das Krankenhaus gebracht werden. Gelangen diese Bakterien dann zum Beispiel während einer Operation oder auch auf dem Blutweg von einem anderen Entzündungsherd im Körper an eine Prothese, droht eine schwerwiegende Infektion des Kunstgelenks. Die Behandlung besteht dann in den allermeisten Fällen im Austausch der Prothese in einer oder mehreren Folgeoperationen. Diese für den Patienten schwerwiegende Komplikation sollte mit allen Mitteln verhindert werden.

„Wenn bei der Voruntersuchung ein auffälliger Blutwert, ein erhöhter Blutzuckerwert oder eine Harnwegsinfektion festgestellt werden, muss die Operation bis zur Normalisierung der Werte zurückgestellt werden."

Das Entstehen einer Infektion ist jedoch auch von der Immunabwehr des Patienten abhängig. So gibt es bestimmte Erkrankungen, die mit einer Schwächung der körpereigenen Abwehr verbunden sind. So ist bekannt, dass ein schlecht eingestellter Blutzuckerwert im Rahmen eines Diabetes mellitus zu einer deutlichen Erhöhung des Infektionsrisikos beiträgt. Auch Schädigungen der Haut, wie zum Beispiel offene Stellen an Beinen, stellen eine Eintrittspforte für die ja auf der Haut natürlich vorhandenen Bakterien dar. Gelangen diese dann an die Prothese, ist eine Infektion möglich. Auch bestimmte Lebensweisen begünstigen das Auftreten von Infektionen: Raucher sind ebenso wie übergewichtige Patienten deutlich mehr gefährdet.

Auch wenn eine 100-prozentige Vermeidung von Infektionen aufgrund der Allgegenwärtigkeit von Bakterien kaum möglich sein wird, müssen doch konsequente Maßnahmen zur Verringerung der Infektionsgefahr ergriffen werden. Dies kann für den Patienten durchaus unbequem sein. Wenn nach oftmals langer Wartezeit vor einer Operation im Rahmen der Voruntersuchung ein auffälliger Blutwert, ein erhöhter Blutzuckerwert oder eine Harnwegsinfektion festgestellt werden, muss die Operation bis zur Normalisierung der Werte zurückgestellt werden. Dies führt bei dem Patienten oftmals zu einer großen Unzufriedenheit, da in der Regel umfangreiche Vorbereitungen vor der Operation ergriffen worden sind, um das häusliche Umfeld und die familiäre Situation anzupassen. Dennoch liegt gerade in einer optimierten Vorbereitung in Zusammenarbeit mit Anästhesiologie, Internisten und Ernährungsmedizinern ein enormes Potenzial für die Reduzierung der Infektionsgefahr. Zusätzliche Maßnahmen, wie das sogenannte Screening von Patienten vor der Operation auf die Besiedlung mit multiresistenten Keimen und die Anwendung von keimreduzierenden Waschungen im Vorfeld der Operation werden die Situation hoffentlich nochmals verbessern.

„Offensichtlich wird der Gesprächsbedarf nicht an allen Kliniken erfüllt.“

5. ***Sie hatten Anfang 2017 in Bonn eine Veranstaltung zu dem eher ungewöhnlichen Thema ‚Der schmerzhafte Gelenkersatz – Risiken bei endoprothetischen Eingriffen und die damit einhergehenden unerwünschten Ergebnisse'. Was sind die Risiken und wie lassen sich diese weitestgehend verhindern?***

Dr. Haas: Es ist wissenschaftlich erwiesen, dass gut informierte Patienten bessere Ergebnisse bei der Implantation von Endoprothesen erzielen. Aus meiner Sicht sollte diese Aufklärung jedoch nicht bei der Versorgung mit der ersten Prothese stehen bleiben. Gerade Patienten, die noch unter Beschwerden nach der Implantation der Prothese leiden, müssen entsprechende Informationsangebote gemacht werden. Daher greifen wir in Bonn einmal im Jahr das Thema „Der schmerzhafte Gelenkersatz“ auf und stellen uns der Diskussion. Wir merken an der hohen Nachfrage, dass offensichtlich der Gesprächsbedarf nicht in allen Kliniken erfüllt wird. Natürlich kann eine solche Veranstaltung nur einen Überblick über die möglichen Ursachen noch bestehender Beschwerden geben. Jedoch wollen wir auch aufzeigen, dass durch eine sorgfältige Diagnostik und konsequente Therapie Hoffnung für die betroffenen Patienten besteht. Eine individuelle Untersuchung und Beratung der Patienten kann durch diese Form der Veranstaltung jedoch nicht ersetzt werden.

Vieles zur Vermeidung von Komplikationen Notwendige ist schon genannt: die Versorgung in einem spezialisierten Zentrum durch einen erfahrenen und gut ausgebildeten Operateur mit einem ebenso gut geschulten Team und die Verwendung hochwertiger Materialien – das sind die besten Voraussetzungen für langfristig gute Ergebnisse. Durch eine vernünftige Lebensweise und regelmäßige körperliche Betätigung kann der Patient dann selber noch einen wichtigen Beitrag für den Erfolg der Behandlung leisten.

„Wir wollen, dass der Patient körperlich wieder aktiv wird und sich mit geeigneten Sportarten fit hält.“

6. ***Die Patienten stellen heute immer höhere, vor allen Dingen auch sportliche Ansprüche an das künstliche Gelenk. Wie gehen Sie damit um, bzw. was raten Sie den Patienten nach einer OP in Bezug auf Bewegung und Sport?***

Dr. Haas: Die Mobilität wiederzuerlangen und aktiv am Leben teilnehmen zu können ist ja ein Hauptziel der Operation. So wollen wir, dass der Patient körperlich wieder aktiv wird und sich auch mit geeigneten Sportarten fit hält. Dabei ist es sehr von der individuellen Situation des

Patienten abhängig, was nach einer Operation wieder möglich ist und empfohlen werden kann. Ein sportlich aktiver Patient, der beispielsweise vor der Erkrankung ein geübter Skifahrer war, ist durchaus in der Lage auch alpin wieder Ski zu fahren. So erhalte ich regelmäßig Postkarten aus schönen Skigebieten. Dies darf jedoch nicht der Hauptgrund für die Durchführung der Operation sein. Die Wiederherstellung der Alltagsfunktionen und eine weitgehende Schmerzfreiheit sind das Ziel der Operation. In einer individuellen Beratung nach der Operation werden die Patienten durch den behandelnden Arzt über geeignete Sportarten aufgeklärt. Auch das vorliegende Buch zeigt ja vielfältige Möglichkeiten für eine sinnvolle körperliche Betätigung mit einem Gelenkersatz auf.

7. ***Stichwort: Vermeidung der Totalendoprothese. Bis zu welchem Arthrosegrad sind konventionelle Maßnahmen möglich und sinnvoll, bzw. lassen sich z. B. durch eine Hüft-Arthroskopie mit Knorpelglättung oder Knorpelzellentransplantationen künstliche Gelenke vermeiden? Wagen Sie einen Blick in die Zukunft?***

Dr. Haas: Die Ausschöpfung aller sinnvollen konservativen Maßnahmen einschließlich aktiver Physiotherapie ist zwingend vor einem Gelenkersatz zu fordern. Natürlich gibt es neben der sich schleichend entwickelnden Arthrose auch Erkrankungen, die innerhalb kürzester Zeit zur Notwendigkeit der Implantation einer Endoprothese führen. Beispielhaft ist hierfür das Absterben des Hüftkopfes, die sogenannte Hüftkopfnekrose, zu nennen.

Große Fortschritte sind bereits bei der Behandlung bestimmter Erkrankungen des Hüftgelenks gemacht worden. So kann arthroskopisch bei Vorliegen eines sogenannten Camimpingements (Nockenwellen-Impingement) der vorhandene Knochenwulst abgetragen und so eine mechanische Verbesserung des Hüftgelenks erreicht werden.

Der zunehmende Verschleiß kann so zumindest aufgeschoben werden.

Sicherlich werden wir in den kommenden Jahren noch zahlreiche Fortschritte bei der Behandlung des Knorpelverschleißes erleben. Auch wenn die Knorpeltransplantation zum jetzigen Zeitpunkt räumlich begrenzten Schädigungen des Gelenks vorbehalten ist, werden zukünftig noch modernere und zellbiologisch basierte Methoden helfen, diese verbreitete Erkrankung der Menschheit zu lindern.

„In Zukunft werden noch modernere und zellbiologisch basierte Methoden helfen, Arthrose zu lindern."

8. ***Mit immer neuen Schlagworten wie „A hip in a day" oder „Rapid Recovery" wird damit geworben, dass der Patient praktisch direkt vom OP-Tisch nach Hause gehen kann! Führt das nicht zu völlig falschen Erwartungshaltungen bei den Patienten und trägt dies damit am Ende eher zu einer Verunsicherung bei? Wie sehen Sie diese Entwicklung?***

Dr. Haas: Leider liegen hier die Verbesserung der Patientenversorgung und plumpes Marketing eng beieinander. Als wissenschaftlich erwiesen kann angesehen werden, dass durch eine Optimierung der Patientenversorgung im Vorfeld, während und nach der Operation ein besseres Behandlungsergebnis erzielt werden kann. In vielen Fällen ist damit auch eine Verkürzung des Aufenthaltes im Krankenhaus verbunden. Dies sollte jedoch nicht das vorrangige Ziel dieser verbesserten Betreuung sein. Ich spreche daher ungern von Rapid Recovery, sondern lieber von Best Recovery.

Die Menschen, die sich einer Gelenkersatzoperation unterziehen müssen, sind sehr unterschiedlich. Der junge Sportler mit einer isolierten Schädigung des Gelenks wird ebenso operiert wie der ältere Mensch mit zahlreichen Begleiterkrankungen. Diese Patienten dürfen selbstverständlich nicht alle über einen Kamm geschoren werden. Andererseits profitieren alle Patienten von der Optimierung der Behandlung.

Die Erreichung des bestmöglichen Behandlungsergebnisses muss das vorrangige Ziel all unserer Bemühungen sein. Hierzu leisten die Erkenntnisse aus der Entwicklung der sogenannten Fast Track Surgery, die ihren Ursprung in der Allgemeinchirurgie in Dänemark genommen hat, einen wesentlichen Beitrag. Durch ein ganzes Bündel von Maßnahmen im Umfeld der Operation gelang es bereits in den 1990er Jahren, die Behandlungsergebnisse bei Eingriffen im Bauchraum zu verbessern und auch die Rekonvaleszenz zu verkürzen. Dabei werden in aller Regel Methoden angewandt, deren Wirkung evidenzbasiert ist, d. h. durch sorgfältige wissenschaftliche Untersuchungen als erwiesen angesehen werden können.

9. ***Was kann der Patient selbst vor und nach der OP dazu beitragen, dass seine OP ein Erfolg wird und das „Ersatzteil“ möglichst lange seinen Dienst versieht?***

Dr. Haas: Ein zentraler Punkt ist die aktive Auseinandersetzung mit der bevorstehenden Operation und den damit verbundenen Folgen. Auf die Notwendigkeit einer angepassten körperlichen Betätigung und die Einhaltung einiger Verhaltensmaßregeln wird der Patient ja durch seine betreuenden Ärzte hingewiesen. Ganz wichtig erscheint mir der Hinweis, nach der Implantation der Prothese aufmerksam mit seinem Körper umzugehen. Auftretende Infektionen, wie zum Beispiel eitrige Entzündungen im Bereich des Halses oder der Luftwege, Harnwegsinfektionen, Entzündungen im Zahnbereich oder an den Beinen sollten den Patienten veranlassen, seinen behandelnden Arzt aufzusuchen. Durch die konsequente Behandlung dieser Erkrankungen kann eine Verschleppung von Bakterien auf dem Blutweg in das Gelenk und damit eine Infektion der Endoprothese verhindert werden.

Die Vermeidung von großem Übergewicht trägt zu einer reduzierten mechanischen Belastung des Kunstgelenks bei den durchschnittlich zwei Millionen Lastwechseln pro Jahr bei. Der Patient sollte lernen, sein neues Gelenk zu akzeptieren und Freude an der Wiedererlangung seiner Mobilität entwickeln.

Erfahrungsberichte

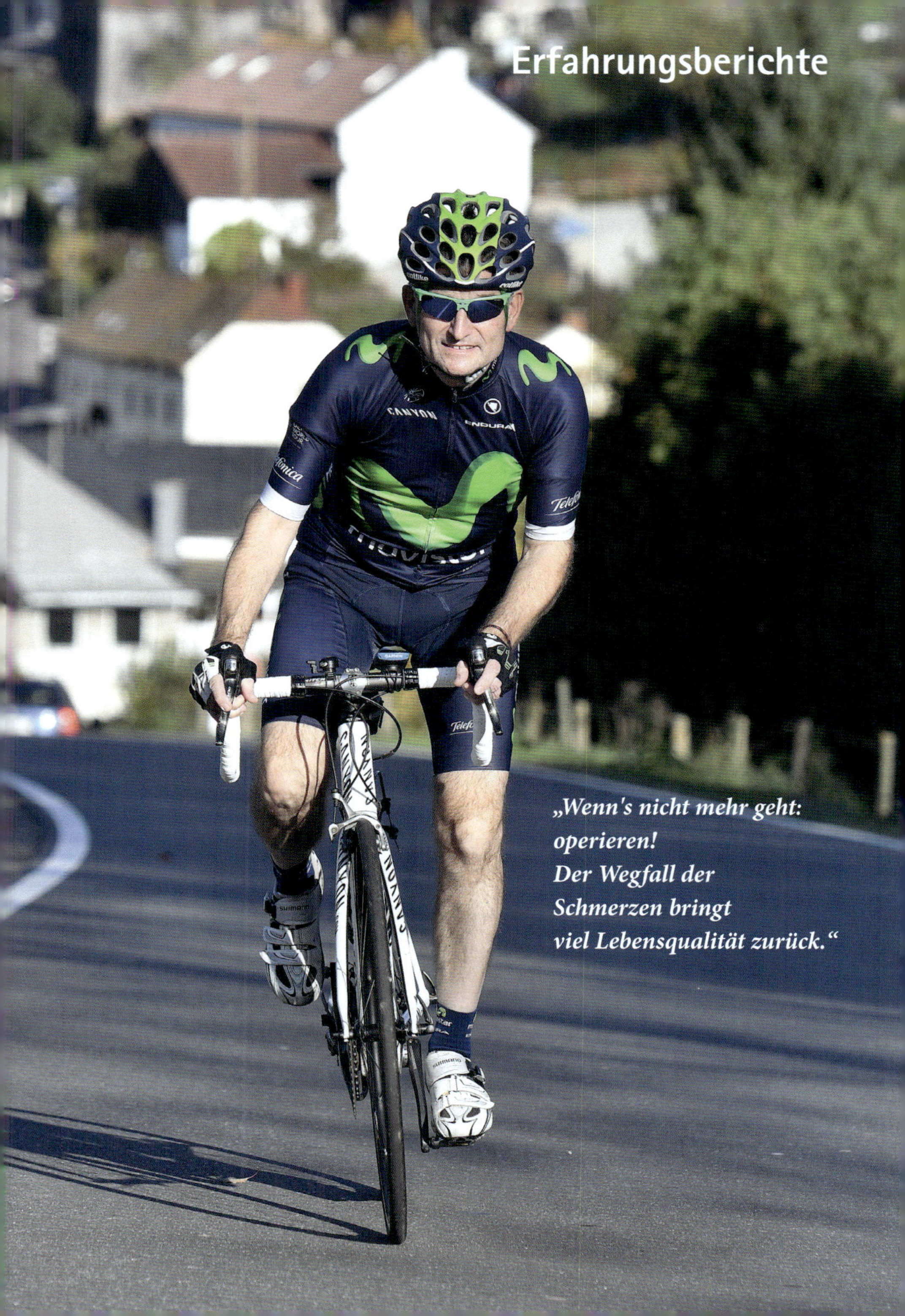

„Wenn's nicht mehr geht: operieren! Der Wegfall der Schmerzen bringt viel Lebensqualität zurück."

Nachher = Bewegung und Sport sind wieder möglich

Ein Leben ohne Sport ist sicherlich auch möglich. Gern wird von eher bewegungsfaulen Menschen Winston Churchill mit seinem „No sports"-Credo zitiert. Da kann man dann gleich noch den Alten Fritz, Friedrich den Großen, bemühen, der meinte, jeder möge nach seiner Fasson (frz. façon = Art und Weise) selig werden. Aber ohne Bewegung geht es nun mal gar nicht im Leben.

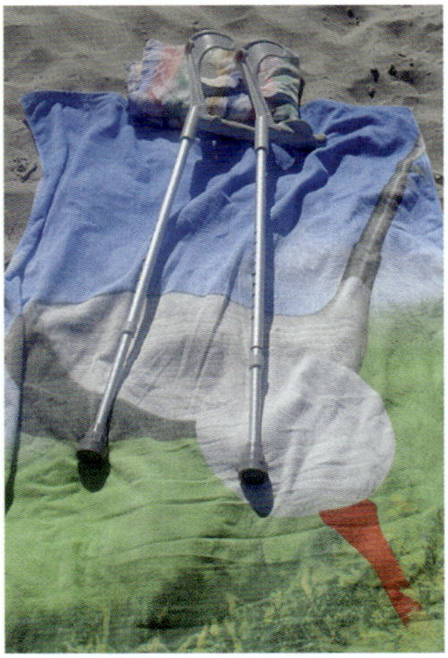

Die Krücken liegen faul auf dem Strandhandtuch mit Golfmotiv – die Besitzerin bewegt sich inzwischen im oder am Wasser.

Wir müssen gehen, uns hinsetzen, aufstehen, uns bücken, uns hinlegen. Dazu muss man seine Gelenke benutzen und diese brauchen „Schmiere", d. h. von Mutter Natur Knorpel. Ist der perdu, gibt es heute die wunderbare medizinische Erfindung künstlicher Gelenke. Man kann sich quasi runderneuern lassen. Nur ist es damit nicht getan. Man muss sein neues „Fahrgestell" auch pflegen, es mit täglicher Bewegung „schmieren". Man sollte sich schon ein bisschen verantwortlich fühlen für sein neues „Teil".

Aber verzweifeln Sie nicht, wenn Sie weniger Sport treiben als die Menschen, die hier im Folgenden von ihren Erfahrungen mit sportlichen Aktivitäten nach der Hüft-OP berichten. Wir möchten keinesfalls jeden Hüft-Patienten zum Leistungssportler machen, wohl aber im Sinne des Mutmachens zeigen, was alles möglich ist mit einem künstlichen Hüftgelenk. Auch regelmäßige Spaziergänge sind Bewegung. Nur sollten Sie nicht zum Couchpotato werden. Die Ausrede, dass Sie wegen Schmerzen nicht können, gilt ja nach der OP nicht mehr.

Dazu hier ein Zitat aus einer der knapp 50 amazon-Rezensionen zu unserer Buch-Erstauflage. Es stammt von unserer TEPFIT-Freundin Coryanne, die wir erstmals vor ihrer OP getroffen haben und dann wieder in der Reha in Bad Wiessee. Am 9. April 2015 schrieb sie: „Gleich nachdem ich letzten Sommer die Diagnose Coxarthrose beidseitig bekam mit dem Zusatz ‚Sie entscheiden über den Zeitpunkt der OP', bin ich auf dieses informative Buch gestoßen und habe es erstmal in einem Rutsch gelesen. Danach habe ich noch sehr oft hineingeschaut, ich kann gar nicht sagen wie oft, unter den verschiedenen Aspekten. (…)

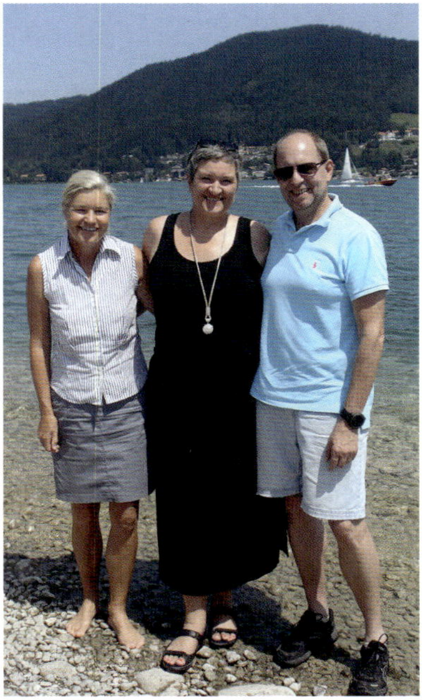

Wir Autoren freuen uns über Kontakte mit Buchlesern und treffen sie auch hin und wieder, wie hier Coryanne, Mitte, in der St. Hubertus-Reha-Klinik in Bad Wiessee am Tegernsee.

Nachdem meine Beschwerden sehr schnell schlechter wurden, entschied ich mich schon drei Monate nach Erhalt der Diagnose zur OP. (…) Auch hier hat mir das Buch geholfen, meinen persönlichen Weg zu finden. Die Autoren zeigen keine Standardlösung auf, sondern es werden viele Wege gezeigt. In den persönlichen Steckbriefen und auch im persönlichen ABC der Autoren wird deutlich, dass, was für den einen gut ist, für den anderen noch lange nicht das Nonplusultra sein muss…

Auch wenn ich selbst nicht so supersportlich bin, ‚normal' halt, fand ich doch die Berichte der ‚Sportler' sehr interessant, auch im Hinblick darauf, was alles möglich ist! Man muss es ja nicht gleich selbst machen… Mut zur neuen Hüfte – mehr als nur ein Ratgeber! Auf jeden Fall hat mir die Lektüre Mut gemacht, mich schnell für die OP, und zwar beider Hüften gleichzeitig (auch im Buch kurz angesprochen – daher kam ich drauf), zu entscheiden."

Hubert Hornsteiner, 58, eine Hüft-TEP

Vom Ausflug mit Damenfahrrad zum Adrenalinkick beim Freeriden

„Ich habe dem Arzt gleich gesagt: Skifahren ist für mich nicht das Rumrutschen auf einer Piste. Ich möchte und will wieder im freien Gelände Ski fahren. Wenn das nicht geht, lasse ich mich nicht operieren." So deutlich wie Hubert Hornsteiner hat wohl noch kaum ein Hüft-Arthrose-Patient seine Ziele definiert. Aber Dr. med. Michael Dienst ließ sich nicht aus der Ruhe bringen: „Ich kann Ihnen versprechen, dass Sie nach der OP besser als zuvor Ski fahren werden", so die klare Antwort des Münchner Arztes und Privatdozenten. Das war am 28. März 2011 nach einer letzten Untersuchung (Röntgen), die dem Mediengestalter und passionierten Freizeitfotografen definitiv bescheinigte: Die rechte Hüfte ist kaputt, Coxarthrose im weit fortgeschrittenen Stadium.

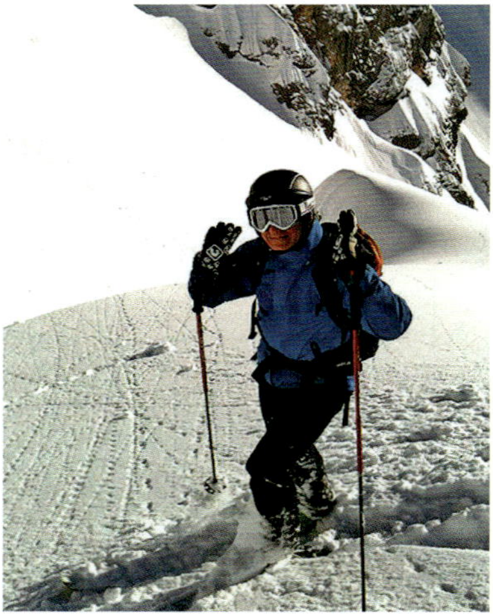

Geschafft: Hubert glüchklich nach der Dammkar-Freeride-Abfahrt

Für den sportlich-drahtigen Mittenwalder Hubert, damals 52, stand nach diesen Worten fest, dass er die lange hinaus gezögerte Operation machen lassen wird. „Ich habe sofort Vertrauen zu Dr. Dienst gefasst. Er ist so angenehm aufgetreten und hat sich viel Zeit genommen für unser Gespräch. Auch mir hat er Zeit gelassen für meine Entscheidung. ‚Ich will Sie in nichts hineindrängen, Sie können sich das in Ruhe überlegen', hat er gesagt."

Tatsächlich bedurfte es noch einiger Erlebnisse, bis sich Hubert dazu durchringen konnte, einen OP-Termin zu vereinbaren. Die Ratio ist halt doch etwas anderes als die Seele. „Ich konnte mich mit der Sache nicht richtig anfreunden", erzählt er. „Dabei haben mir meine Skifahrer-Freunde dauernd Mut gemacht, indem sie mir Beispiele genannt haben. ‚Schau, der Skischulleiter von Garmisch fährt mit zwei künstlichen Hüft-Gelenken. Und der und jener Skitouren-Geher und Skifahrer hat auch Hüft-OPs hinter sich', haben sie gesagt."

„Ich kann Ihnen versprechen, dass Sie nach der OP besser als zuvor Ski fahren werden."

Schon vorher hatte ihm sein Hausarzt, der auch Bergwachtarzt in Mittenwald ist, prophezeit: „Allzu lange wirst Du es nicht mehr aushalten." Auch sein Physiotherapeut und sein Osteopath, bei denen er regelmäßig in Behandlung war, haben ihn schonungslos mit der unangenehmen Wahrheit konfrontiert: „So geht es nicht weiter. Auch mit Deinem Ehrgeiz musst Du Dich den Tatsachen stellen."

„Erst dachte ich an eine Zerrung der Leiste."

Auch Krafttraining nutzte nichts mehr

Das Wort Ehrgeiz bezieht sich auf Huberts sportliche Ambitionen und den ungebrochenen Wunsch – trotz zunehmender Beschwerden bereits seit 2008 – eine Operation mit Krafttraining und Dehnübungen noch lange zu vermeiden. „Ich habe die Diagnose von Anfang an nicht akzeptiert", resümiert er rückblickend. Dabei waren die Anzeichen deutlich, der Prozess schleichend und unaufhaltbar: „Erst dachte ich an eine Zerrung in der Leiste, die ich mir beim Fußballspielen geholt habe. Der Schmerz kam aber im Oktober 2008 beim Joggen immer wieder und ist nicht mehr weggegangen", erinnert er sich. „Da war immer so ein Ziehen. Und bei bestimmten Bewegungen hat es mich durchzuckt. Zack, das war wie ein Messerstich, völlig unkontrolliert." An die Hüfte hat er da gar nicht gedacht. Er fuhr im Winter noch Ski, ließ sich massieren.

Im Frühjahr 2009 ist Hubert dann doch zu seinem Hausarzt Dr. Jochen Jansen gegangen. Der Arzt führt eine chirurgische Praxis in Mittenwald und hat gleich richtig auf die Hüfte getippt. Nach Röntgenaufnahme und CT stand die Diagnose fest: Arthrose im relativ weit fortgeschrittenen Stadium. Konsequenz für Hubert: mit dem Fußball aufhören, etwas defensiver Ski fahren, regelmäßiges Krafttraining für die Beine, Radfahren – und nach jedem dritten Skitag zum Osteopathen. Im Nachhinein fiel ihm dann ein, dass er in Jugendjahren schon öfter mal eine Art Taubheitsgefühl an der rechten Seite gespürt, dies aber nicht ernst genommen hat – so nach dem bayerischen Motto „Herrgott, mir ziagt's da wieder."

Humpelnd zum Bergwacht-Einsatz

2010 fiel ihm zunehmend das Gehen schwer. „Ich bin im sogenannten Schongang gegangen und habe immer auf den Schmerz gewartet. Irgendwann haben mich Freunde darauf aufmerksam gemacht, dass ich humple." Hubert wundert sich heute selbst, dass er das nicht wahrhaben wollte. „Das war ja nur in der Ebene so schlimm, bergauf war es besser. Aber ich war doch zunehmend eingeschränkt. Wir haben hier zum Beispiel das Holzrecht. Normalerweise holze ich selber, aber schon damals konnte ich nichts mehr tragen."

„Zack, der Schmerz kam wie ein Messerstich."

Auch seine ehrenamtliche Lebensretter-Tätigkeiten bei der örtlichen Lawinenkommission und der Bergwacht Mittenwald konnte er kaum noch ausüben: „Wir haben 150 Einsätze im Jahr. Da musst Du selbst topfit sein, z. B. wenn man sich vom Hubschrauber über eine Seilwinde zu der abgestürzten Person abseilt. Dieses Risiko konnte ich für mich und für die Anderen gar nicht mehr eingehen."

Schließlich kümmerte sich die Frau seines besten Freundes um Huberts Hüft-Problem. Sie arbeitete beim Olympiastützpunkt in Garmisch-Partenkirchen, wo der Ski Alpin-Nachwuchs trainiert wird. Der dort tätige Verbandsarzt des deutschen Skiverbandes DSV ist Kniespezialist Dr. med. Ernst-Otto Münch von der Münchner OCM-Klinik (Orthopädische Chirurgie München). ‚Da gehst Du jetzt hin', hat sie gesagt und mir einfach einen Termin bei Dr. Dienst, dem Hüftspezialisten neben Dr. Hube im OCM, gemacht." Dieser Termin lief ja, wie schon geschildert, äußerst positiv, aber Hubert war noch immer zögerlich.

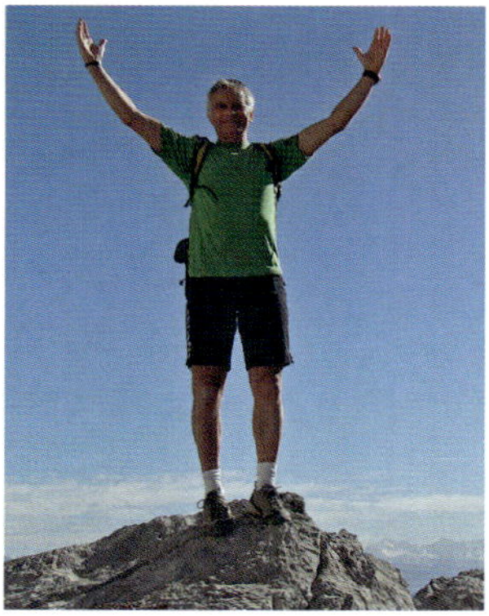

Nach der OP erklimmt Hubert wieder die höchsten Gipfel.

Blamage vor dem Enkelkind

Sein Schlüsselerlebnis war schließlich ein Ausflug mit seinem Enkel: „Ich habe den kleinen Andreas vorn in den Kindersitz auf das Damenfahrrad gesetzt, mit dem ich mich noch einigermaßen fortbewegen konnte. Wir fuhren zu einem Pferdestall. Dort angekommen wusste ich nicht mehr, wie ich vom Rad kommen sollte. Ich habe geschaut, dass mich keiner sieht und bin unter enormen Schmerzen und mit Festhalten am Zaun vom Rad gekrochen. Da habe ich mir gesagt: Und jetzt ist Schluss! Du bist ja wie ein Krüppel! Kaum zu Hause habe ich sofort zum Telefon gegriffen, um meinen OP-Termin auszumachen. Als ich aber hörte, dass der schon in drei Wochen sein könnte, fiel mir erst einmal vor Schreck der Hörer aus der Hand."

Hubert gibt unumwunden zu, dass er Angst vor der OP hatte. „Ich bin so ein Typ, der gern alles unter Kontrolle hat und sich ungern in fremde Hände begibt." Zur Vorbereitung der OP fuhr er deshalb mit seiner Frau nach München. Bei diesem Termin hat ihm die Assistenzärztin alles erklärt, ihm die einzubauende Endoprothese gezeigt. „Ich habe die Teile in der Hand gehabt, und da ist mir schummrig geworden. Ich bin runter zu meiner Frau und habe ganz panisch zu ihr gesagt: Das Zeug kommt zu mir nicht rein, das mache ich nicht. Ich wollte wirklich anrufen und den OP-Termin am 3. Juni absagen."

Vorbereitung von Körper und Seele

Hubert beruhigte sich dann doch wieder. Die Ratio behielt die Oberhand, und er bereitete Körper und Seele auf die OP vor. „Ich habe richtig weitertrainiert, viel gedehnt. 14 Tage vorher habe ich noch bei einem Berglauf-Wettkampf mitgemacht. Aber der Abstieg war der Horror. Der hat drei bis vier Mal so lange gedauert wie der Aufstieg. Bei solchen Gelegenheiten wuchs die Vorfreude auf die OP."

Die Blutuntersuchungen ließ Hubert in Mittenwald machen, Eigenblut bräuchte er nicht zu spenden, hat man ihm gesagt. Am OP-Tag im Krankenhaus war Hubert dann ganz gelassen. „Eine Stunde vor der OP bin ich in den Park gegangen und habe ein Aufwärmtraining wie vor einem Fußballspiel gemacht. Lockerungs- und Dehnübungen. Ich wollte die Muskulatur optimal auf den Eingriff vorbereiten. Kurz bevor ich eingeschlafen bin, hat mich die Schwester noch beruhigt, dass ich in guten Händen sei."

„Eine Stunde vor der OP habe ich ein Aufwärmtraining wie vor einem Fußballspiel gemacht."

Die Krise kam später im Aufwachraum nach der Vollnarkose: „Da hat meine Seele einen Rappel bekommen", beschreibt er seinen verwirrten Zustand. „Ich habe wohl geweint, hat mir die Schwester gesagt, und gejammert, dass ich das Ding, diesen Fremdkörper, nicht will, dass nun alles vorbei sei." Aber am nächsten Tag sah alles schon freundlicher aus, auch weil er nicht mehr allein im Zimmer war. „Meine drei netten Mitpatienten haben mich wirklich aufgebaut.“ Allgemein hatte er bei den Schwestern den Ruf, topfit zu sein und nichts zu brauchen. „Ich habe ja vorher auch keine Schmerzmittel genommen, warum sollte ich das jetzt tun, war meine Meinung. Aber das ist natürlich Unsinn nach so einem Eingriff. Die Ärzte haben mich da richtig aufgeklärt, dass ich nichts unterdrücken muss.“

Intervall-Training in der Klinik

Da Hubert über die Pfingstfeiertage vor Antritt der Reha noch nach Hause wollte, bestellte er bei seinem Bruder, der praktischerweise Schreiner ist, vier Holzklötze als Betterhöhung. „Der Orthopädie-Fachmann Kunze hat mich erst in der Klinik informiert, dass ich auch eine Toilettenerhöhung und eine Greifzange brauchen werde.“

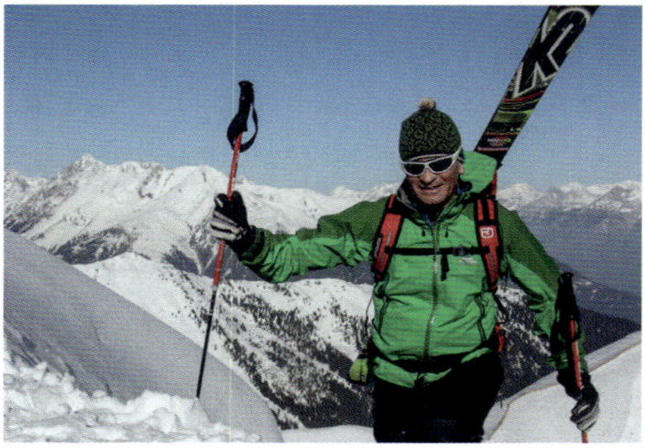

Vor der Freeride-Abfahrt steht der anstrengende Aufstieg im freien Gelände mit den Skiern auf dem Rücken. Das war vor der OP nicht mehr möglich.

In der Klinik war Huberts Bewegungsdrang nicht zu bremsen. „Ich habe mich bewusst sehr viel bewegt, und zwar immer in Intervallen. Also zehn Minuten gehen, dann wieder Ruhe. Das habe ich sechs bis acht Mal am Tag regelmäßig gemacht. Die anderen Patienten waren immer eine Stunde oder länger weg mit ihren Besuchern, und dann lagen sie wieder die ganze Zeit im Bett.“

DSV-Verbandsarzt Dr. Münch hat seinen sportlichen Patienten in der Klinik noch etwas eingebremst: „Er hat mir den biologischen Vorgang erklärt, mir gesagt, dass die Endoprothese erst einheilen, einwachsen muss. ‚Nimm Dir Zeit und gib Deinem Körper Zeit‘, hat er gesagt, wohl wissend, dass Sportler sonst zu ehrgeizig sind.“

In der Reha eher vorsichtig

Der sonst so ehrgeizige Mann hörte auf den erfahrenen Arzt. „Ich war in der Reha eher zurückhaltender, vorsichtiger und habe wirklich auf meinen Körper geachtet, alles erfühlt und ertastet." Zugute kam ihm sein sehr gutes Körpergefühl. „Ich war selbst überrascht, mit welcher Geduld ich die Sache angegangen bin. Aber ich habe immer genau gemerkt, wo meine Grenzen sind und dann gestoppt." Selbst als die Physiotherapeutin in Bad Heilbrunn ihm erlauben wollte, schon ohne Krücken zu gehen, hat er entschieden, es nicht zu tun. „Ich war nicht bereit dafür, war wie blockiert. So bin ich sechs Wochen ganz brav mit Krücken gegangen."

„Ganz brav bin ich sechs Wochen mit Krücken gegangen."

Die Vorsicht ging aber nicht so weit, dass er sich nicht an zwei Wochenenden Heimaturlaub gegönnt hätte. „Da war ich einmal zu einem 50. Geburtstag von einem Freund auf einer Hütte eingeladen. Das war sehr schön, aber auch anstrengend. Bei solchen Ausflügen merkt man, dass man körperlich doch noch nicht sofort fit ist." Da hieß es auch für Hubert: Fuß hoch lagern, sich öfter hinsetzen. Aber immerhin war Sex mit seiner Frau möglich. „Natürlich war ich der passive Part", schmunzelt er.

„Ich bin das ganz konsequent angegangen, Schritt für Schritt, vier Wochen lang mit täglichem Training."

Training im Fitness-Studio und im Hallenbad

Nach der Reha hätte er Anspruch auf das sogenannte IRENA-Programm als weitere Anschlussheilbehandlung gehabt, sich aber anders entschieden. „Ich habe gewusst, dass ich alles in Mittenwald habe: meinen Arzt, ein Fitness-Studio, meinen Osteopathen, ein Hallenbad und die herrliche Landschaft, um mich draußen zu bewegen. Bessere Voraussetzungen gibt es nicht." Also hat Hubert allein bzw. kontrolliert im Studio an seinem Muskelaufbau trainiert. „Ich bin das ganz konsequent angegangen, Schritt für Schritt. Vier Wochen lang bin ich jeden Tag ins Bad gegangen, habe dort u. a. Aquajogging gemacht und meine Utensilien wie Poolnoodle und Brett bekommen zum Trainieren. Im Studio habe ich mich mit dem Trainer abgesprochen, der mich auch kontrolliert hat. Und mein Physiotherapeut hat mir immer wieder neue Übungen gezeigt."

Nach sechs Wochen hat Hubert auch das integrierte Arbeiten wieder angefangen, d. h. er hat erst vier, dann fünf und sechs Stunden gearbeitet. „Zur Arbeit bin ich immer mit dem Damenfahrrad gefahren."

Erste Mountainbike-Tour – drei Monate nach der OP

Drei Monate nach der OP, am 31. Juli, ist er dann zusammen mit seiner ebenso sportlichen Frau Gabriele zu seiner ersten Mountainbike-Tour aufgebrochen: ohne Clickpedale, d. h. mit normalen Turnschuhen wegen der Luxationsgefahr bei einem möglichen Sturz, ca. 40 Kilometer, leicht welliges Gelände. „Da bin ich peu à peu ganz langsam bergauf gefahren. Die anderen sind an mir vorbei. Das war mir aber egal. Für mich war das ein wichtiger weiterer Mosaikbaustein. Es war wunderschön, wieder mal mit dem Bike in der Natur herumzuradeln. Ich habe mich gefühlt wie Weihnachten!"

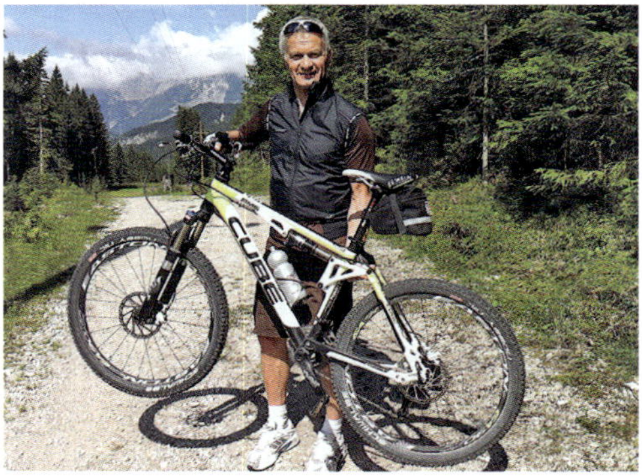

Hubert bei seiner ersten Mountainbike-Tour nach der OP – noch ohne Clickpedale.

Ende August, Anfang September folgten dann Mountainbike- und Rennrad-Touren mit Clicks, auch Bergtouren mit 1.200, 1.300 Höhenmetern Unterschied. „Ich wollte unbedingt in rauhes Gelände, bin aber immer mit der Seilbahn runtergefahren."

Erste Tiefschnee-Schwünge – ein halbes Jahr nach der OP

Anfang Dezember konnte Hubert endlich erste Schwünge in Seefeld auf der Piste machen, sechs Monate nach der OP: „Bei der ersten Fahrt habe ich mich ein bisschen rangetastet an die Schwünge. Aber dann bin ich übergangslos sportlich und druckvoll Ski gefahren in hohem Tempo."

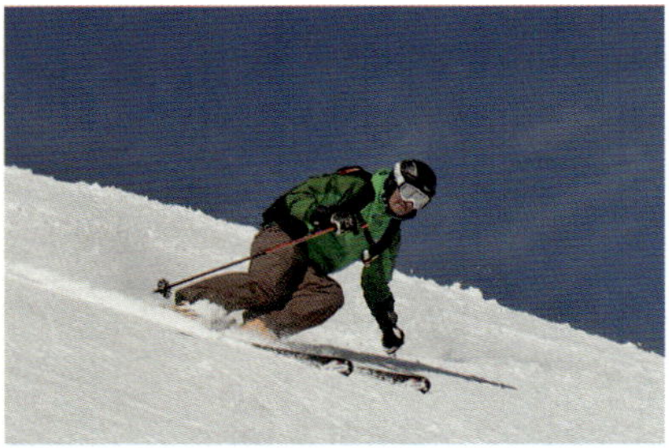

Hubert bei einer Freeride-Abfahrt im Karwendelgebirge

Dann einen Tag vor Weihnachten ein Freudenschrei per Mail: „Wow, letzte Woche haben wir endlich den heißersehnten Schnee bekommen, und den gleich in Massen. Meine ersten Tiefschneeschwünge habe ich schon gezogen – und es war einfach ‚geil'. Hüfte? Super, keine Beschwerden. Ich steh viel lockerer auf den Skiern als früher. Es macht einfach wieder Riesenspaß."

„Ich steh' viel lockerer auf den Skiern als früher. Es macht einfach wieder Riesenspaß."

Schließlich kommt einen Tag vor Silvester wieder eine Mail von Hubert: „Bald ist das Jahr zu Ende und ich denke, es hat mir viel gebracht. Neue Lebensqualität, die ich in den letzten Tagen mehrmals wieder verspürt habe. Mit meinem besten Freund habe ich eine der schwierigsten hochalpinen Freeride-Abfahrten im Karwendel bei Traumbedingungen gefahren. Es war einfach super und ich bin wieder ‚dabei'. Einzig die Kondition ließ am Ende etwas nach, aber das ist ja noch ausbaufähig."

Diese erste, sieben Kilometer lange Dammkar-Tiefschnee-Freeride-Abfahrt zwischen Felsen und Bäumen hindurch ins Karwendeltal empfindet Hubert rückblickend als „Zielpunkt“: „An diesem Tag habe ich das erreicht, was ich dem Arzt und mir als Ziel gesetzt hatte. Als wir unten ankamen, war das wie eine Befreiung für mich – und wir haben uns überglücklich abgeklatscht.“

Am 30. Januar 2012 erreichte mich folgende Mail: „Übrigens Heidi, letzte Woche hatte ich meinen ersten kapitalen Sturz mit den Skiern, allerdings im Tiefschnee, da fliegt man ja schön weich ... es ist alles gut gegangen, aber ich zieh jetzt doch in manchen Situationen lieber wieder die Bremse an.“

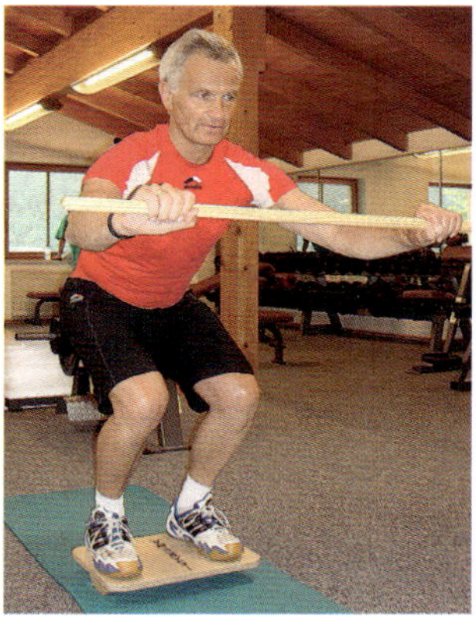

Hubert trainiert eisern täglich auf dem Wackelbrett.

Bis Ende April 2012 ist Hubert – wir haben uns Ende April 2012 in Mittenwald getroffen – die schwierige Dammkar-Freeride-Piste locker vier bis fünf Mal gefahren. Er kann sich gar nicht mehr vorstellen, dass er drei Jahre lang fast keine gescheiten Bergtouren mehr gemacht hat. „Ich möchte jedem sofort zuraten, nicht so lange zu warten wie ich mit einer OP“, sagt er voller Überzeugung.

Regelmäßig trainiert Hubert auf der Gymnastikmatte und dem Wackelbrett bzw. Wackelkissen, um die Koordination zu verbessern bzw. zu erhalten. „In den letzten Monaten habe ich von meiner Trainerin neue Übungen, z. B. Pilates-Übungen am Gerät, gezeigt bekommen, die noch mehr in die Tiefenmuskeln reingehen.“ Man spürt seine Begeisterung für jede Muskelfaser.

„Ich möchte jedem sofort zuraten, nicht so lange zu warten wie ich mit einer OP.“

Pilates und Faszientraining fürs Freeriden

Auch sechs Jahre nach der OP trainiert Hubert regelmäßig weiter. „Ich gehe zweimal in der Woche bei uns ins Fitness-Studio, wo ich Pilates und Faszientraining mache. Erst unter Anleitung, inzwischen selbstständig", erzählt er. Hinzu gekommen ist seit anderthalb Jahren das TRX-Schlingentraining mit dem Fachmann Edi Geigl, Masseur, Sportphysio- und Trainingstherapeut in der endogap-Klinik Garmisch-Partenkirchen. „Das ist ein sehr intensives Training, bei dem man extrem viel Körperspannung braucht."

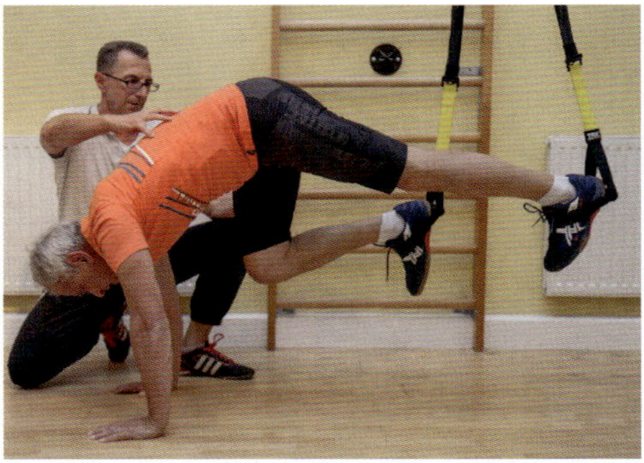

TRX-Übung Walker mit Therapeut Edi Geigl. Die Kraft der Rumpfmuskulatur wird mit der Beweglichkeit der Hüfte kombiniert.

Das Skifahren bzw. Freeriden ist nach wie vor für Hubert das A und O: „Ich fahre eigentlich nicht mehr auf der Piste, sondern nur noch im freien Gelände. Aber natürlich vermeide ich Sprünge, vor allem, wenn ich weiß, dass der Untergrund hart ist."

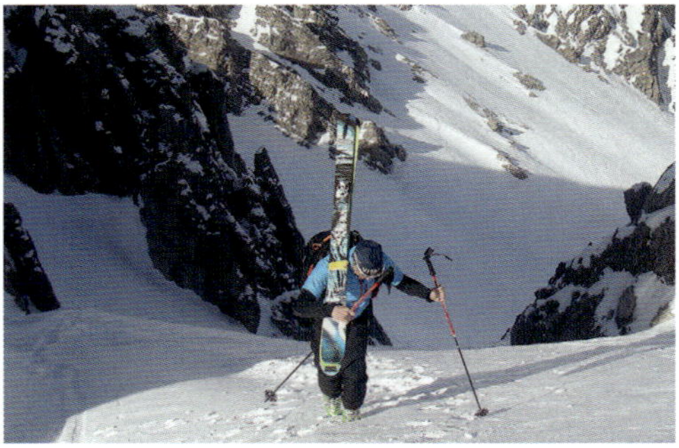

Nicht ganz ungefährlicher Aufstieg durch eine Steilrinne zur Reiterspitze

Huberts intensives Fitness-Programm im Sommer dient vor allem der Vorbereitung auf seine Skitouren: „Dafür lebe ich und halte mich fit. Ich bin gerne mit meinem Skispezl Karli Kuchler in entlegenen Karen, Rinnen und auf Gipfeln im hinteren Karwendelgebirge unterwegs. Der Zustieg ist öfters steil und nicht ganz ungefährlich. Das einsame Bergpanorama und die traumhaft unberührten Abfahrten entschädigen für alles", schwärmt er.

Dabei betont Hubert noch einmal, dass er keine unnötigen Risiken eingeht. „Wir fragen uns immer: Ist das machbar? Sollen wir uns da heranwagen? Dann sagt der Karli ‚Pack ma's' – und ich weiß, das schaffen wir."

Hubert ist übrigens überzeugt, dass er ein Kribbeln in seiner Hüft-TEP spürt, wenn der Schnee kommt!

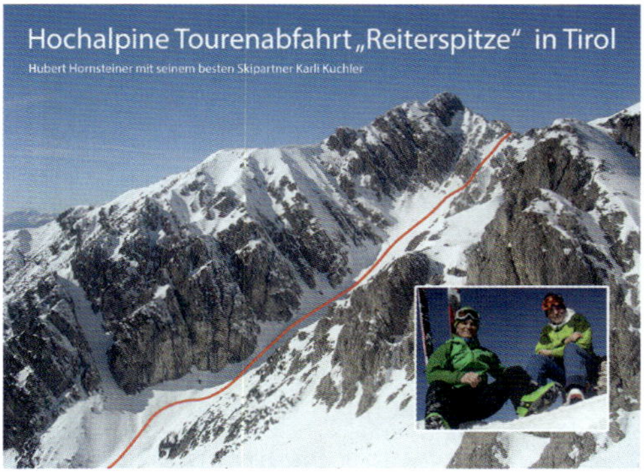

Dank Physiotherapie und Osteopathie im Lot

Regelmäßig geht er zu Nachuntersuchungen. „Im Dezember 2015 hatte ich in München bei meinem Operateur Dr. Michael Dienst (mittlerweile hat er den Professorentitel) meine letzte größere umfangreiche Untersuchung und Tests. Es war alles super und er konnte am Röntgenbild in keiner Weise eine Veränderung seit der OP feststellen", freut sich Hubert. So konnte er auch beruhigt bei einem Charity-Fußballspiel auf glattem Rollrasen mitmachen: „Das war überhaupt kein Problem."

Dennoch: Ab und an schleicht sich ein Schiefstand ein. „Wenn ich über einen längeren Zeitraum Stress habe, überträgt sich das Seelische aufs Körperliche", ist er überzeugt. „Dann merke ich das auf der Seite der operierten Hüfte, die einfach nachlässt. Das strahlt vom Kreuzbein bis ins Knie aus." Um sich buchstäblich wieder ins Lot bringen zu lassen, hat Hubert zwei Spezialisten, die auch viele Skisportler betreuen. Die bemerken schon von weitem, wenn sie Hubert laufen sehen, dass er wieder gerade gerichtet werden muss.

„Ab und an muss ich mich von meinen beiden Physio-Spezialisten wieder gerade richten lassen."

Der eine ist der Physiotherapeut und Heilpraktiker Max Merkel im Osteo-Zentrum in der VitalWelt Schliersee: „Der Max macht u. a. viel mit Magneten. Außerdem muss ich z. B. Anspannungsübungen gegen ihn machen. Danach fühle ich mich viel freier, die Abspreizung geht leichter." Zu diesem Physio-Spezialisten geht Hubert drei bis vier Mal im Jahr.

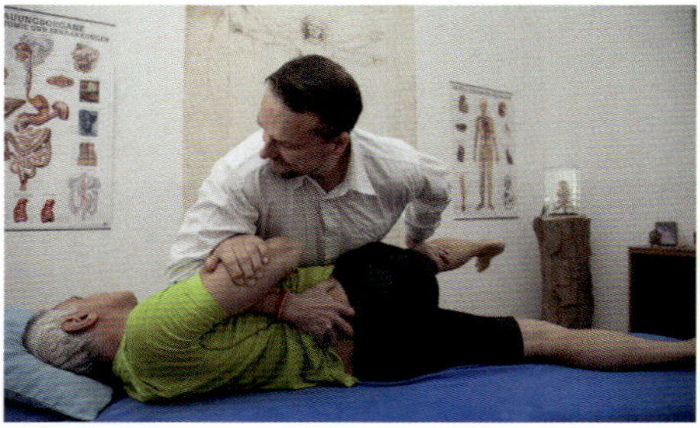

Mit gezielten Griffen bringt Osteopath Georg Eggers Huberts Gestell wieder ins Lot.

Der andere ist der Mittenwalder Osteopath Georg „Schorsch" Eggers, der auch Vorstand der Bundesarbeitsgemeinschaft Osteopathie (BAO) ist, die sich für die Standards in der Osteopathie-Ausbildung einsetzt. „Ein absoluter Fachmann, der genau weiß, wo er bei mir ansetzen muss."

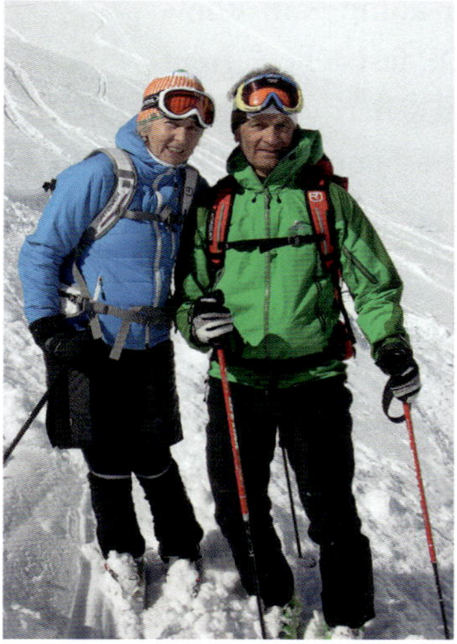

Sportliches Paar im Winter und im Sommer: Hubert mit Ehefrau Gabriele auf Skitour.

Demnächst nimmt Hubert an einer Hüft-Studie der TU München teil. „Im Winter soll ich auf der Zugspitze total verkabelt werden. Dann werden die Belastungseinheiten und die Verteilung der Kräfte gemessen beim Skifahren. Sie wollten extra Probanden, die druckvoll auf den Skiern stehen." Wir werden über die Ergebnisse auf unserer Homepage mut-zur-neuen-huefte.de berichten.

Privat geht es ihm und seiner Frau Gabriele, unserer sportlichen Titelfrau, die ihn oft bei all seinen Outdoor- und Indoor-Aktivitäten begleitet, sehr gut.

„Gabi hat sich heuer ein sportliches E-Bike zugelegt, damit sie unsere Bike-Touren etwas entspannter angehen kann. Nach wie vor halten wir uns beide im Sommer fit mit Rennradfahren, Mountainbiken, Bergwandern, Fitnesstraining wie Pilates und TRX-Schlingentraining, Schwimmen in unseren Bergseen, Urlaub im Süden am Meer und natürlich mit unseren lieben drei Enkelkindern Andreas, Paula und Antonia."

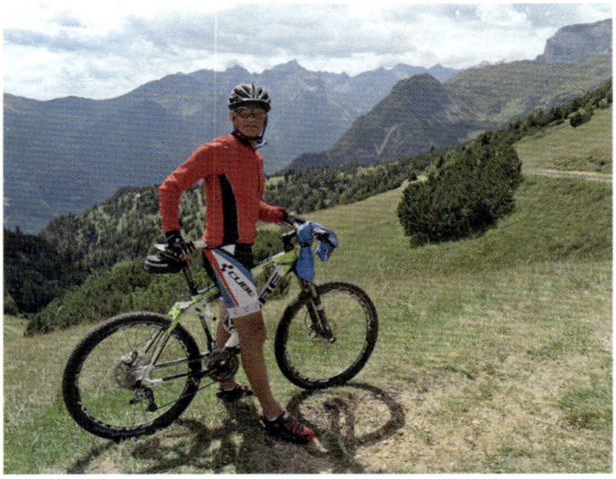

Im Sommer ist das Mountainbike Huberts beliebtestes Fortbewegungsmittel in den Bergen – natürlich noch ohne E-Antrieb

Und die zweite Seite? „Die ist top in Ordnung und noch lange nicht dran!"

HR

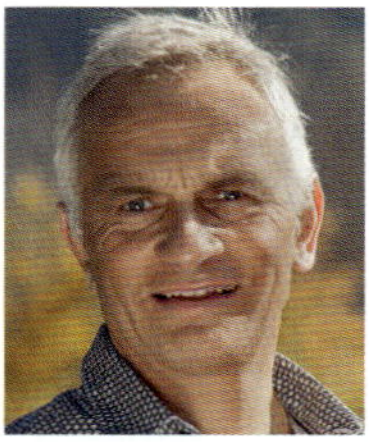

Der Bergfex

Hubert Hornsteiner
Mediengestalter, Grafikdesigner, Fotograf
*11. Juni 1958 in Mittenwald, Oberbayern

Hüft-Beschwerden:
Seit 2008, „Messerstiche" in der Leiste, zunehmende Bewegungsunfähigkeit
Ursache: Wahrscheinlich Fehlstellung von Geburt an
Diagnose:
1. Diagnose Röntgen / CT Frühjahr 2009,
endgültige Diagnose 28. März 2011 Coxarthrose rechts
Behandlungen vor der OP: Massagen, Osteopathie, Physiotherapie
Hüft-OP: 3. Juni 2011
Klinik und Operateur:
OCM (= Orthopädische Chirurgie München), PD Dr. med. Michael Dienst, stationär in der Sana-Klinik München-Sendling
Krankenkasse: AOK
Technik und Material:
Unzementierte Totalendoprothese: Pfanne aus Titanium, Schale aus Polyethylen, verkürzter Schaft aus Stahl und Kugel aus Keramik
Komplikationen nach der OP:
Keine, außer einem kleinen Hämatom ein paar Tage nach der OP
Reha: m&i-Fachklinik Bad Heilbrunn, 3 Wochen
Reha-Ziel: Sich schmerzfrei im Alltag bewegen können;
das große Ziel: wieder Freeride-Skifahren können
Behandlungen nach der Reha: Massagen, Osteopathie, Physiotherapie
Sportarten vor der Hüft-OP:
Freeride-Skifahren, Skitouren, Langlauf, Mountainbike, Rennradfahren, Bergsteigen, Fußball, Laufen

Sportarten nach der Hüft-OP und ab wann:
Freeride-Skifahren, Mountainbike, Rennradfahren, Bergsteigen;
1. Mountainbike-Tour 3 Monate nach der OP,
1. Mal auf Skiern 6 Monate nach der OP,
1. Freeride-Abfahrt 7 Monate nach der OP

Fitness-Training vor der OP:
Pilates am Boden, Krafttraining

Fitness-Training nach der OP:
Pilates am Boden und am Gerät, zu Hause täglich Gymnastik, u. a. mit Wackelbrett und AIREX-Balancekissen, Slackline, später TRX-Schlingentraining

Wie zufrieden heute, 2017? Sehr

Mutmach-Satz für andere:
Ich würde jedem sofort zuraten, nicht so lange zu warten.

Wiebke Schüller, 51, zwei Hüft-TEPs

Mit Arnie I und Arnie II auf dem Pferd

Dank der TEPFIT-Facebook-Gruppe treffen wir auf viele Mutmach-Patienten, die ihre zum Teil große Angst vor der OP überwunden haben und ihre Geschichte gern anderen weitergeben. Zu diesen Menschen gehört auch die aktive Reiterin Wiebke Schüller, die viele erfrischende Posts schreibt und dazu wunderschöne Pferde-Fotos stellt. Klar, dass wir sie auch in unserer Neuauflage haben wollten!

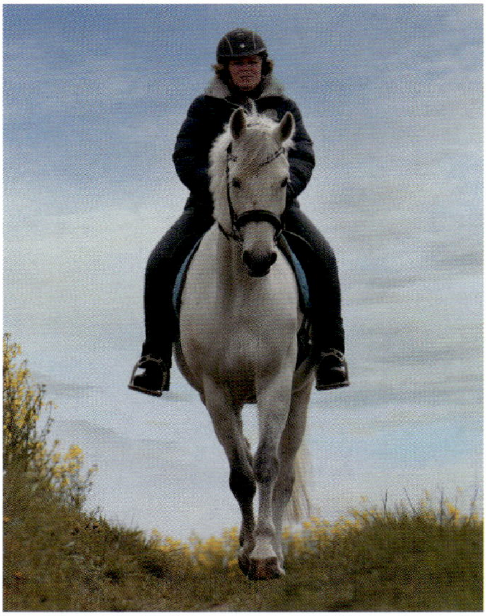

Wiebke auf ihrem Traumschimmel im Gelände

Charakteristisch einer ihrer Mut machenden Kommentare zu einem ängstlichen Neumitglied der geschlossenen Gruppe: „Gut, dass die Freundin Dich hierher eingeladen hat. Sonst lässt Du Dich nachher noch weitere vier Mal voruntersuchen. Mit der Aukamm-Klinik hast Du eine sehr gute Entscheidung getroffen, go for it! Ich hatte auch mega Schiss, war 44 bei meiner ersten OP und muss im Nachgang sagen, dass ich sechs Jahre zu lange gewartet habe. Die ganzen Verkürzungen etc. wieder aufzuarbeiten war und ist ein Riesending. Ich hab mittlerweile zwei neue Hüften und bin sehr happy und superdankbar, dass die heutige Medizin sowas möglich macht. Und das in einer Stunde OP!“

„Ich bin sehr happy und superdankbar, dass die heutige Medizin das möglich macht.“

Plastikpferd mit 3 D-Sitzanalyse

Marketing-Fachfrau Wiebke Schüller ist zudem eine Bloggerin mit viel Selbstironie.

Sie nennt ihre „neuen Titanfreunde“ Arnie I und II („Dazu brauche ich wohl nix zu sagen, wenn einer Power hat und durchhält, dann Arnie*“) und sie hat ihr Lieblingshobby, das Reiten, zunächst wieder auf einem Plastikpferd geübt! Dieser Reitsimulator gehört der Deutsch-Amerikanerin Sheron Adam und steht in Aschheim bei München. Wiebke, selbst zweisprachig aufgewachsen und Englisch-Übersetzerin („mit einem leichten amerikanischen Akzent“), reiste kurzerhand im Februar 2017 vom hessischen Büdingen, wo sie auch im evangelischen Kirchenvorstand aktiv ist, gen Süden und setzte sich auf diesen Reitsimulator.

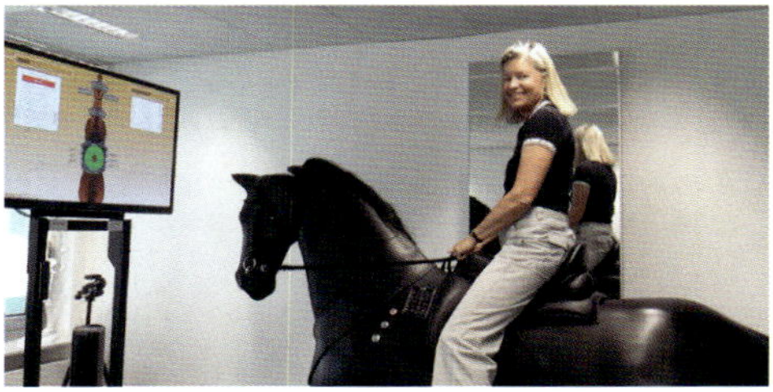

Autorin Heidi Rauch hat den Plastikpferd-Simulator natürlich auch ausprobieren müssen.

Natürlich habe auch ich als ehemalige Reiterin das ausprobiert mit meinen beiden Titanhüften. Unser beider Fazit: Ist prima, um wieder die Sicherheit zu bekommen, dass alles funktioniert (bei mir auch nach 25 Jahren Reitpause!), aber ersetzt natürlich nicht das „Naturgefühl“ auf einem vierbeinigen Lebewesen. Die Unberechenbarkeit eines Pferdes hat auch zu Sheron Adams Rückenverletzung und Fast-Lähmung geführt, die sie erfolgreich mit ihrem Plastik-Modellpferd (und eiserner Disziplin) überwunden hat. Sie hat darüber ein Buch geschrieben mit dem Titel: „Aus den Wolken auf den Boden“.

Wiebke beschreibt ihre Erfahrungen folgendermaßen: „Abgesehen von der 3 D-Computervermessung auf diesem Pferd, die längst nicht so 'schief' ausfiel wie befürchtet, hat es sich ganz interessant angefühlt, mal künstlich zu Reiten. Um ein Gefühl für die Gangarten zu bekommen, ist das recht nützlich. Zumal ich sechs Jahre lang wegen der Hüftdysplasie nicht mal mehr aussitzen konnte im Trab. Ich bin froh, das ausprobiert zu haben."

Die leidenschaftliche Reiterin hatte nach ihren zwei Hüft-OPs die Befürchtung, dass sie nicht mehr wirklich balanciert auf ihren beiden Pobacken sitzt. Wiebke ist selbst Übungsleiterin B (DOSB) „Sport in der Prävention" – der Deutsche Olympische Sportbund hat das Reiten als Gesundheitssport und für Präventivtraining bestens geeignet deklariert – und hat daher ein gutes Körpergefühl. Die 3 D-Analyse bestätigte ihr eine gewisse Schiefe nach links und ein noch nicht flexibles Becken. „Alles logisch, denn links wurde die Hüfte erst vor kurzem gemacht, und durch die Gesamtsituation hat sich die gesamte Beckenverspannung total verkrampft."

„Ich halte viel davon, gleichseitig zu trainieren, Pilates oder an Geräten."

Wiebke fuhr mit einem klaren Trainingsgedanken nach Hause: „Diese Problematik trainiere ich am liebsten weiter in meinem qualifizierten Sportstudio. Ich halte viel davon, gleichseitig zu trainieren, egal ob im Pilateskurs oder an den Geräten. Was ich mir nicht zielführend vorstelle, ist, weiter im Schritt auf dem Plastikpferd zu sitzen und die Haltung einzuüben. Da meine Probleme zwar mächtig (Verkürzungen bauen sich nicht innerhalb von wenigen Tagen ab) sind, aber doch überschaubar, kann ich das ganz gut selbst korrigieren."

„Verkürzungen bauen sich nicht innerhalb von wenigen Tagen ab."

Ein paar Monate später reitet sie mit ihrem Traumschimmel wieder durchs Gelände, auch wenn nicht alles so ist wie früher: „Mein Sitz fühlt sich mittlerweile wieder an, als hätten sich die Hüften (also Arnie I und II) jetzt so justiert, wie ein Reiterbein das braucht. Hat der Doc gut eingebaut, der wusste ja wofür ich die brauche. Dennoch wünsche ich mir hier nochmal jemanden, der Empathie für Prothesenträger hat und mich mal mit Druck (ich kann das ab) und Herz wieder so hinsetzt, wie es mal war."

Gedanken nach der ersten Hüft-OP

Gehen wir sieben Jahre zurück, und zwar zum 26. Juli 2010, eine Woche nach dem Einsetzen von Wiebkes erster Hüft-TEP. Unter der Überschrift „Neues Spiel" schrieb sie dazu in ihrem Blog etwas distanzierend in der dritten Person: „Sie hat jetzt etwa vier neue Teile. Ersatzteile von der Firma Zimmer und dann noch einige Teile, um diverse Übungen auszuführen: einen Sockenanzieher, eine Greifzange. Was es alles gibt! Elastische Schnürbänder müssen wir auch noch besorgen, dann lassen sich sogar normale Schuhe tragen und nicht nur Birkenstöcker und sonstige Leisetreter.

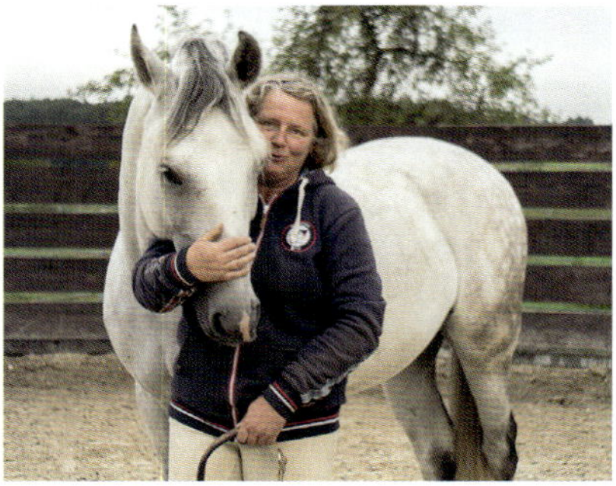

Wiebke mit dem Lusitano-Wallach Capote

„Ich hatte eine Mordsangst vor der ganzen Sache."

Die vier neuen Teile heißen allofit shell, cls spotorno, durasul alpha insert und biolox delta ceramic fermoral head. Sie hatte Mordsangst vor der ganzen Sache und kann es noch immer nicht so recht glauben, dass noch vor einer Woche die Angst da war. Heute sind die Ersatzteile eingebaut, die Schmerzen unter Kontrolle, die Naht supergut zugewachsen. Wie neugeboren fühlt sie sich noch nicht, aber nachdem sie die letzten Monate nicht klinisch, aber faktisch tot war (game over), ist jetzt doch ein Fünkchen Hoffnung aufgekeimt." Vor dieser ersten OP hatte Wiebke massive Probleme mit ihrer Beweglichkeit und spitzt diese Situation etwas dramatisch als Tod-Situation zu. „Das bloße im Bettliegen hat bereits geschmerzt."

Sie sollte nach der OP drei Wochen lang ihr „Ersatzteil-Bein" nur mit 30 Prozent belasten und ging voll motiviert in die Reha. „Das Bein ist mit 0 cm Längendifferenz aus der OP gekommen. Was ne Wahnsinnsleistung! Denn Beinlängendifferenzen sind bei Hüft-OPs durchaus üblich, und die 0 cm heißen, dass die guten Stücke sich jetzt bitte genauso in den alten Restkörper integrieren mögen."

Verzicht auf Wettbewerbe

Zu ihrer psychischen Situation schrieb sie damals: „Der Lebensentwurf will überarbeitet werden. Die Erfahrung, einmal schon in jungen Jahren derart bewegungseingeschränkt gewesen zu sein, wird sicherlich bereichernd wirken. Die Suche nach neuen Challenges ist spannend, aber auch frustrierend. Erlaubt sind so Sachen wie Rückenschwimmen und Walken. Und obwohl sie nie Bungeejumping- oder Kitesurfingambitioniert war, ist Rückenschwimmen und Walken eher etwas für die Generation 66+. Ihre Passion war Eventing (Vielseitigkeitsreiten). Sie kam sehr spät zu dieser Passion, und sie blickt immerhin auf einige schöne Jahre zurück, auf eine für ihren späten Start gesehen ausgesprochen gute sportliche Weiterentwicklung.

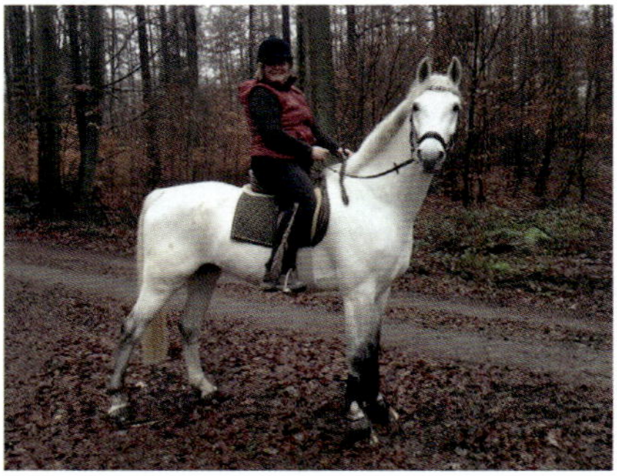

Wiebke bei ihrem allerersten Ausritt nach der Hüft-OP – gut 12 Wochen danach.

Und nun steht eine Zukunft an, die sich außerhalb des Wettbewerbs abspielen wird. Sie geht nicht in den Wettkampf, wenn ihre Bedingungen von vornherein beschränkt sind – hier: die Beweglichkeit und das Risiko. Dazu ist sie nicht bereit. Der Wettbewerb ist überhaupt nicht wichtig!! Und das Risiko ist nicht nötig. Gespannt sieht sie den

„Wer nichts wagt, der nichts gewinnt."

rasanten Fortschritten entgegen, die aktuell auf sie warten und freut sich vor allem auf all ihre wahren Freunde und dass sie wieder eine Treppe hochsteigen kann ohne Schmerzen. Wer nichts wagt, der nichts gewinnt."

Daran hat sich bis heute nicht viel geändert, außer ein enormer Wiedergewinn an Lebensqualität und der Ambition, in klassischer Dressur und Arbeitsreitweisen (Working Equitation) weiter sportlich zu arbeiten – mit Arnie I und II als treuen, leistungsfähigen Begleitern.

HR

**mit Arnie ist selbstredend Arnold Schwarzenegger gemeint*

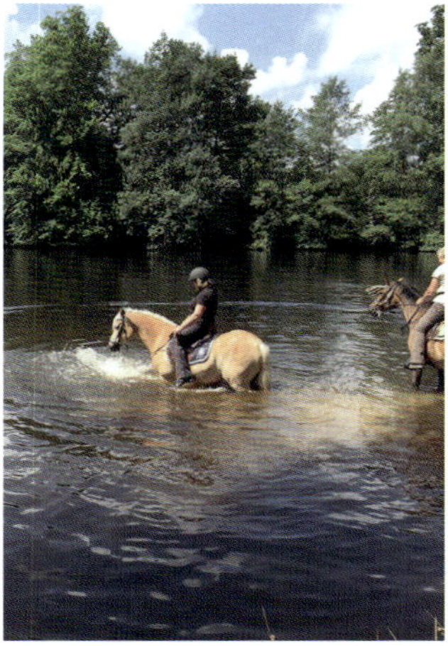

Heute steht das gechillte Ausreiten im Vordergrund – gern mit Abkühlung im See.

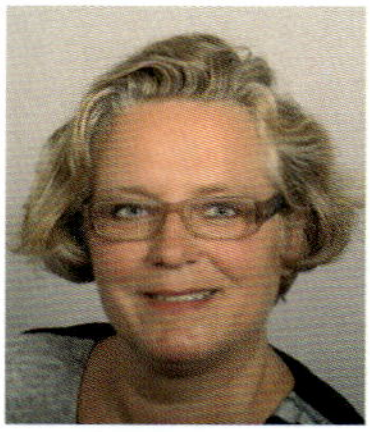

Die Reiterin

Wiebke Schüller
Marketing-Expertin
*4. Oktober 1966 in Braunschweig

Hüft-Beschwerden:
Mit etwa 29 Jahren Röntgenbild nach Hexenschuss, Diagnose Dysplasie beidseitig, Prognose neue Hüfte/n. Ich: Geldmacherei, so ein Blödsinn.
Mit etwa 34 Jahren massive Schmerzen im Hüftbereich nach Halbmarathon (ich war mit ca. 68 kg auch kein Leichtgewicht). Ich: hm, offenbar ist doch was dran am Röntgenbefund. Immerhin: 10 Jahre später habe ich die erste TEP einbauen lassen.
Ursache/Diagnose:
Hüft-Dysplasie beidseitig, kein Raum mehr zwischen Pfanne und Gelenk
Behandlungen vor der OP:
Schmerztherapie, Akupunktur, Schmerztabletten. Zuletzt ging gar nichts mehr an Sport, nicht einmal mehr eine Treppenstufe zu Fuß ohne massive Schmerzen. Geschweige denn Reiten....
Hüft-OP: TEP rechts 2010, TEP links 2016
Klinik und Operateur:
Beide OPs Endoklinik Hamburg, Dr. Volker Jonen
Krankenkasse: TK
Technik und Material: Seitlicher Zugang, Zimmer CLS Spotorno
Komplikationen nach der OP:
Leider nach der ersten OP Zunahme des Beinumfangs rechts um ca. 4 cm (bis heute nicht beseitigt, trotz intensiver Lymphdrainage etc.)
Reha: 2010 drei Wochen Damp (mies), 2016 drei Wochen Dr. Baumstark, Bad Homburg (super)
Reha-Ziel: Mobilisation, Erreichung eines sauberen Gangbilds

Behandlungen nach der Reha:
Sechs Wochen KG / Lymphdrainage
Sportarten vor der Hüft-OP:
Reiten (Wettkampf: Vielseitigkeits- und Springreiten bis Kl. L), Laufen, Radfahren, Yoga
Sportarten nach der Hüft-OP und ab wann:
Vier Wochen post-OP Pilates, Radfahren (Gym), Aquagymnastik;
ab drei Monate post-OP: Spinning, Krafttraining, Reiten: Entscheidung gegen Wettkampf wg. der TEPs (kein Verbot, dennoch ist Vielseitigkeitsreiten mit festen Hindernissen mir eine Nummer zu riskant)
Fitness-Training vor der OP:
Vier Wochen vor der OP gezieltes Krafttraining, u .a. auch der Armmuskulatur zur Vorbereitung auf die Unterarm-Gehstützen
Fitness-Training nach der OP: Gezieltes Krafttraining, Spinning, Pilates
Wie zufrieden heute, 2017?
Sehr zufrieden. Die Beweglichkeit im Becken/LWS-Bereich ist nicht dieselbe wie früher, dennoch habe ich mehr als sechs Jahre lang große Schmerzen gehabt und mich dadurch zu wenig bewegt, an Gewicht zugelegt und natürlich keine Lebensqualität mehr gehabt. Ich hatte eine Riesenangst vor den OPs. Daher habe ich vermutlich im Nachhinein auch sechs Jahre zu lange gewartet. Die Schmerzen sind, seitdem ich die beiden TEPs habe, komplett weg.
Mutmach-Satz für andere:
Reiten ist für mich pures Glück. Um „gut“ zu reiten, braucht es Körperspannung, eine gute Beweglichkeit, Koordination und Kondition. All dies habe ich mit meinen beiden Hüft-TEPs wiedererlangt und damit meine eigenen pessimistischen Erwartungen weit übertroffen!

**Alfred Ploch, 72,
drei Hüft-TEPs (1990, 1998, 2017 Revision)**

Langzeiterfahrung als leidenschaftlicher Golfer

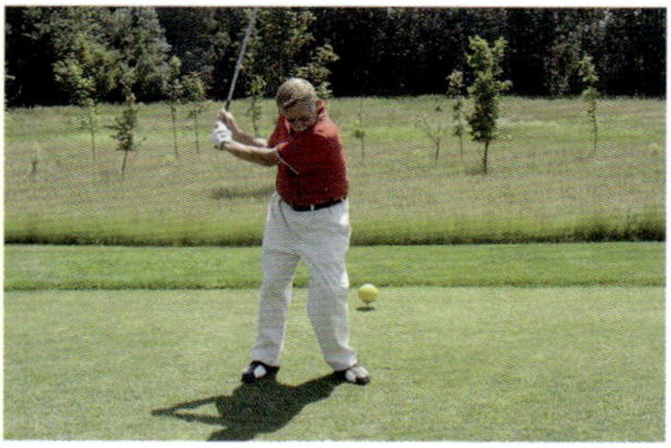

Alfreds Leidenschaft ist das Golfspielen. Hier beim Abschlag in seinem Golfclub München Eichenried

Wann immer es seine freie Zeit erlaubt, ist Alfred Ploch im Golfclub München Eichenried zu finden. Zum Einen weil der Inhaber einer Blockhaus-Firma in Landsham, Landkreis Ebersberg bei München, dort die knallrot gestrichenen Blockhäuser gebaut hat, die als Schutz-, Starter- oder Gastronomie-Hütten dienen. Zum Anderen, weil er ein fanatischer Golfer ist, wie er selbst zugibt. Über schlechte Schläge kann sich der Handicap 18-Spieler lautstark ärgern. Dass er diesen Sport mit zwei künstlichen Hüften ausübt, sieht man ihm nicht an. Seine Geschichte macht Mut, weil er sein erstes künstliches Hüftgelenk bereits seit 1990 und das zweite seit 1998 hat. Beschwerdefrei – und das nach einer deutlich zu langen Leidenszeit, wie er heute zugibt.

Eigentlich ist Alfred nämlich ein pragmatischer Mensch. Aber bevor er sich das erste künstliche Hüftgelenk nach der eindeutigen Diagnose Coxarthrose einsetzen ließ, vergingen doch acht Jahre. Schmerzvolle Jahre. Jahre, in denen er aus Bettlaken Putzlumpen machte. „Ich hatte nachts so ein starkes Brennen, dass ich immer mein Bein aus der Hüfte rausgeschoben habe und dabei sämtliche Bettlaken kaputt getreten habe.", erzählt er. „Die Betttücher von damals dienen jetzt alle als Putzlumpen, so zerrissen waren die."

Mit 37 zu jung für eine Hüft-TEP

Zu der geschilderten Zeit ist Alfred längst sehr stark gehinkt. Aber anfangs haben die Ärzte auf das Knie als Ursache getippt, bis ein bekannter Arzt die Hüften geröntgt hat. 1982 stand die Diagnose fest: Coxarthrose rechts, links auch schon angegriffen. Aber es hieß: „Wir warten noch, Sie sind zu jung für ein neues Hüftgelenk." Der Patient, Jahrgang 1945, war damals 37 Jahre alt. Er versuchte, die Schmerzen zu ignorieren. „Ich schlucke keine Tabletten. Vielmehr habe ich mich in die Arbeit gestürzt, schließlich musste ich meine Blockhaus-Firma aufbauen", sagt der gelernte Kaufmann. Aber er gibt zu, dass er damals „entsprechend schlecht gelaunt war".

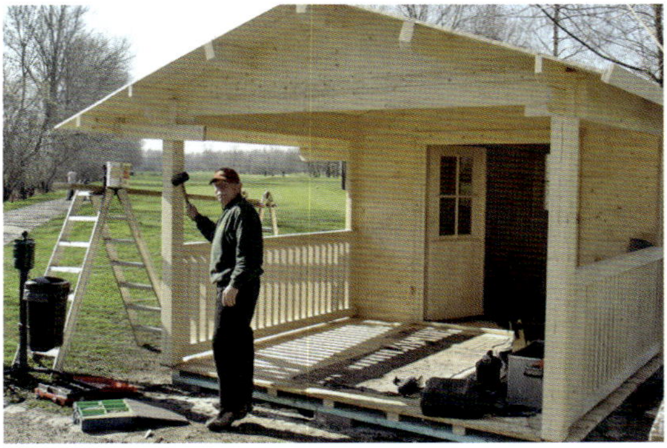

Alfreds künstliche Hüften müssen auch schwere körperliche Arbeit aushalten. Hier baut er ein Blockhaus für den Golfclub München Eichenried als Starterhäuschen.

Eine glückliche Fügung wollte es, dass Prof. Dr. Fritz Lechner, damals Chefarzt am Klinikum Garmisch-Partenkirchen, 1989 für seine Jagd in Landsham bei Blockhaus Ploch eine Jagdhütte bestellte. Ihm genügte ein kurzer Blick auf den hinkenden Firmeninhaber. In einem eindringlichen Gespräch erläuterte er die Vorzüge eines künstlichen Hüftgelenks und schilderte die große Erfahrung der Klinik. „Damals gab es nur drei Kliniken, die einem Hüft-Patienten empfohlen wurden: die Endo-Klinik Hamburg, die Orthopädische Klinik Wichernhaus in Nürnberg und Garmisch", erinnert sich Alfred.

„Als ich 0:6 beim Tennis verlor, war für mich Schluss."

Aber er zögerte immer noch: „Klar hatte ich schon die sogenannte Schaufenster-Krankheit“, erzählt er. „Das heißt, ich bin dauernd stehen geblieben, weil das Laufen zunehmend schwierig wurde. Aber erst als ich 0:6 gegen meinen damaligen Tennispartner verlor, habe ich beschlossen: Jetzt ist Schluss!“

Endlich schmerzfrei schlafen

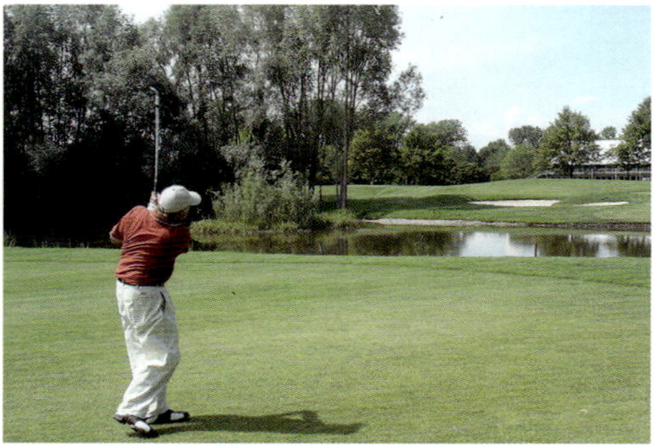

Alfred beim hohen Pitch-Schlag über einen See.

Am 7. Dezember 1990 schließlich war der OP-Termin im Klinikum Garmisch-Partenkirchen. „Prof. Lechner hat mich vor seiner ganzen Mannschaft mit der Nachricht empfangen, dass er nun leider nicht selbst operieren könne. Das würde Oberarzt Dr. Georg Tauber machen. Und von dem würde er sich auch operieren lassen. Da habe ich geantwortet: ‚Herr Professor, was für Sie gut ist, ist für mich gleich zwei Mal gut‘. Da hat das ganze Team gelacht.“ Alfred erinnert sich noch gut an seine Gefühle nach der ersten Hüft-OP: „Der Schmerz war sofort weg. Das war wie eine Erlösung. Endlich konnte ich schmerzfrei schlafen.“

Nach drei Monaten wieder Golf gespielt

„Der Schmerz war sofort weg. Das war wie eine Erlösung.“

Mit der zweiten Hüfte wartete er trotz des Erfolgs noch einmal acht Jahre. Inzwischen war Dr. Holm Schlemmer Chefarzt im Bereich Endoprothetik geworden. Aber Dr. Georg Tauber war noch im Team und operierte am 9. Januar 1998 auch die linke Hüfte von Alfred Ploch.

„Ich habe einfach ein Gottvertrauen zu den Ärzten. Die werden das schon richtig machen."

Beide Male ging Alfred im Anschluss an die OP drei Wochen in die Reha-Klinik St. Hubertus in Bad Wiessee am Tegernsee. Beim zweiten Mal hatte sich die Meinung in Bezug auf die Belastung etwas geändert: „Diesmal durfte ich eher wieder gehen und gleich nach der OP mit Krücken leicht belasten."

Inzwischen hatte Alfred eine neue Sportart entdeckt: das Golfen. Und so hieß sein Reha-Ziel: „Im April will ich aber wieder Golf spielen." Die Sportarten Squash – „ist ja out" –, Tennis und Ski – „langweilen mich, muss ich nicht unbedingt haben" – hat er aufgegeben. „Ich habe zwar laut meinem Trainer einen Holzhackerschwung, aber das Golfen ist mein Sport. So oft es geht, spiele ich. Da kann ich total abschalten." Und es klappte: Drei Monate nach der zweiten OP ging Alfred wieder in seinem Golfclub München Eichenried auf die Runde.

„Golf ist mein Sport. Da kann ich total abschalten."

Zwei schwere Unfälle überstanden

Nur im Winter geht er statt auf den Golfplatz zwei bis drei Mal pro Woche ins Fitness-Studio. „Schließlich müssen die Oberschenkel- und Pomuskeln straff sein."

Tatsächlich halten die TEPs von Alfred auch ohne tägliche Gymnastik einiges aus: Am 13. Dezember 2008, just zum zehnjährigen Zweit-Hüft-TEP-Jubiläum, stürzte der Blockhaus-Bauer bei der Arbeit von der Leiter. „Meine Schulter inklusive Bizeps ist komplett abgerissen, aber die Hüften haben gehalten", lacht er und zeigt seine Schulternarbe. Auch auf Glatteis hat es ihm im Winter schon beide Beine weggezogen, aber es ist nichts

„Meine Gelenke fühlen sich ganz normal an."

passiert. Einmal im Jahr lässt er die Hüften röntgen – und stets ist alles o. k.. „Ich habe immer das Gefühl, meine Gelenke sind ganz normal."

2017: Revision nach 26 Jahren

Das Thema Revision treibt viele TEP-Träger um: Wie lange hält meine künstliche Hüfte? Wann merke ich, dass die alte abgenutzt ist? Was muss bei einem neuen Implantat gemacht werden? Unsere Fachärzte beantworten diese Fragen im vorderen Teil des Buchs. Hier nun der ganz frische Erfahrungsbericht von Alfred Ploch, dessen „alte" Geschichte wir hier mit der neuen Hüfte ergänzen. Der Steckbrief ist ebenfalls ergänzt.

Revision heißt ja eigentlich Überprüfung. In der Endoprothetik ist aber der Austausch des künstlichen Gelenks damit gemeint. Die Überprüfung, wie kaputt die TEP wirklich ist, scheint vor der OP schwierig zu sein. „Ich hatte leichte Schmerzen schon vier Jahre vor der OP 2017 und war deshalb sogar in der endogap-Klinik, weil man mir gesagt hatte, der Ersatz sei fällig." Da aber am OP-Tag das passende Implantat nicht vorrätig war, weil dieser Gelenktyp inzwischen nicht mehr gebaut wurde, ging Alfred wieder nach Hause und spielte weiter munter Golf. „Ich habe inzwischen etwas weniger auf meinen Blockhaus-Baustellen gearbeitet und dafür mehr Fitness-Training gemacht", erzählt er.

Anfang 2017 meldete sich die Hüfte doch wieder. Alfred fing an, ab und an zu humpeln und ging zu seinem Münchner Orthopäden. Der stellte mit Hilfe eines Kontrastmittels Entzündungen im Gelenk fest. Also nahm Alfred Ibuprofen, um seinen geliebten Golfsport weiter ausüben zu können. „Das machen ja viele Golfer, auch wegen Rückenproblemen. Aber nach zwei Wochen wurde ich doch unsicher und vereinbarte ein Vorgespräch in Garmisch."

„Nach 14 Tagen mit Schmerzmitteln ging ich doch lieber zum OP-Vorgespräch."

Es war klar, dass er die Revision wieder in der endogap vornehmen lassen würde, wo ihm die nun muckende TEP 1990 eingesetzt worden war. „Das Pflegepersonal ist dort absolut nett, freundlich und zuvorkommend", schwärmt er. „Eine Krankenschwester ist schon 30 Jahre da!" Im Vorgespräch erfuhr Alfred, dass es nun höchste Zeit sei. Die Pfanne und der Hüftkopf sollten ersetzt werden.

Neue Hüfte vollzementiert

Als er dann am 4. Mai glücklich aus der Vollnarkose wieder aufwachte, hörte er von seinem Operateur: „Das hätte man vor zehn Jahren schon machen müssen!" Bei der OP stellte sich nämlich heraus, dass die Osteolyse bereits weit fortgeschritten war. Das heißt, der Kunststoff-Abrieb hatte begonnen, den Knochen zu zersetzen. „Bei mir war das echt kritisch. Der Knochen war so porös und dünn wie eine Eierschale, die schon beim Hinblasen kaputt gegangen wäre." Zudem saß die Kugel nicht mehr in der Mitte. Es bestand die Gefahr, dass Metall auf Metall gerieben hätte.

„Der Kunststoff-Abrieb hatte begonnen, den Knochen zu zersetzen."

Allerdings waren glücklicherweise alle Metallteile fest verankert und konnten belassen werden. Somit wurde nur der Kunststoffeinsatz der Pfanne getauscht und der Keramik-Hüftkopf gewechselt. Der Einsatz wurde in die feste Pfanne einzementiert – dazu bedurfte es einer längeren Schnittwunde, die erst durchheilen musste. Trotzdem hat die zementierte Hüfte den Vorteil, dass sofort Vollbelastung möglich ist.

Dazu Dr. Christian Fulghum erläuternd: „Im Knochen hatten sich große Granulome gebildet, die ihn in der Prothesenumgebung porös gemacht haben, aber die Metallteile nicht gelockert haben. Das gibt es. Wenn man das Metall dann entfernt, fällt das gesamte Konstrukt in sich zusammen und man hat ein Problem. Wenn die Ursache der Porosität, also die

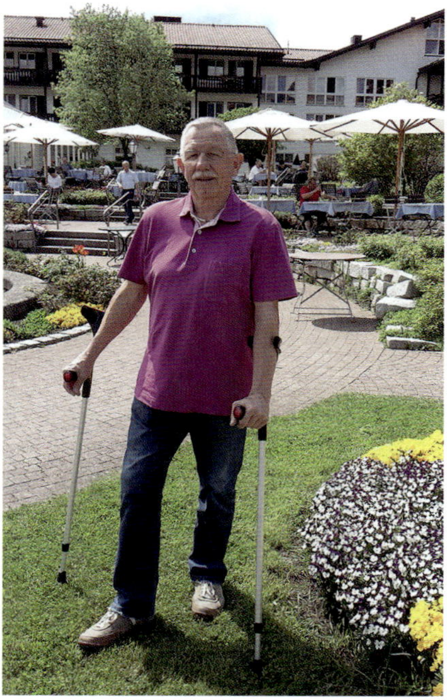

Schon in der Reha in der St. Hubertus-Klinik am Tegernsee brauchte Alfred die Gehhilfen kaum noch.

Mom-Gleitpaarung, weg ist, verfestigt sich der Knochen wieder und es ist alles gut. Die Implantate wurden nicht mehr hergestellt, also gab es auch kein Inlay, das man hätte einsetzen können. Darum haben wir, um die feste Pfanne nicht entfernen zu müssen, ein Inlay in die feste Schale einzementiert. Das hält gut und ist voll belastbar. Der Schaft war fest und blieb drinnen."

Alfred freut sich über diese Lösung, die für ihn wie maßgeschneidert ist. „Diesmal habe ich die Kompressionsstrümpfe auch nur kurz gebraucht. Die Thrombosespritzen natürlich schon." Am 10. Mai ist er heimgefahren worden, am 15. Mai begann seine Reha in Bad Wiessee am Tegernsee, die er eher als minimal bezeichnet. „Mein oberstes Ziel war ja, wieder Golf spielen zu können. Da habe ich dann einen Therapeuten für Leistungssportler gefunden, der mir gezeigt hat, dass ich den linken Fuß beim Schwung mehr ausstellen soll."

Entgegen der Empfehlung von Chefarzt Dr. Christian Fulghum, der post-OP drei Monate ohne Golf empfiehlt, machte Alfred schon acht Wochen danach erste Schwünge. „Ich hatte ja überhaupt keine Schmerzen!" Tatsächlich: Als ich mit ihm die ersten neun Löcher nach der Revision gespielt habe, spielte der 72-Jährige, dessen Handicap inzwischen auf 20 gestiegen ist, wie immer: Es gelangen ihm Super-Drives und ein prima Score.

„Ich hatte überhaupt keine Schmerzen!"

Sturz nach acht Wochen

Dummerweise hat ihn dann Anfang Juli ein Radfahrer buchstäblich lahmgelegt. Und das kam so: „Ich bin ganz harmlos am Gardasee mit meiner Frau spazieren gegangen, da kam ein holländischer Radfahrer von hinten. Ich habe ihn im Augenwinkel gesehen und noch gedacht, ob der wohl rechtzeitig bremst. Jedenfalls wollte ich ihm ausweichen, habe einen Ausfallschritt gemacht – und da hat er mich noch erwischt. Ich bin aufs Knie gestürzt und hatte natürlich totale Angst um die Hüfte.“ Alfred musste nach München zurücktransportiert werden, war geschockt und deprimiert. Bei der Untersuchung wurde ein Meniskus-Schaden festgestellt. Das hieß: wieder Krücken, wieder kein Golf!

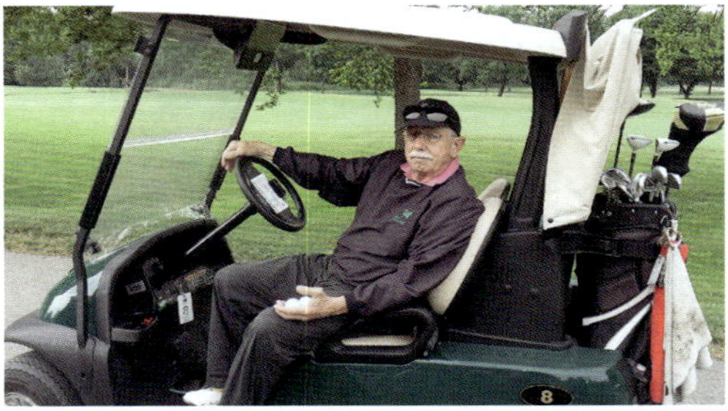

Am Anfang nahm Alfred auf der Golfrunde doch lieber ein Cart zur Schonung.

Und im September 2017 der zweite Sturz! Irgendwie hat Alfred die Unfälle gepachtet. Diesmal im Salto von einem Lastwagen, weil er beim Runterklettern irgendwie hängengeblieben ist. Danach gab es heftige Schmerzen in der Hüfte. Aber die TEP hat gehalten, wie übrigens bei vielen Stürzen. Die meisten Hüft-TEP-Träger sind schon auf die unterschiedlichste Art gestürzt – ob beim Sport, auf Glatteis oder im Alltag – und nie ist die Hüfte luxiert. Wir wünschen Alfred und seinen Hüft-TEPs für die Zukunft auf jeden Fall mehr Achtsamkeit und weniger unsanfte Landungen!

HR

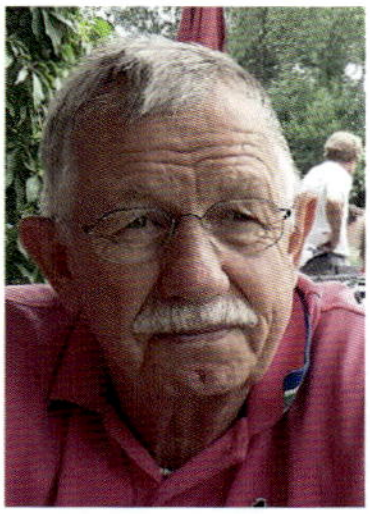

Der Dreifach-TEPler

Alfred Ploch
selbstständiger Kaufmann, Inhaber der Firma "Blockhaus Ploch" in Landsham bei München
*1.9.1945 in Nürnberg

Hüft-Beschwerden: Ab ca. 1982; starkes Brennen, vor allem nachts
Ursache: Wahrscheinlich Hüftdysplasie von Geburt an
Diagnose: 1982, also mit 37 Jahren, Coxarthrose
Behandlungen vor der OP: Keine
Hüft-OP: 7. Februar 1990 rechts, 9. Januar 1998 links; Revision rechts 4. Mai 2017
Klinik und Operateur:
Klinikum Garmisch-Partenkirchen, beide bei Oberarzt Dr. Georg Tauber;
Revision Dr. Andreas Berger (Team Dr. Fulghum)
Krankenkasse: DAK, gesetzlich
Technik und Material:
Rechts Typ Endler (Pfanne), Größe 64, Schaft Spotorno 12,5,
Kopf Keramik lang; links Aesculap Pfanne, Schaft Spotorno 10,
Kopf Keramik Lang, Keramik-Inlay;
Revisions-TEP: BioBall Keramik Steckkopf 36 mm und Adapter,
Merete Medical, Revisions-Cup XLPE 60 x 36 Liner zementiert, ZimmerBiomet
Komplikationen nach der OP: Keine
Reha:
Jeweils drei Wochen Fachklinik St. Hubertus, Bad Wiessee am Tegernsee
Reha-Ziel:
Bei der ersten Hüfte: wieder schmerzfrei schlafen;
bei der zweiten: bald wieder Golf spielen können – dito bei der Revision
Behandlungen nach der Reha: Keine

Sportarten vor der Hüft-OP: Squash, Tennis, Ski, Golf (seit 1995)

Sportarten nach der Hüft-OP und ab wann:

Squash ist out, Tennis und Ski habe ich keine Lust mehr, geblieben ist Golf. Erste Schwünge drei Monate nach der OP; nach der Revision sogar schon acht Wochen nach der OP

Fitness-Training vor der OP:

Vor der ersten OP vor allem Arbeiten auf meinen Baustellen,
vor der zweiten OP schon mal Fitness-Studio;
vor der Revision: vermehrt Fitness-Studio, ca. zwei Mal pro Woche

Fitness-Training nach der OP:

Im Winter zwei bis drei Mal pro Woche Fitness-Studio

Wie zufrieden heute, 2017? Sehr

Mutmach-Satz für andere:

Nicht zu lange warten, die Erlösung kommt sofort!

Saskia Montag, 22, eine Hüft-TEP

Nie zu jung für eine neue Hüfte!

Es gibt zwei Sätze, die wir Autoren immer wieder hören, wenn Betroffene uns schreiben: Der eine lautet „Warum habe ich nur so lange gewartet?“, der andere „Mein Orthopäde hat gesagt, ich sei zu jung für eine künstliche Hüfte!“. Was heißt, zu jung? 40, 50? Saskia Montag war 21 Jahre jung, als sie ihre künstliche Hüfte bekam – und es war genau der richtige Zeitpunkt!

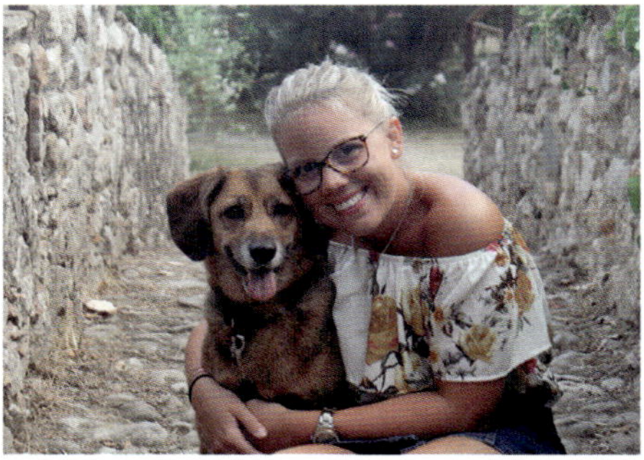

Frauchen und Hund müssen ordentlich fit sein, wenn es über die Hürden geht.

Ihr Sport heißt Agility, d. h. Saskia betreibt diesen Sport mit ihrem Hund, Lolle, einem Mischling aus Beagle und Labrador. Agility kommt aus dem Englischen und heißt Wendigkeit, Flinkheit, Agilität. Bei dieser Sportart überwindet der Hund einen Hindernis-Parcours – ähnlich wie ein Pferd. Nur läuft der Hundeführer neben seinem Hund her und leitet ihn mit Körpersprache und Hörzeichen über Wippen, durch Reifen oder einen Slalom. Klar, dass man dafür intakte Hüften benötigt und überhaupt sehr fit sein sollte.

Odyssee zu verschiedenen Spezialisten

„Als ich 14 Jahre alt war, hat es erstmals nach längerem Laufen gestochen“, erzählt Saskia. „Wegen der Beschwerden musste ich sogar mit dem Agility-Training pausieren, das ich mit elf Jahren angefangen habe. Meine Schwester hat erst gemeint, das sei eine Ausrede, weil ich nicht mit ihr joggen wollte.“ Aber bei den ersten Untersuchungen hat sogar der „normale“ Orthopäde gesehen, woher ihre Beschwerden kamen: Es lag an der Hüfte!

Es begann eine Odyssee zu verschiedenen Spezialisten – Röntgen, MRT mit Kontrastmitteln, das ganze Programm. Schulsport konnte sie da schon lange nicht mehr mitmachen. „Aber Bodenturnen und Geräte habe ich sowieso gehasst. Ich war nicht die Gelenkigkeit in Person“, lacht Saskia. Ausgegrenzt fühlte sie sich trotzdem: „Die anderen waren alle im Tanzkurs, und ich musste monatelang an Krücken gehen“, erzählt die heute wieder lebenslustige Studentin.

„Die anderen waren alle im Tanzkurs, und ich musste monatelang an Krücken gehen.“

Wegen der Jugend der Patientin hat man es erst mit knorpelerhaltenden Maßnahmen probiert. Das heißt, es wurde gesunder Knorpel aus der Hüfte entnommen und gezüchtet. Der neue Knorpel sollte bei einer zweiten OP wieder eingesetzt werden. „Aber mein Knorpel ist leider nicht gewachsen! Somit war die erste OP völlig umsonst“, erzählt sie inzwischen mit dem nötigen Abstand zu diesen Fehlversuchen. „Bei einer zweiten OP beim selben Operateur wurde der Knochen angebohrt, so dass das Blut, das dabei rauskkam, vernarbt und einen ‚Ersatzknorpel‘ bilden sollte. So wurde mir das zumindest damals vom Arzt erklärt.“

Auch das war leider erfolglos: „Im MRT hat man da ein paar Monate später nur ein bisschen was gesehen. Währenddessen wurden meine Beschwerden aber immer schlimmer. Hinzu kamen Knieschmerzen. Und der Arzt wollte unbedingt hören, dass seine OP gelungen war.“ Den Gefallen tat ihm Saskia aber nicht. „Ich bin einfach zu keinem Arzt mehr gegangen.“

„Ich bin einfach zu keinem Arzt mehr gegangen.“

Hüftschnupfen als Ursache?

Eine Zeitlang hat sie es noch mit konservativen Methoden, also mit regelmäßiger Krankengymnastik, versucht. „Aber im letzten Sommerurlaub hatte ich so schlimme Schmerzen, dass ich am Strand freiwillig Krücken genommen habe, weil ich eigentlich gar nicht mehr laufen konnte. Schon im Sitzen und beim Zurücklehnen hat es total wehgetan. So wollte ich nicht mehr weitermachen."

„Mein Operateur hat mir menschlich zugesagt mit seiner lockeren Art."

Unmittelbar danach hat sie sich Termine bei drei Operateuren geben lassen. Das Erfreuliche: „Kein einziger hat mir gesagt, ich sei zu jung. Ich war ja sowieso verunsichert, und so eine Aussage hätte ich nicht brauchen können." Stattdessen hat schon der erste Arzt mit Blick auf das Röntgenbild gesagt: „Das sieht ganz schlimm aus. Sie haben die Hüfte einer 80-Jährigen." Gewählt hat sie dann Prof. Dr. Christian Heisel, den sie in seiner Praxis in Speyer aufgesucht hat. „Er hat mir menschlich am meisten zugesagt. Er hat eine ganz lockere Art und mir sofort meine Ängste genommen." Hinzu kam, dass auch ihre Physiotherapeutin und ein Kollege von Saskias Vater diesen Operateur empfohlen hatten. Als Ursache für die Coxarthrose vermutet man übrigens einen Hüftschnupfen, den sie als Siebenjährige verschleppt hat. Aber sicher ist sich da niemand.

Hallo Muskel!

Nach der erfolgreichen OP ist sie vier Wochen – wieder einmal – brav mit Gehhilfen gegangen, hat in der Reha folgsam an den ungeliebten Geräten ihre Übungen gemacht und bekam schließlich sechs Wochen nach der OP die erlösende Auskunft von ihrem Operateur: „Das sieht alles sehr gut aus!" Sie ist dann vier Mal pro Woche ins Fitness-Studio gegangen und hat sich gewundert, welche Muskeln sich da plötzlich gemeldet haben, die sie lange nicht beansprucht hat. „Hallo Muskel!", kommentiert sie das lachend. Auch heute noch macht sie Übungen aus der Physiotherapie – und vor allem übt sie wieder ihren geliebten Sport aus.

„Das sieht alles sehr gut aus!"

„Agility hat nach der OP viel besser geklappt als vorher, wo ich den Parcours ja nur humpelnd absolvieren konnte. Die Drehungen und das Abbremsen, alles ist kein Problem mehr." Allerdings ist Hund Lolle mit elf Jahren jetzt schon zu alt für Turniere. „Ich mache das jetzt nur noch just for fun und schaue mal, ob unser dreijähriger Schäferhund-Collie-Mischling aus dem Tierheim sich noch entwickelt. Momentan hat er Angst vor dem Steg. Er will den Boden unter den Füßen nicht verlieren."

Gutes Stichwort: Den Boden unter den Füßen hat Saskia jetzt wieder vertrauensvoll gefunden. Voller Elan trainiert sie zwei Mal pro Woche rund zwei bis drei Runden: „Das ist intensiver als zwei Stunden spazieren gehen. Da ist man ganz schön kaputt, weil es auch für einen selbst anstrengend ist. Nicht nur körperlich. Es ist auch Kopfarbeit für beide Partner."

Nachdem Saskias Sommerurlaub 2016 wegen der Hüft-Schmerzen eigentlich keiner war, schreibt sie uns im Sommer 2017 ganz begeistert: „Ich sende viele Grüße von der sonnigen Costa Brava, wo ich gerade meinen Sommerurlaub genieße. Dieses Jahr Gott sei Dank ganz ohne Schmerzen! Toll!"

HR

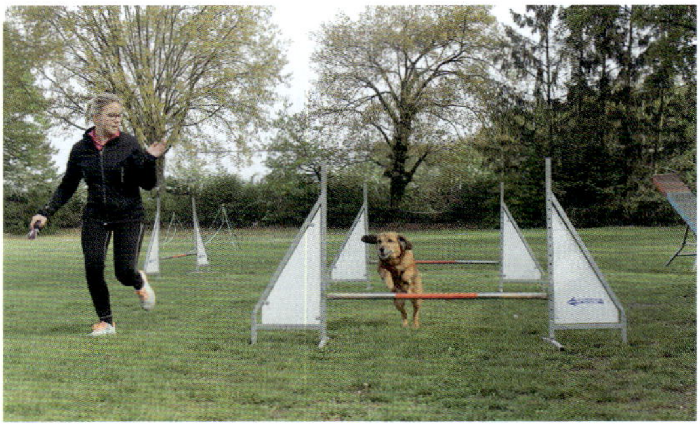

Mit Hund Lolle betreibt Saskia den Sport Agility.

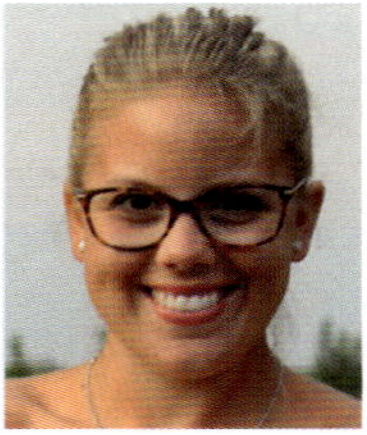

Die Jüngste

Saskia Montag
Studentin für Lehramt Grundschule
*4. Juli 1995 in Schwetzingen, Baden-Württemberg

Hüft-Beschwerden:
Mit 14, also 2010. Anfangs nur Schmerzen in der Hüftregion nach langem Laufen. Mit der Zeit immer häufiger auftretende Schmerzen bei kürzeren Strecken, Treppenlaufen, Anlaufschwierigkeiten etc. Schmerzen auch im Bereich der Adduktoren und vor allem am Knie als Folgeerscheinung der Fehlbelastung.
Ursache: Grund nicht bekannt, warum ich so jung schon Probleme mit dem Knorpel hatte
Diagnose:
2011: Osteochondrosis dissecans am Hüftgelenk, 2016: Arthrose
Behandlungen vor der OP:
Krankengymnastik, manuelle Therapie, Elektrotherapie, Akupunktur
Hüft-OP:
Knorpelerhaltende Maßnahmen im April und Juni 2011.
8. Dezember 2016 die Hüft-TEP
Klinik und Operateur:
Kreiskrankenhaus Grünstadt, Prof. Dr. Christian Heisel
Krankenkasse: Deutsche BKK
Technik und Material: Lateraler Zugang, unzementiert, Gleitpaarung Keramik-Keramik, Vollbelastung nach OP
Komplikationen nach der OP: Nein
Reha: Drei Wochen ambulant in Mannheim im ZAR (Zentrum für ambulante Rehabilitation)
Reha-Ziel: Schmerzfrei gehen und Sport machen

Behandlungen nach der Reha:
2 x Krankengymnastik à 6 Termine,
Krankengymnastik am Gerät (1 x à 6 Termine)
Sportarten vor der Hüft-OP:
Agility (Hundesport), Fitness-Studio
Sportarten nach der Hüft-OP und ab wann:
Fitness-Studio ab Mitte Januar 2017,
langsam wieder Agility ab Ende Februar 2017
Fitness-Training vor der OP:
Fahrradfahren, Schwimmen, Übungen aus der Krankengymnastik
Fitness-Training nach der OP:
Gerätetraining zum Muskelaufbau, Gleichgewichts- und Koordinationsübungen, Ausdauertraining
(schnelles Laufen auf Laufband, Fahrradfahren, Crosstrainer)
Wie zufrieden heute, 2017?
Sehr zufrieden. Ich bin wieder mobil im Alltag und kann Sport machen, Gassi gehen, Einkaufen etc. ohne Schmerzen.
Die Rehabilitation nach der OP geht sehr schnell und ich bin immer wieder erstaunt, was ich so kurz nach der OP schon wieder alles machen kann.
Mutmach-Satz für andere:
Ich möchte mich vor allem an die jüngeren Menschen wenden, die Hüftprobleme haben. Die Operation lohnt sich, und ich habe es zu keinem Zeitpunkt bereut, es gemacht zu haben.
Man kann nie zu jung für eine Hüft-TEP sein, sondern nur zu jung dafür, sein Leben aufgrund der Schmerzen nicht mehr in vollen Zügen leben zu können!

Heinz Meixner, 57, zwei Hüft-TEPs

Turner, Triathlet und Trainer

Drei Endoprothesen-Träger mit insgesamt fünf künstlichen Hüftgelenken absolvierten am 8. Juli 2012 den Tegernseer-Tal-Triathlon in der Olympischen Distanz als Staffel. FiveArtHips nannte sich das Projekt, das der Doppel-TEP-Träger und Mitautor dieses Buchs, Peter Herrchen, ins Leben gerufen hat. Er lief 10 Kilometer, Stefan Saal schwamm 1.500 Meter und der Radfahrer, der 40 Kilometer fahren musste, heißt Heinz Meixner. Das außergewöhnliche Trio belegte immerhin Platz 24 in seiner Klasse in knapp über drei Stunden. Eine stolze Leistung! (s. auch Peters Geschichte dazu vorn im Buch).

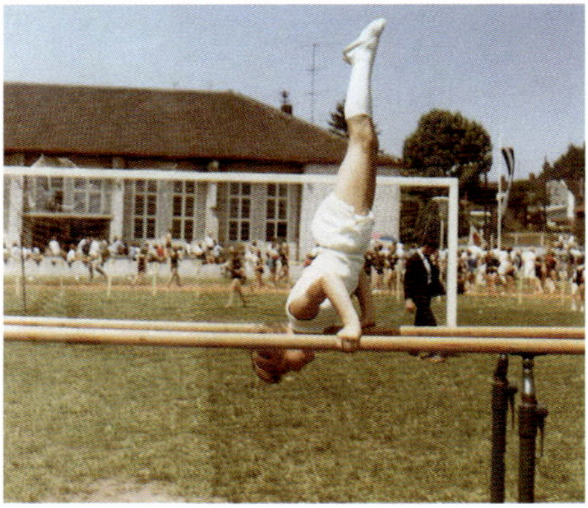

Sieger am laufenden Band: Heinz Meixner 1970 bei einem Turnfest in Wasserburg am Barren.

„Seit ich sechs Jahre alt war, liebe ich den Sport, auch wenn es Zeiten gab, in denen ich aufgrund meiner Hüftschmerzen nichts gemacht habe. Früher wollte ich immer Sportlehrer werden! Doch dann kam es anders“, berichtet sich der 1960 in Erding geborene Heinz Meixner.

Als Kind und Jugendlicher gehörte Heinz zu den besten Turnern Oberbayerns: „Ich hatte schon in der ersten Klasse sehr viel Muskeln und dadurch Kraft. Von 1968 bis 1976 war ich bei allen Vereins-, Kreis- und Turngau-Wettbewerben bis zum Wendelstein hin ungeschlagen“, erinnert er sich. „Mit ca. 14 Jahren habe ich von meinem Verein Markt

Schwaben zu 1860 München gewechselt, wo ich ca. vier bis sechs Mal pro Woche Turntraining hatte. Mit ca. 17 Jahren habe ich dann das Turnen aufgehört, da ich andere Interessen hatte."

Zu diesen Interessen gehörte u. a. Karate, wo er es bis zum 2. Blauen Gürtel schaffte. Daneben fuhr Heinz Ski und spielte Tennis, Badminton und Squash. Doch wie aus heiterem Himmel bekam er mit knapp 29 Jahren plötzlich Probleme mit beiden Hüftgelenken, besonders nach sportlicher Betätigung. „Die Ursachen sind unbekannt. Es war auf einmal da. Die beiden Gelenke begannen hörbar zu knacken und verursachten zeitweise große Schmerzen. Anfangs war es nur ein Ziehen. Später hatte ich nach etwa einer Stunde Sitzen beim Aufstehen Schmerzen wie Messerstiche", erzählt er. „Schließlich tat es auch in Ruhestellung weh."

„Nach einer Stunde Sitzen hatte ich beim Aufstehen Schmerzen wie Messerstiche."

Sportliche Zwangspause

Heinz Meixners Konsultation des Orthopäden Prof. Dr. Georg Täger in München-Pasing brachte die knappe und überraschende Diagnose: Arthrose in beiden Hüftgelenken. Innerhalb von drei Wochen wurden 1989 beide Hüften in der Sana-Klinik München operiert. Durchgeführt wurde eine Umstellungsosteotomie: Dabei wird der Knochen unterhalb des Oberschenkelhalses durchtrennt, und mittels eines vorher entnommenen Knochenkeils korrigiert der Operateur die Fehlstellung des Hüftkopfs. Wie bei einem Knochenbruch werden die durchtrennten Teile mit Metallplatten und Schrauben fixiert.

„Nach der Kreuzband-OP war mit Sport erst mal für einige Jahre Schluss."

Nach insgesamt 12 Wochen durften beide Hüften erstmals wieder voll belastet werden. Als Maurermeister und Bautechniker konnte sich Heinz auch beruflich nicht schonen. „Da musste ich schon viel auf Leitern und in Rohbauten herumkraxeln“, erinnert er sich.

Mit Sport war nach dieser OP erst einmal Pause – mit dem Ergebnis, dass er an Körperumfang zunahm. Doch 1992 wagte Heinz sich wieder auf die Skier und begann danach mit dem Selbstverteidigungssport Wing Tsun. „Hier habe ich den Übungsleiter-Trainerschein und den ersten sogenannten Techniker (erster Dan bzw. schwarzer Gürtel). Von 2000 bis 2004 hatte ich sogar eine Schule in Ottenhofen, wo ich bis zu 40 Kinder und ca. 30 Erwachsene getrennt unterrichtet habe“, berichtet Heinz. Er spielte auch wieder gelegentlich Tennis und fuhr Rad.

Allerdings blieb der Schmerz sein ständiger Begleiter, den er nur mit Wobenzym bekämpfen konnte. Zu allem Überfluss zog sich Heinz dann im Jahre 2000 beim Skifahren einen Riss des Kreuzbandes sowie eine Meniskusverletzung zu. Nach der Kreuzband-OP war an Sport für einige Jahre nicht zu denken.

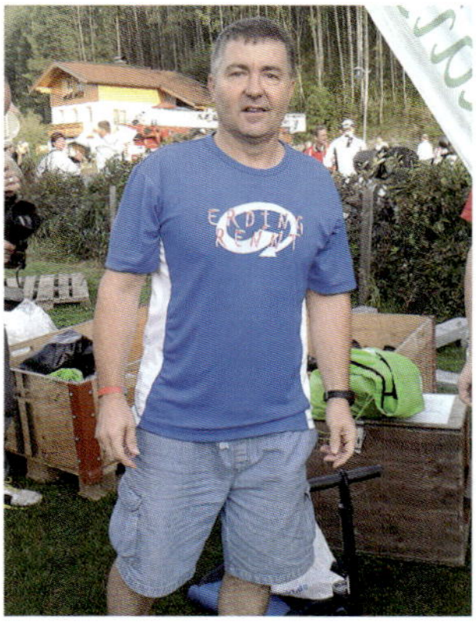

4.9.2011: Zwei Monate vor der zweiten Hüft-OP ist Heinz noch beim Half-Ironman dabei – hier in Läufer-Montur …

Laufen und Radfahren – bis zur OP

Nach einigen beruflich sehr angespannten Jahren begann Heinz im Jahre 2008 trotz Schmerzen mit dem Laufen. Zunächst kleine Strecken von zwei bis sechs Kilometern. Wegen der Schmerzen stieg er ab 2009 auf das Fahrrad um und fuhr jeden Tag 24 Kilometer zu seinem Arbeitsplatz. Als dann aber im Mai 2009 die Schmerzen in der rechten Hüfte kaum noch zu ertragen waren, stand der Besuch in der Orthopädischen Gemeinschaftspraxis München-Pasing bei Dr. Christian Carl auf dem Plan.

Auf seinen Rat hin entschied Heinz zügig, sich ein künstliches Hüftgelenk in der Sana-Klinik München einsetzen zu lassen. Im Juni 2009 war es dann so weit. Schon nach wenigen Tagen wurde Heinz entlassen, um seine dreiwöchige ambulante Reha zu starten. Die war allerdings nicht gerade um die Ecke: anderthalb Stunden hin, anderthalb Stunden zurück, davon 40 Minuten Fußweg, den er quasi als zusätzliches Training nutzte.

Sport zur Gewichtsreduzierung

Nach dieser ersten OP ging es steil aufwärts: „Sechs Wochen nach der Operation konnte ich schon wieder problemlos Auto fahren", freut sich Heinz heute noch. Aber trotz aller positiven Erfolge wurde er plötzlich träge. „Irgendwie fiel ich in ein Loch", wundert er sich selbst über sein Verhalten. Er zog erst die Bremse, als seine Waage 96 kg anzeigte – bei einer Körpergröße von 1,73 Meter.

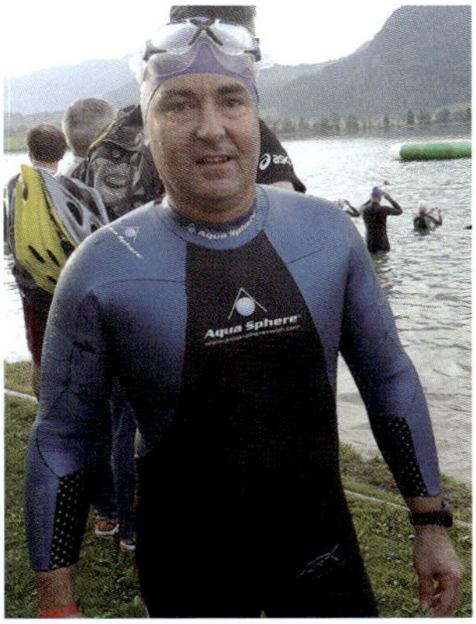

... und hier im Schwimmanzug.

„Tja, das mit dem Gewicht ist so eine Sache", kommentiert er das stetige Auf und Ab mit den Pfunden. „Tagsüber bei der Arbeit esse ich Quark und Obst, aber abends gibt's leider ein sehr gutes Essen von meiner Frau. Und wenn dann noch sportliche (Zwangs-)Pausen hinzu kommen…"

Als sein Sohn am 20. Juni 2010 in Erding einen Triathlon gefinished hatte, packte auch den Vater der alte Sportler-Ehrgeiz wieder. „Mein Arzt hat immer gesagt, ich solle schwimmen gehen und Rad fahren", erzählt Heinz, „Also fast Triathlon!". Heinz machte einen allgemeinen Gesundheitscheck und befragte seinen Orthopäden, ob er laufen dürfe. Nachdem der grünes Licht gegeben hatte, war Heinz nicht mehr zu bremsen.

Erste Triathlon-Erfolge mit einer TEP

Er meldete sich zusammen mit seinem Sohn für den Triathlon in der Olympischen Distanz im nächsten Jahr in seiner Heimatstadt Erding an und trat in den Triathlonverein Günzburg ein, der in der Nähe seines Wohnorts Landensberg liegt.

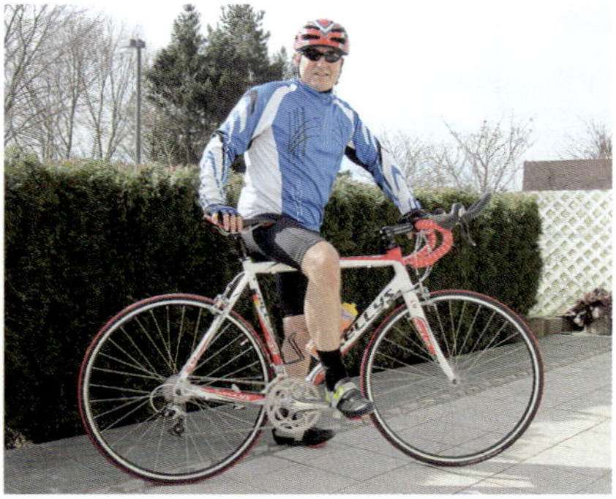

Beim Staffel-Triathlon der FiveArtHips 2012 war Heinz Meixner der Radler des Trios.

Ein Jahr lang trainierte er eisern ca. fünf Mal pro Woche Schwimmen, Radfahren und Laufen im Wechsel und erreichte sein Idealgewicht von 84 kg. Tatsächlich triumphierte er am 16. Juni 2011 bei seinem ersten Triathlon – zwei Jahre nach seiner TEP-OP rechts. Auf der Woge des Glücks startete Heinz sogar am 3. September 2011 beim Half-Ironman am Walchsee und kam nach sieben Stunden ins Ziel ohne Schmerzen.

Allerdings währte seine Freude nur kurz. Im Oktober 2011 kam er nicht darum herum, sich auch auf der linken Seite – 21 Jahre nach der Umstellung – ein künstliches Hüftgelenk einsetzen zu lassen, wieder in der Sana-Klinik von Dr. Christian Carl. Bereits während der erneut ambulanten Reha begann Heinz wieder zu arbeiten. Inzwischen ist er als Kunden-Berater bei der Fertighausfirma Kampa tätig. „Zur Hälfte sitze ich während der Arbeit, zur anderen Hälfte stehe ich. Auch muss ich viele Treppen gehen."

Diszipliniertes Training

Seine gute körperliche Konstitution erlaubte es ihm, bereits nach drei Monaten wieder mit intensivem Training für die Triathlon-Saison 2012 zu beginnen. Darüber freute er sich – auch, weil er bis zum Februar 2012 wieder auf 93 kg zugelegt hatte. „Ich möchte auf gutes Essen ja nicht verzichten. Also trainiere ich lieber diszipliniert nach einem Trainingsplan und quäle mich. Da bin ich durchaus ehrgeizig.

„Je besser die körperliche Fitness vor der OP, desto besser das Ergebnis danach."

„Ohne meine erarbeitete Fitness vor den jeweiligen OPs wären die schnelle Rehabilitation und meine sportlichen Leistungen nicht möglich gewesen", sagt er. „Meine Erkenntnis möchte ich gern weitergeben: Je besser die körperliche Fitness vor der OP, desto besser das Ergebnis danach."

Ein Blick auf das Trainingspensum von Heinz Meixner sagt alles: Donnerstag Schwimmtraining, Freitag 6,5 km Laufen, Samstag 70 km Radeln, Sonntag mit dem Triathlon-Verein 130 km mit ca. 1000 Höhenmetern unterwegs. Und am Montag, weil's regnet, geht es in den Keller auf den Ergometer! Seine Leistungen mit zwei Endoprothesen sind ein echter Mutmacher.

PH

Intensive Betreuung der Kunstturner-Tochter

Fünf Jahre später befragten wir Heinz im Hinblick auf diese Neuauflage. Er berichtet: „Seit Oktober 2017 hat sich einiges bei mir getan. Ich habe seit 2012 an folgenden Wettkämpfen teilgenommen:
- 2 x halber Ironman (Europameisterschaft Wiesbaden, Walchsee)
- einige Olympische Triathlon (Ingolstadt, Erding, Erbach, Lauingen)
- einige Kurz-Triathlon (Bad Saulgau, Walchsee)
- 4 x Halbmarathon (Bad Aibling)
- 1 x Marathon (München)
- einige Stadtläufe von 4 bis 10 km (Jettingen Scheppach, Günzburg)
- Radmarathon von 120 km (Bohlheim)

– Ablegen des silbernen Triathlon-Abzeichens
Bei den Wettkämpfen war für mich das Schaffen wichtig, nicht die Zeit.

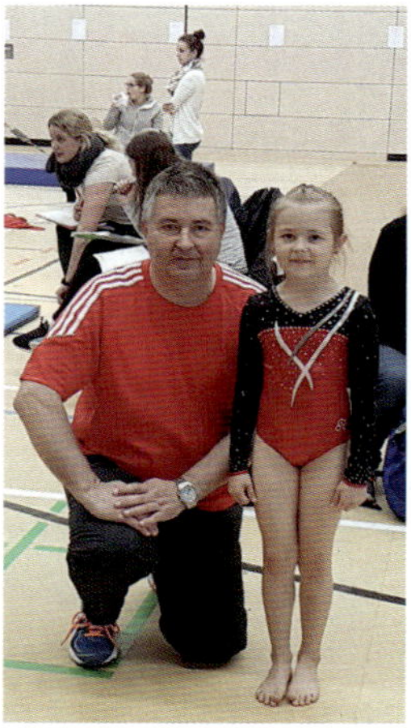

Kleines Turntalent: Papa Heinz als Trainer von Tochter Lena, 9, stets dabei.

Ich wollte einfach relativ entspannt durchkommen. Auch nach dem München-Marathon hatte ich keinerlei muskuläre Probleme und auch keinerlei Schmerzen in der Hüfte.

Aufgrund der sehr erfolgreichen Turnkarriere meiner Tochter Lena habe ich die letzten zwei Jahre mein eigenes Trainingspensum deutlich reduziert. Ich war fast jedes zweite Wochenende entweder als Betreuer, Papi oder Kampfrichter bei irgendeinem Kunstturnwettkampf. Lena ist mehrfache Gaumeisterin, Bezirksmeisterin und Vizemeisterin von Baden-Württemberg im Kunstturnen. Auch im Mehrkampf (Turnen und Leichtathletik) ist Lena als Gaumeisterin erfolgreich. Sie trainiert im Turnleistungszentrum KTV Ries.

Ich bin nun seit jetzt zwei Jahren zweimal die Woche als Trainer für Kunstturnen tätig. Inzwischen habe ich den Kampfrichter D für Pflichtübungen und den Kampfrichter C für Kürübungen bestanden. Die Ausbildung zum Kampfrichter B werde ich noch anschließen.

Aber ich werde jetzt selbst wieder mehr trainieren – in der Hauptsache Laufen und Radfahren, Schwimmen etwas weniger. Meine Ziele für 2018: Erlangen des Goldenen Sportabzeichens zusammen mit meiner Tochter. Dazu möchte ich mein Training wieder auf ca. drei bis vier Mal die Woche steigern –abwechselnd Rad und Laufen.

„Ich arbeite seit drei Jahren im 5. Stock und bin seitdem noch kein einziges Mal Aufzug gefahren!“

Wettkämpfe sind derzeit keine fest eingeplant, werden aber kommen. Ich wollte einmal in meinem Leben einen Marathon schaffen, das ist mir in München gelungen. Weitere sind nicht geplant.

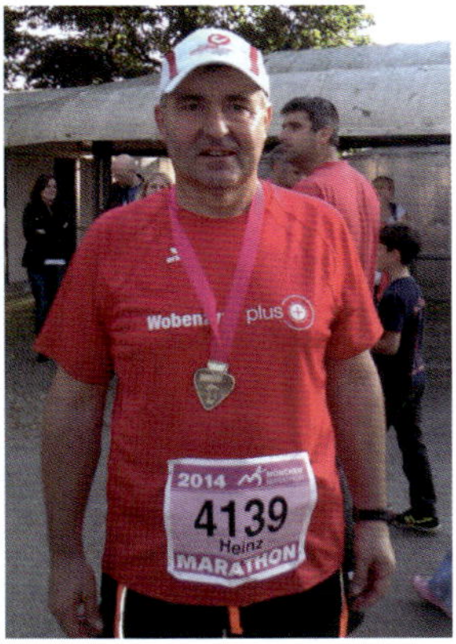

Großes Ziel erreicht: Heinz beim Marathon in München.

Ein Grundsatz von mir ist: Wo immer möglich z. B. auf den Aufzug zu verzichten. Ich arbeite seit drei Jahren im 5. Stock und bin seitdem noch kein einziges Mal Aufzug gefahren! Das heißt: mehrmals am Tag alle 100 Stufen gehen bzw. sogar laufen. Mit meinen beiden TEPs habe ich weiterhin keine Probleme. Sie sitzen super.

Ich versuche starke Einwirkungen auf die Hüfte, wie Sprünge oder Vibrationen usw., zu vermeiden. Beim Heben von Kartons und Möbeln mit bis zu 50 kg – etwa bei unserem Umzug nach Nördlingen – gelingt mir das nicht immer. In der Arbeit als Planer und Kalkulator geht es ja dagegen geruhsamer für die Hüfte zu.

Auch meine Tätigkeit als Trainer macht mir keine Probleme. Und da muss ich ja ständig die Mädels heben und sichern, in der Halle rumsausen, vormachen wie man ins Sprungbrett springt und mich teilweise auf den Knieen oder in der Hocke bewegen.

„Mit meinen beiden TEPs habe ich weiterhin keine Probleme. Sie sitzen super.“

Ansonsten genieße ich das Leben, nehme manchmal einige Kilos zu und dann wieder ab. Im Moment bin ich mit meinem Gewicht wieder auf Normalmaß.“

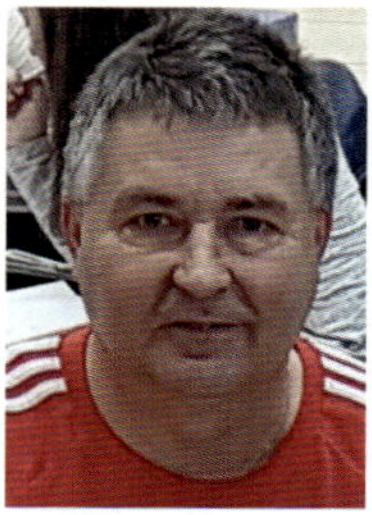

Der Vielseitige

Heinz Meixner

Maurermeister und Bautechniker,
derzeit Vertragsmanager bei der Fertighausfirma Kampa
*10. April 1960 in Erding bei München, Oberbayern

Hüft-Beschwerden:
Seit ca. 1983, Schmerzen nach sportlicher Belastung, z. B. Skifahren; anfangs ziehen, später wie Messerstiche, Schmerzen bei Ruhigstellung des Gelenks

Ursache:
Unbekannt; die Schmerzen kamen aus heiterem Himmel

Diagnose:
Hüftgelenkarthrose beidseitig

Behandlungen vor der OP: Div. Schmerzmittel wie Wobenzym, Schmerzsalben, Krankengymnastik, Massagen

Hüft-OP:
1. Umstellungsosteotomie beidseitig 1989/90
2. TEP rechts 4. Juni 2009
3. TEP links 31. Oktober 2011

Klinik und Operateur:
Alle, Sana-Klinik München-Solln,
1. OP Prof. Dr. Georg Täger,
2. OP Dr. Christian Carl (Nachfolger von Prof. Täger),
3. OP Dr. Christian Carl

Krankenkasse: Techniker Krankenkasse, gesetzlich

Technik und Material:
Zementfrei, seitlicher Schnitt ca. 20 cm, Pfanne und Stift von Zimmer

Komplikationen nach der OP: Keine

Reha:
1. OP Simsseeklinik in Bad Endorf, 5 Wochen
2. OP ambulante Reha im Universitäts- und Rehabilitationsklinikum Ulm (RKU), 3 Wochen
3. OP ambulante Reha in der Fachklinik Ichenhausen, 3 Wochen

Reha-Ziel:
Wiederherstellung der Arbeitsfähigkeit (nach der 3. OP bereits während der ambulanten Reha gearbeitet)
Behandlungen nach der Reha: 6 x Krankengymnastik und Fitness

Sportarten vor der Hüft-OP:
1. Alles Mögliche (Karate, Turnen, Ski, Fußball usw.)
2. Bisschen Rad, bisschen Joggen, Selbstverteidigung
3. Triathlon

Sportarten nach der Hüft-OP und ab wann:
1. Alles wieder
2. Ein Jahr Pause, dann Triathlon
3. Keine Pause, Triathlon

Fitness-Training vor der OP:
1. Alle möglichen Sportarten
2. Ganz wenig
3. Normales Fitnesstraining

Fitness-Training nach der OP:
Alles was mir Spaß macht. Jedoch meide ich Dinge wie Springen usw.
Wie zufrieden heute, 2017? Super zufrieden

Mutmach-Satz für andere:
Das Wichtigste ist, vor der Operation unbedingt etwas Sport zu treiben z. B. Radfahren usw. – auch wenn es schmerzt. Gute Muskeln, besonders im Gesäß und Hüftbereich, helfen enorm bei der Reha.

Ulrike Steyer, 59, zwei Hüft-TEPs

Große Angst und große Erleichterung

Wenn man heute ihre aufmunternden Posts als Admin der TEPFIT-Facebook-Gruppe liest, mag man es gar nicht glauben, dass Ulrike Steyer vor ihren Hüft-OPs fast gestorben ist vor Angst. Sie kann es heute auch selbst kaum mehr glauben. Tatsache ist, dass sie ohne diese Angst viel früher ihre neue Lebensqualität hätte genießen können. Aber manchmal muss man erst durch ein tiefes Tal…

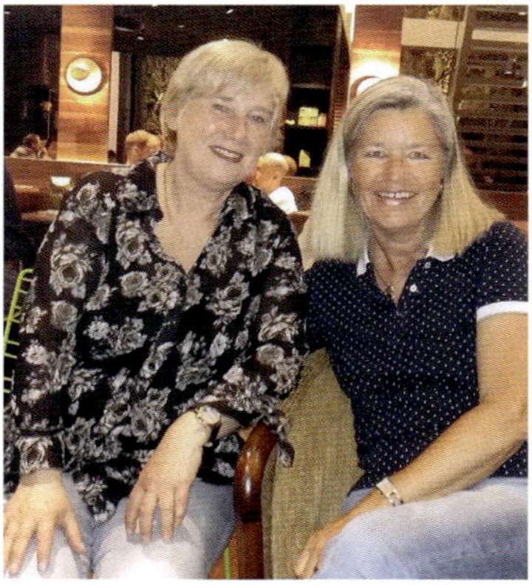

Autorin Heidi Rauch, rechts, trifft Ulrike in einem Café in Berlin.

Ulrikes „Tal“ dauerte sage und schreibe zehn Jahre! Zehn Jahre, in denen sie sich nicht traute, sich das Offensichtliche einzugestehen: Die Hüften sind kaputt, müssen erneuert werden. Für alle, die auch von solchen Ängsten geplagt sind, schreiben wir ihre Leidensgeschichte hier auf.

Es begann 2003: „Es zog im Oberschenkel, die Beine wurden schwer, auch im Sitzen hat es überall gezogen“, erzählt sie. Die Hausärztin tippte auf Ischias, überwies die Patientin aber sicherheitshalber zu einer Orthopädin. „Die merkte schon bei der Untersuchung auf der Liege, dass ich total eingeschränkt war in der Bewegung.“ Frage: „Haben Sie es mit der Hüfte?“ Ulrike: „Nee, nicht dass ich wüsste.“ Am gleichen Tag wurde dankenswerterweise eine Röntgenaufnahme gemacht, die sogleich Gewissheit gab, und zwar massiv. „Um Gottes Willen, was haben Sie denn für eine Hüfte?!“, rief die Orthopädin entsetzt. „Sie haben beidseitige Hüftdysplasie offenbar von Geburt an und fast keinen Gelenkspalt mehr. Die

Coxarthrose ist schon sehr, sehr weit fortgeschritten. Das ist eigentlich ein Befund für eine künstliche Hüfte.“

Ulrike war total erschrocken und dachte sich: „Die spinnt ja wohl. Ich bin doch viel zu jung für ein künstliches Gelenk.“ Also ließ sie sich Physiotherapie verordnen, gleich zwei Mal pro Woche. Nach einem halben Jahr: keine Besserung. Im Gegenteil, inzwischen hatte sich eine extreme Kurzschrittigkeit eingestellt.

„Um Gottes Willen, was haben Sie denn für eine Hüfte?!“

Warnung vor extremen Muskelverkürzungen

„Ich habe viel Schmerzen ertragen, die ich einfach hingenommen habe“, berichtet sie. „Denn ich kann auch ganz schlecht Tabletten schlucken. Da bekomme ich einen Würgereiz. Außerdem bin ich sehr gesundheitsbewusst und wollte möglichst wenig Entzündungshemmer nehmen.“ Also verschrieb ihr die Orthopädin Voltaren dispers 50 mg, die sie bei Bedarf nehmen sollte. Doch die halfen leider nicht. Deshalb hat Ulrike sie einfach weggelassen.

Ihr Mann, ein sehr sportlicher Journalist, der inzwischen leider verstorben ist, war sehr viel unterwegs und hat sich, wie die gesamte Familie unerklärlicherweise mit der humpelnden Ulrike einfach abgefunden. „Ich habe halt nur das Notwendigste unternommen. Aber zum Schluss konnte ich nicht mehr sitzen und liegen.“

„Ich war so versessen und verbohrt, ich wollte einfach niemandem glauben.“

Nachfrage: Hat die Ärztin ihre Patientin denn nicht zur OP gedrängt angesichts des Gangbilds und aller Tatsachen, die dafür sprachen? „Doch schon. Die Ärztin hat immer gesagt: Wir müssen das im Auge behalten. Die OP wird schwieriger je länger Sie es hinauszögern. Danach kann es sein, dass die OP kein Erfolg wird. Sie warnte mich auch vor meinen extremen Muskelverkürzungen.“

Die Quittung hatte Ulrike prompt nach der OP, die sie 2013 ja endlich durchführen ließ: Die Reha mit Dehnübungen etc. dauerte ungleich länger als bei Patienten, die sich rechtzeitig operieren lassen.

Erfolgloser Osteopathie-Test

Aber weiter in Ulrikes angstbesetzter Leidensgeschichte. „Ein Schlüsselerlebnis war ein Klassentreffen 2010 in Freiberg. Da war eine Ärztin dabei, die mich zur Seite nahm und direkt fragte: Hast Du's mit der Hüfte?" Aber die Angst konnte ihr auch diese ehemalige Mitschülerin nicht nehmen. „Ich war so versessen und verbohrt, ich wollte einfach niemandem glauben", sagt sie entschuldigend. Eine weitere Angst war die vor der Narkose. „Ich hatte noch nie eine Vollnarkose und hatte total Angst davor, mich jemandem auszuliefern. Um Gottes Willen, habe ich gedacht, vielleicht kann ich hinterher nicht mehr laufen oder wache nicht mehr auf." Sie muss selber lachen, als sie daran denkt, „wie bescheuert ich war". Nach der OP kam dann der Aha-Effekt: „Ich bin aufgewacht, habe gesehen, dass das Bein dran ist und konnte meine Zehen bewegen. Die Schmerzen waren nicht der Rede wert."

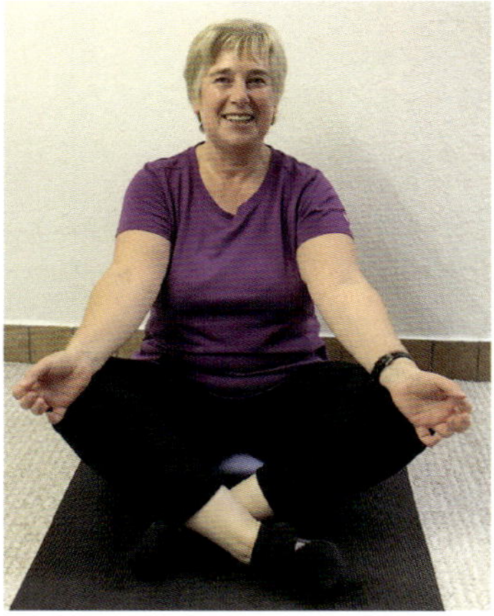

An Yoga war vor der OP natürlich nicht zu denken, aber zwei Jahre danach geht auch das.

Aber so weit war es ja noch nicht. Ende 2012 hatte sie wieder einmal einen Termin bei der übergeduldigen Orthopädin, die Ulrike jetzt aber doch intensiver ins Gewissen redete: „Sie müssen endlich was machen, Frau Steyer!" Ja, das war Ulrike eigentlich klar, aber nur eigentlich. „Ich habe gesagt, dass ich noch Osteopathie testen will. Da hat meine Ärztin die Hände über dem Kopf zusammengeschlagen und

„Lassen Sie sich endlich operieren!"

gemeint, daran würden nur die Krankenkassen verdienen." Aber Ulrike hatte sich das für das nächste Vierteljahr in den Kopf gesetzt.

Sogar die Osteopathin war skeptisch, als sie Ulrike sah. Und es kam, wie es kommen musste: „Ich hatte sechs Behandlungen verschrieben bekommen, aber schon nach zwei Behandlungen wurde es immer schlimmer. Schließlich sagte sogar die Osteopathin: Lassen Sie sich operieren!" Heutige Erkenntnis von Ulrike: „Es war total falsch, dass ich das noch probiert habe. Damit habe ich noch zusätzliche Reize gesetzt."

Unterstützung von der Familie

Nach dieser nächsten Fachmeinung für die OP ist Ulrike erst einmal zusammengebrochen: „Ich bin zum Auto gegangen und habe jämmerlich geheult. Jetzt ist das Ende gekommen, habe ich verzweifelt gedacht." Dabei hatte sie nach eigenen Worten schon unsägliche Schmerzen. Dummerweise traf sie auch noch einen wohlmeinenden Freund, der ihr irgendetwas von einzusetzendem Gelenkknorpel erzählte und sie noch zusätzlich runterzog.

Immerhin war Ulrike schon so weit, dass sie ihr Röntgenbild für die stets empfohlene Zweitmeinung dem Mann der besagten Klassenkameradin schickte, der Sport- und Reha-Mediziner ist. Auch dessen Urteil war eindeutig: So schnell wie möglich beide Hüften machen lassen!

„Euer Buch ‚Mut zur neuen Hüfte!' hat mir total Mut gemacht."

„Ich habe oft ein so geringes Selbstbewusstsein, dass ich bei ganz vielen Dingen Bestätigung von verschiedenen Seiten brauche", sagt Ulrike erklärend. Inzwischen hat aber auch die gesamte Familie gesagt, sie solle die OP endlich machen lassen. „Das war ein weiterer wichtiger Schritt."

Nun naht aber tatsächlich das Ende dieser Angstgeschichte, und zwar in Gestalt unseres Buchs „Mut zur neuen Hüfte!“. Ulrike sagte sich nämlich: „Jetzt willst Du nur noch positive Sachen hören. Also habe ich im Internet gesucht und dieses wunderbare Mutmacher-Buch gefunden.“

Angst vor Arroganz und Druck des Operateurs unnötig

Das Buch hat sie gleich zu ihrer Ärztin mitgenommen, der sie am 14. Mai 2013 zu deren Erleichterung verkündete: „Ich lasse es machen. Aber ich kann mich nicht in irgendeinem Krankenhaus von irgendeinem Operateur operieren lassen. Ich brauche Sicherheit und Vertrauen.“ Da die Ärztin das dünne Nervenkostüm von Ulrike schon kannte, griff sie sofort zum Telefonhörer mit dem Satz: „Sollen wir den Operateur beide jetzt Mal anrufen, den ich ihnen empfehlen möchte?“ Da konnte Ulrike nicht mehr zurück.

Schon am 21. Mai hatte sie einen Termin bei Dr. Frank Schneider im sporthopaedicum in Berlin. „Ich hatte eine solche Angst davor, dass er mich von oben herab behandelt oder zur OP drängt. Ich war wahnsinnig aufgeregt und wollte meine Tochter mitnehmen, die aber verhindert war. So einen Schiss hatte ich!“

„Es war gut, dass mein Operateur mich nicht unter Druck gesetzt hat.“

Ulrikes Angst war allerdings völlig unbegründet: „Er hat mir sofort einen angenehmen Eindruck gemacht, überhaupt keine arrogante Art gehabt. Er hat sachlich gesagt, dass meine beiden Hüften sehr kaputt seien und mir alles Notwendige rund um die OP erklärt. Aber ich müsse mich nicht sofort entscheiden. Er operiere den Menschen und keine Röntgenbilder. Es war gut, dass er mich nicht unter Druck gesetzt hat.“ Der einfühlsame Arzt hat sich an Ulrikes Seite gesetzt und ist in Ruhe ihren langen Fragenkatalog mit ihr durchgegangen, den sie sich aufgeschrieben hatte.

Es hat einfach alles gepasst. Danach war für Ulrike klar: „Der ist es!“ Schon nach diesem Besuch haben sich die beiden auf den OP-Termin am 12. August verständigt.

Angst vor Verlust des Arbeitsplatzes

Ihre dritte Angst, neben der vor der OP und der Vollnarkose, war die, ihren Arbeitsplatz in einer kleinen Bürotechnikfirma zu verlieren. Aber ihr Chef hatte erst kurz zuvor selbst ein künstliches Knie bekommen und hat verständnisvoll reagiert, obwohl er wusste, dass seine fleißige Arbeitskraft acht bis zehn Wochen ausfallen würde. „Allerdings habe ich kaum mehr meine sechs Stunden täglich arbeiten können. Ich habe mich ja bewegt wie eine 80-Jährige und mich auf verschiedene Stühle und auch einen Peci-Ball gerettet. Immer öfter traf mich beim Gehen ein stechender Schmerz in der Leiste und meine Hüfte sackte förmlich zusammen.“ Ulrike erkennt: „Mein Körper hat wahrscheinlich gesagt: Jetzt wird es erst richtig schlimm, damit die sich nicht mehr anders entscheidet.“

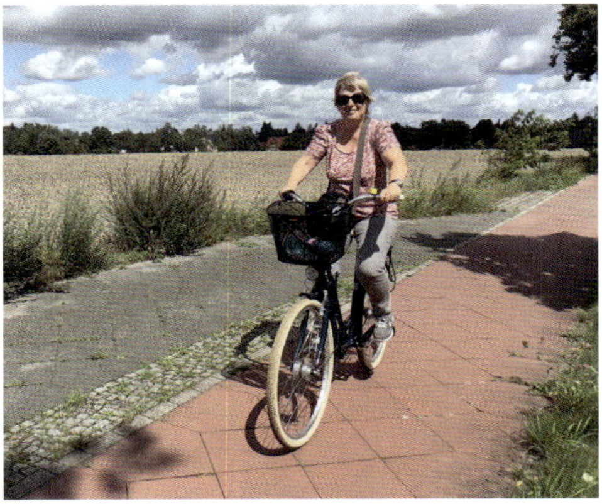

Radfahren geht mit Hüftbeschwerden ja auch vor der OP, aber danach macht es noch viel mehr Spaß!

Ulrike hat sich dann mit intensiver manueller Therapie auf die OP vorbereitet. „Vorher habe ich noch Gesundheitssport gemacht und versucht, mich mit Bewegung fit zu halten, aber das nutzte ja nichts mehr.“ Ihre Manualtherapeutin war in dieser Zeit wie eine Psychologin für sie: „Jedes Mal hatte ich eine andere Frage. Was ist, wenn die Hüfte einsteift? Wenn ich es nicht mehr bis zum OP-Termin schaffe?“ Alle haben sie beruhigt – und dann half ihr noch die Terminplanung im sporthopaedicum. Ulrike fragte an, ob nicht wegen ihrer stärker werdenden Schmerzen ein etwas früherer OP-Termin möglich wäre. Sie hatte Glück, da jemand abgesprungen war, doch ausgerechnet war der neue Termin der 5. August, der Geburtstag ihres Sohnes. Aber diesmal bekniete die Familie sie: „Mutti, nimm' bitte diesen Termin. Wenn ich Dich humpeln sehe, tut mir mein ganzer Körper weh!"

„Wenn ich Dich humpeln sehe, tut mir mein ganzer Körper weh!"

Mutmacher Frank Zander

Es ist dann alles glatt gelaufen. „Vom Aufwachen aus der Narkose an habe ich nur noch positiv gedacht. Ich hatte eine nette Bettnachbarin, mit der ich mich heute noch treffe. Wir waren so gut drauf." schwärmt sie. Weitere Mutmach-Effekte kamen hinzu: „Frank Zander hat sich in der Havelklinik einen Monat vor mir eine neue Hüfte machen lassen und hat vom Bett aus noch an seine Fans eine Mitteilung geschickt: Mir geht's schon wieder gut. Ich werde in Kürze wieder mit Euch Lambada tanzen! Das hat mich total motiviert. Und ein ganz großer Mutmacher war Euer Buch. Das hat sich so nett gelesen."

Entscheidend war für Ulrike das Vertrauensverhältnis zu ihrem erfahrenen Operateur. „Dr. Schneider hat das perfekt gemacht. Meine Beine waren gleich lang, aber ich habe schon in der Reha gemerkt, dass die andere Hüfte sich nicht erholt, sondern stark verschlechtert. Dr. Schneider meinte, ich solle ca. ein halbes Jahr bis zur zweiten OP warten. Die Entscheidung hat er mir überlassen. Meine Orthopädin meinte dagegen, ich solle wenigstens ein Jahr warten." Geworden sind es dann anderthalb Jahre. Grund war Angst Nummer 3, d. h. die vor ihrem Arbeitgeber.

„Die Entscheidung zur zweiten OP wurde mir überlassen."

Fitness mit Yoga, Cross-Shaping und Fahrrad

Erst einmal hat Ulrike nach der ersten OP und der Reha intensive Physiotherapie bekommen und sich nach dem Hamburger Modell vier Wochen lang wieder schrittweise in den Arbeitsprozess eingegliedert. Dem Arbeitgeber entstehen keine Kosten, weil das Übergangsgeld von der Krankenkasse bezahlt wird. Die Arbeitskraft hatte er in Ulrikes Fall trotzdem: „Mir ist es ja gut gegangen“, sagt sie. 2014 hat sie extra keinen Urlaub genommen und sich lange nicht getraut, ihrem Arbeitgeber von der unausweichlichen zweiten OP zu erzählen. „Ich habe mir auf gut Deutsch den Arsch aufgerissen für die Arbeit“, sagt sie rückblickend.

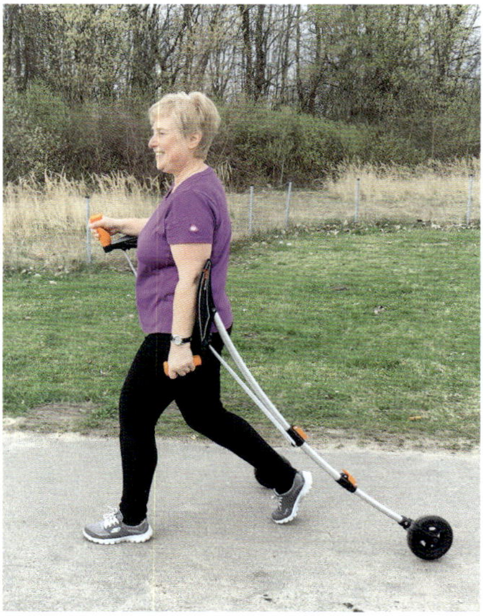

Seit dem TEPFIT-Gesundheitsworkshop in Erding liebt Ulrike das Cross-Shaping, ein effektives Ganzkörpertraining mit Rollen an den „Stöcken“.

Gedankt hat er es ihr nicht. Als sie ihre zweite Hüft-OP im Januar 2015 anging, stellte er eine neue Vollzeitkraft ein (Ulrike hat nur 30 Stunden gearbeitet) und kündigte ihr später wegen „struktureller Maßnahmen“ (Inzwischen hat sie wieder eine Arbeit gefunden, die ihr Spaß macht.). Verständlicherweise hat Ulrike das sehr getroffen, aber die Entscheidung auch zur zweiten Hüft-OP hat sie nie bereut! Erst danach ging es ihr richtig gut, und die Reha gestaltete sich viel einfacher.

„Meine Physiotherapeutin sagte nach der 2. OP: Ulrike, Du bist meine Vorzeige-Patientin!“ Ulrike ist weiterhin sehr aktiv: „Ich mache jetzt auch Yoga. Nicht alles perfekt, aber so weit wie ich es eben kann. Auf dem Balancekissen kann ich sogar Schneidersitz.“ Sie trainiert mit den

Cross-Shapern und fährt nicht nur Ergometer, sondern inzwischen auch Fahrrad draußen. „Auch davor hatte ich natürlich erst Angst. Ich war von Kindheitstagen an ängstlich. Wahrscheinlich weil ich von meinen lieben Großeltern überbehütet erzogen wurde. Ich hatte vor Gott und der Welt Angst. Ich kann mich auch sehr gut in etwas reinsteigern, mich aufregen bis zu einem Blutdruck von 200! Und hinterher sage ich: Du meine Güte, war doch gar nicht so schlimm. Meine Hüft-OPs haben mich auch in dieser Beziehung stärker gemacht."

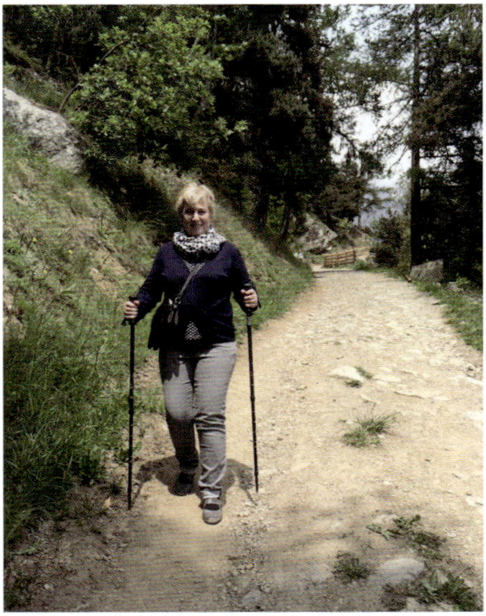

Wo immer es geht, hier im Italien-Urlaub 2015, kommen die Walking-Stöcke zum Einsatz.

Ulrikes Fazit: „Ganz entscheidend ist ein vertrauensvolles Arzt-Patienten-Verhältnis, das zum Erfolg der OP und zur Genesung beiträgt. Die Hüft-OPs waren die besten Entscheidungen meines Lebens!"

HR

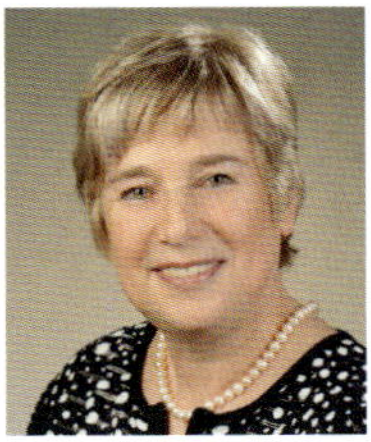

Die Ängstliche

Ulrike Steyer
Betriebswirtin und Bürokauffrau
* 22. Juli 1958 in Freiberg

Hüft-Beschwerden:
Seit 2003. Schmerzen in den Oberschenkeln, Beschwerden LWS, Anlaufschmerzen; später extreme Kurzschrittigkeit, hinkender Gang, Ruheschmerzen, kurz vor der OP war nicht mal mehr Sitzen schmerzfrei möglich.
Ursache: Coxarthrose beidseitig
Diagnose: 2003 angeborene Hüftdysplasie und Coxarthrose
Behandlungen vor der OP:
Physiotherapie, Rehasport, Ostheopathie, Medikamente
(Voltaren Dispers 50 mg bei Bedarf)
Hüft-OP:
Rechts 5. August 2013, links 5. Januar 2015
Klinik und Operateur:
Beide Male Dr. Frank Schneider, sporthopaedicum,
OP jeweils im Vivantes Klinikum Spandau
Krankenkasse: TK
Technik und Material:
Unzementierte Kurzschaft Femurkopfprothese mit EP-FIT Plus, zementfreies Press-Fit-Pfannensystem von Smith & Nephew, minimal-invasiv, Schaft Titan, Keramik-Keramik Gleitpaarung
Komplikationen nach der OP: Keine
Reha: Jeweils drei Wochen Median Kliniken Hoppegarten
Reha-Ziel:
Wiederherstellung der Leistungsfähigkeit, Schmerzfreiheit, hinkfreies Gehen
Behandlungen nach der Reha: Physiotherapie, IRENA

Sportarten vor der Hüft-OP:

Fahrradfahren, Rehasport, zuletzt war nichts mehr möglich

Sportarten nach der Hüft-OP und ab wann:

Nach 14 Tagen Ergometer, danach regelmäßiges Ergometertraining zu Hause, regelmäßige Dehn- und Kräftigungsübungen, später Cross-Shaping, Yoga, Fahrradfahren

Fitness-Training vor der OP:

War leider nicht mehr möglich, da starke Schmerzen durch Muskelverkürzung und maximale Bewegungseinschränkungen

Fitness-Training nach der OP:

IRENA, Rehasport, spazieren gehen, Cross-Shaping, Ergometer

Wie zufrieden heute, 2017?

Sehr, beste Entscheidung meines Lebens!

Mutmach-Satz für andere:

Nicht zu lange mit der unvermeidlichen OP warten! Gut aufgeklärt und mit dem Operateur des Vertrauens in die OP gehen! Das neue Lebensgefühl hinterher ist wirklich unbeschreiblich. Ganz wichtig: Immer in Bewegung bleiben!

Wolfgang Rommel, 58, eine Hüft-TEP

Ski und Radeln gut!

Wolfgang Rommel wurde uns von einem Teilnehmer unseres ersten TEPFIT-Gesundheitsworkshops im November 2016 in Erding empfohlen. Kersten Hauenstein wollte selbst nicht im Buch vertreten sein, weil er nur „normal" sportlich sei, wie er selbst meinte. Aber er würde da jemanden kennen, der sei vielseitig sportlich aktiv, aber dabei auch sehr vorsichtig mit seiner neuen TEP. Wir lassen Wolfgang Rommel hier gern selbst erzählen, denn schließlich ist er als gelernter Journalist vom Fach!

Einstieg in einen neuen Lebensabschnitt

„Alles wird gut"! Als ich am 17. November 2015 um die Mittagszeit aus der Narkose erwache, steht meine Frau neben mir im Aufwachraum. Sie hat positive Nachrichten für uns. Professor Dr. Christian Hendrich, der ärztliche Direktor des Orthopädischen Krankenhauses Schloss Werneck in Unterfranken, hatte mir in einer knapp einstündigen Operation ein künstliches Hüftgelenk eingesetzt. Sofort nach der OP der versprochene Anruf bei Christiane. „Machen Sie sich keine Sorgen, alles prima gelaufen", beruhigte er meine Frau, ehe sie zu mir ins Krankenhaus fuhr.

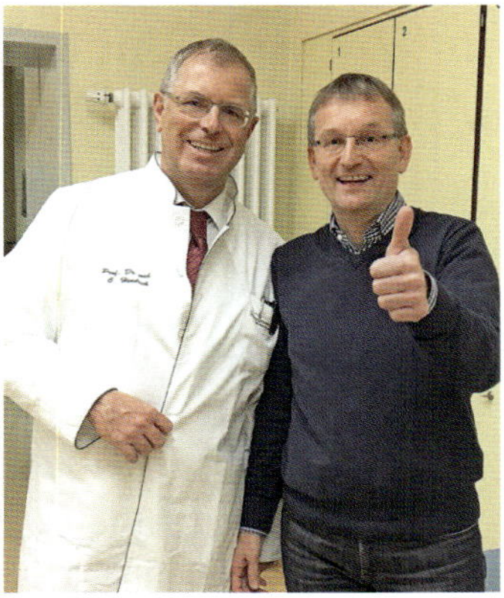

Zu Prof. Dr. Christian Hendrich hatte Wolfgang von Anfang an Vertrauen.

Dabei war ich es gewesen, der sich die großen Sorgen gemacht hatte. Lange Zeit konnte ich mir einfach nicht vorstellen, mit einem „Ersatzteil" ausgestattet werden zu müssen. Der 17. November 2015 war sozusagen der

Einstieg in einen neuen Lebensabschnitt. Meine Hüftbeschwerden hatten mich über viele Jahre beeinträchtigt und am Ende sogar gequält. Und doch hatte es mich viel Überwindung gekostet, ehe die Entscheidung für eine Hüft-TEP gefallen war.

„Skifahren war und ist bis heute meine große Leidenschaft.“

Aber zurück auf Anfang. Schon von Kindesbeinen an standen für mich viele sportliche Aktivitäten immer ganz vorne. Durch meine Eltern kam ich früh zum Skifahren. Meine Mutter war „ausgewanderte“ Kärntnerin, die die Liebe zu ihrer Heimat und den Bergen an ihre drei Söhne weitergab. Als Fünfjähriger stand ich erstmals auf Skiern. Mein Großvater hatte sie mir geschenkt und den ersten Skikurs gleich mit dazu verordnet. In jedem Jahr fuhren wir in Österreichs südlichstes Bundesland und hatten immer die Chance, unser Können auf und abseits der Skipiste zu verbessern.

Die Skikurse, die wir Kinder anfangs als notwendiges Übel sahen, erwiesen sich in der Folge als wunderbares Geschenk. Denn Skifahren war und ist bis heute meine große Leidenschaft. Umso verständlicher war im Nachhinein meine Sorge vor der Hüft-OP. Ich wusste ja nicht, was in puncto Skifahren mit einer Hüft-TEP noch möglich sein würde.

In die Alpen im Winter und Sommer

Während der Jugendzeit kamen nach und nach auch andere Sportarten wie Judo und Handball dazu. Die Berge waren nicht nur im Winter der perfekte Platz für sportliche Aktivitäten, auch im Sommer zog es unsere Familie immer wieder in die Alpen. Viele Gipfelbesteigungen und später auch die Kletterei zogen mich in ihren Bann. Verstärkt wurde die Leidenschaft während der Schulzeit. Mein Sportlehrer hatte eine Vereinsskischule aufgebaut und gab seine Begeisterung für das Skifahren an viele seiner Schüler weiter. Es folgten die Ausbildung zum Ski-Übungsleiter und während meiner Bundeswehrzeit beim Gebirgsjägerbataillon 231 in Bad Reichenhall zum Ausbildungsleiter im Skilauf.

„Die hohen Trainingsumfänge und vielen Wettkämpfe im Judo waren nicht unbedingt schonend für Hüft- und Sprunggelenke.“

Auch während des Sportstudiums an der Deutschen Sporthochschule in Köln wurde der Bewegungsdrang nicht weniger. Allerdings entschied ich mich schon im Alter von 26 Jahren, meine Laufbahn als aktiver Judokämpfer zu beenden. Die hohen Trainingsumfänge und vielen Wettkämpfe waren nicht unbedingt schonend für Hüft- und Sprunggelenke.

Handballtrainer und Umstieg aufs Rennrad

Bei allen anderen Sportarten ließ ich mich allerdings nicht aufhalten. Erste deutlich spürbare Hüftbeschwerden traten dann 1998, während meiner langen Zeit als Handballtrainer auf. Es war Achim Hendrix, der Physiotherapeut unserer Bundesligamannschaft, der fest davon überzeugt war, durch gezielte Physiotherapie und Krafttraining den Prozess zumindest aufhalten zu können. So behandelte er nicht nur unsere Spielerinnen, sondern begann, auch mit dem Trainer gezielt an dessen Hüften zu arbeiten.

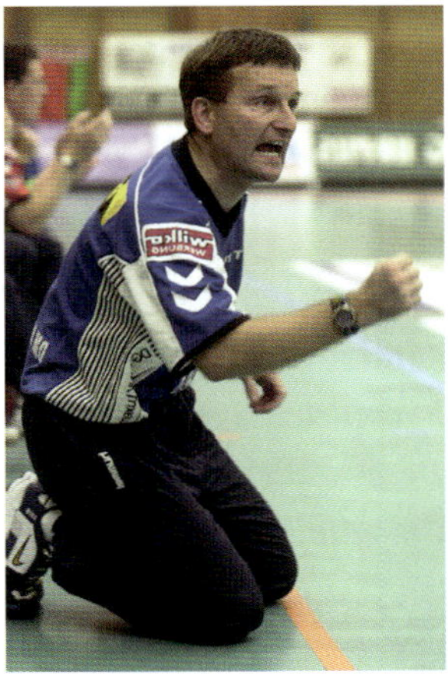

Auch als Handballtrainer ist Wolfgang immer voll in Action.

Unser damaliger Mannschaftsarzt Jochen Vogel bestand auf einer Röntgenkontrolle und diagnostizierte eine beginnende Coxarthrose an beiden Hüftgelenken, auch bedingt durch eine leichte Hüftdysplasie. Erster Schritt anschließend war die Umstellung des Ausdauertrainings. Die geliebten Joggingeinheiten in den Weinbergen meiner Heimat wurden immer seltener.

„Die geliebten Joggingeinheiten in den Weinbergen meiner Heimat wurden immer seltener."

Durch den ehemaligen deutschen Radprofi Reimund Dietzen, mit dessen Bruder ich viele Jahre lang Judo betrieben hatte, kam ich zum Radsport. Das Umsteigen auf Rennrad und Mountainbike fiel mir nicht nur leicht, sondern machte großen Spaß.

Beim Radfahren hatte ich mit den Hüften überhaupt keine Probleme. Ganz im Gegenteil: Die für die Hüftgelenke sehr schonende Sportart tat den angegriffenen Gelenken ausgesprochen gut. Ich stieg nicht selten mit Schmerzen aufs Rad, um im Moseltal oder in Eifel und Hunsrück meine Kilometer abzuspulen, und kam fast wie gesundet zurück. Diese Trainingseinheiten waren eine Wohltat für meine Hüften.

„Ich stieg nicht selten mit Schmerzen aufs Rad und kam fast wie gesundet zurück."

Positive Beispiele der Eltern mit TEP

Als die Beschwerden zwischen 2012 und 2014 immer unangenehmer wurden, begann ich mir häufiger ernsthaft Gedanken über das Thema Hüft-TEP zu machen. Ich wusste durch viele Erzählungen und Berichte, dass Hüft-OPs in deutschen Krankenhäusern fast schon zum Standard gehören. Dennoch beschlich mich immer wieder ein komisches Gefühl. Die größten Bedenken hatte ich allerdings nicht vor der Operation an sich, sondern beim Gedanken an das „Ersatzteil" im Körper.

„Für mich war es Bedingung, zumindest meine favorisierten Sportarten wie das Skifahren, Bergwandern oder Radfahren unbedingt beibehalten zu können."

Dabei hatte ich die positiven Beispiele meiner Eltern vor Augen. Meine Mutter hatte im Abstand von zwei Jahren zwei künstliche Hüftgelenke bekommen und bis zu ihrem Tod im März 2015 fast 20 Jahre völlig problemlos damit gelebt. Auch mein Vater, selbst Arzt, hatte sich – wie sich allerdings im Nachhinein herausstellte – viel zu spät für eine Hüft-TEP entschieden und kam ebenso prima damit klar. Warum also das lange Zögern?

Im Nachhinein waren meine sportlichen Aktivitäten die mentale Hemmschwelle. Für mich war es Bedingung, zumindest meine favorisierten Sportarten wie das Skifahren, Bergwandern oder Radfahren unbedingt beibehalten zu können. Dass Spiel- oder Kampfsportarten wie Handball oder Judo mit Hüft-TEP keinen Sinn mehr machen würden, war mir klar.

Gezielter Vorbereitungsplan

Ich arbeitete also weiter in der Physiotherapie und versuchte auch nach meinem beruflich bedingten Umzug ins Rheinland, die Muskulatur zusätzlich durch Krafttraining im Fitnessstudio zu stärken. Im nächsten Schritt begann ich mich über alles rund um eine Hüft-TEP schlau zu machen. Im Netz stieß ich auf Heidi Rauchs Titanhüftenblog. Wenig später hatte ich mir auch das Buch „Mut zur neuen Hüfte!" besorgt und es ausgiebig studiert.

Wichtig erschien mir die Vorbereitung in der präoperativen Phase, um anschließend schneller wieder auf die Beine zu kommen. Obwohl die Entscheidung für eine Hüft-OP noch gar nicht endgültig gefallen war, begann ich Anfang 2015 mit einem gezielten Vorbereitungsplan. Sportliches Ziel dazu war die Teilnahme mit unserem Firmen-Radteam am Jedermann-Rennen Cyclassics Ende August in Hamburg.

„Bis zum Jedermann-Rennen Cyclassics in Hamburg absolvierte ich rund 4.000 Trainingskilometer und fühlte mich richtig fit."

Trotz starker beruflicher Belastung schaffte ich mit großer Disziplin und viel Verständnis meiner Familie bis zum Renntag rund 4.000 Trainingskilometer. Das Rennen selbst absolvierte ich mit einem für einen Hobbyradler ordentlichen Stundenmittel von knapp 37 km/h und dem guten Gefühl, richtig fit zu sein.

Da gab es sogar kurze Momente, in denen ich darüber nachdachte, den Anfang August ausgemachten OP-Termin zu stornieren. Doch nach einer mit großen Schmerzen verbundenen, längeren Wanderung zwei Wochen später war klar: „Es gibt kein Zurück mehr, Du lässt das jetzt machen".

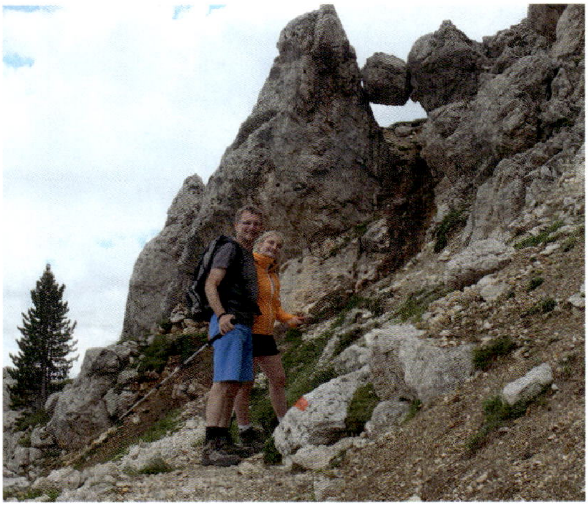

Wenige Monate nach der OP klettert Wolfgang schon wieder – hier mit seiner Tochter Annika im Rosengarten-Gebiet.

Vertrauen zum Operateur

In der Zwischenzeit hatte ich einen Operateur gefunden, zu dem ich vom ersten Moment an volles Vertrauen hatte. Prof. Dr. Christian Hendrich, der Chef des Orthopädischen Krankenhauses Schloss Werneck in Unterfranken, war mir von einem bekannten Arzt empfohlen worden. Er hatte mich schon bei unserem ersten Treffen beeindruckt. Trotz eines sehr späten Termins am frühen Abend und einer zusätzlichen Verzögerung hatte er sich sehr lange Zeit genommen. Eingehend besprach er mit mir alle Möglichkeiten und Alternativen, drängte mich aber niemals zu einer schnellen Entscheidung.

Auch der hohe Hygienestandard in Werneck, wo alle Prothesen-Operationen in sogenannten "Astronautenhelmen" stattfinden, unter denen der Operateur vollständig vom Patienten getrennt ist und seine Atemluft abgesaugt wird, hatten mich überzeugt. Ich hatte mich für eine Keramik-Keramik-Gleitpaarung und einen Hüftkopf mit großem Durchmesser für ein erweitertes Bewegungsspektrum und verbesserte Stabilität entschieden.

Wertvolle Tipps von Leidensgenossen

Meine letzten Zweifel konnte dann Hüft-TEP-Kollege Kersten Hauenstein aus der Nähe von Bayreuth beseitigen, der genau ein Jahr zuvor in Werneck operiert worden war. Professor Hendrich hatte mir seine Adresse gegeben und gemeint, ich dürfe ihn gerne kontaktieren. So tauschten Kersten und ich uns vor der OP immer wieder per e-mail aus, und ich erhielt von ihm wichtige Hinweise und gute Tipps, die mir im Nachhinein diese mental schwierige Phase sehr erleichtert haben. Auch zu Anne Pieper, deren Leidensweg im Hüft-OP-Mutmach-Buch beschrieben ist, nahm ich Kontakt auf. Sie hat mich ebenfalls mit wertvollen Tipps unterstützt.

Die anschließende Reha hatte ich gut geplant und mich intensiv mit den Vor- und Nachteilen von stationärer und ambulanter Rehabilitation befasst. Aufgrund meiner starken beruflichen Belastung war es wichtig für mich, nach 14 Tagen wieder von zu Hause aus arbeiten zu können.

„Zwei Wochen nach der OP konnte ich problemlos mit leichtem Ausdauertraining auf dem Fahrrad-Ergometer beginnen.“

Daher entschied ich mich für ein fünfwöchiges Rehatraining bei meinem vertrauten Physiotherapeuten Markus Winz vor Ort in Tönisvorst. Tägliche Lymphdrainage und intensive Physiotherapie an vier Tagen pro Woche. Das beschleunigte meinen Heilungsprozess spürbar. Zwei Wochen nach der OP konnte ich problemlos mit leichtem Ausdauertraining auf dem Fahrrad-Ergometer beginnen. So kam eine tägliche Trainingseinheit für den Ausdauerbereich hinzu.

Nordic Walking und Training mit dem Mountainbike

Auch für die Reha-Phase setzte ich mir ein klares Ziel und schaltete noch einmal in den früheren Wettkampfmodus, wo ich mich stets fokussiert auf Wettkampfhöhepunkte vorbereitet hatte. Das Ziel: Radtraining im April 2016 auf Mallorca, gemeinsam mit meinen Düsseldorfer Rad-Kollegen. Ich vergaß dabei nie den Rat erfahrener Fachleute und hörte stets auf mein Körpergefühl. Das sagte mir: Steigere die Belastung ganz behutsam.

„Ich hörte stets auf mein Körpergefühl."

Die Gehhilfen benutzte ich länger als sechs Wochen. Erst als mein Gefühl mir sagte, jetzt geht es auch ohne, stellte ich sie in die Ecke. Ich begann dann mit Nordic Walking. Anfangs sehr vorsichtig und mit Unterstützung meiner Frau sehr auf ein korrektes Gangbild achtend, später dann forscher. Genau acht Wochen nach der OP fuhr ich ohne Krücken und im eigenen Auto zur Nachuntersuchung nach Werneck. Dort bekam ich grünes Licht von Professor Hendrich für zunehmende Trainingsaktivitäten.

Mallorca-Tour mit 2.500 Höhenmetern

12 Wochen nach der OP dann die erste Trainingsfahrt mit dem Mountainbike. 35 Kilometer mit einem tollen Gefühl und einem breiten Grinsen im Gesicht. Erstes Zwischenziel erreicht und völlig beschwerdefrei. Vier Wochen später ging es dann ab aufs Rennrad. Die ersten 70 Kilometer mit einem Schnitt von 27 km/h und dem guten Gefühl, bis dahin alles richtig gemacht zu haben. Ich fühlte mich gut, hatte den Eindruck, alles ist stabil. Es geht vorwärts.

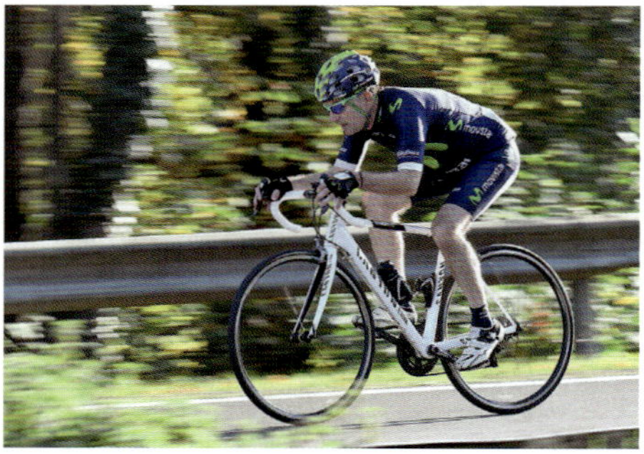

Die Trainingseinheiten auf dem Rennrad waren und sind für Wolfgangs Hüften eine Wohltat.

Der April rückte näher und damit auch unsere Mallorca-Tour, die den Beweis erbringen sollte, ob wirklich alles gut ist. Nach einer lockeren Einrollrunde am ersten Tag hatten meine

Kollegen für Tag zwei gleich eine klassische Westküstentour-Quäl-Dich-Strecke gewählt. Für alle, die sich auf Mallorca auskennen: Es ging von Bunola über den Coll de Sóller, Puig Major, Coll dels Reis hinunter nach Sa Calobra und die 700 Höhenmeter wieder hinauf über Kloster Lluc zurück nach Inca.

Ich hatte einen Riesenrespekt vor der Tour. Von 2.500 Höhenmetern wusste ich vorher nichts. Aber ich hatte die Option aussteigen zu können, wenn es zu viel würde. Doch das war nicht erforderlich. Was folgte, waren jede Menge Gänsehautmomente. Die Kollegen beglückwünschten mich nach jedem einzelnen Pass. Im Ziel dann das Du-hast-es-wirklich-geschafft-Glücksgefühl.

„Es gab jede Menge Gänsehautmomente und im Ziel dann das Du-hast-es-wirklich-geschafft-Glücksgefühl."

Doch dieses einschneidende Erfolgserlebnis verleitete mich keineswegs zum Leichtsinn. Ich hätte mir zu diesem Zeitpunkt beim besten Willen nicht vorstellen können, schon wieder auf Skiern zu stehen. Ich fühlte mich vier Monate nach der OP weder mental noch körperlich in der Lage, schon wieder richtig Ski zu fahren. Also hörte ich auf mein Körpergefühl und beschloss, den Wiedereinstieg auf den nächsten Winter zu verschieben.

Skipremiere ein Jahr nach der OP

Skipremiere dann im November 2016. Fast genau ein Jahr nach der OP, in der Skihalle in Neuss. Nie hatte ich auf einem vergleichsweise lächerlichen Hügelchen so

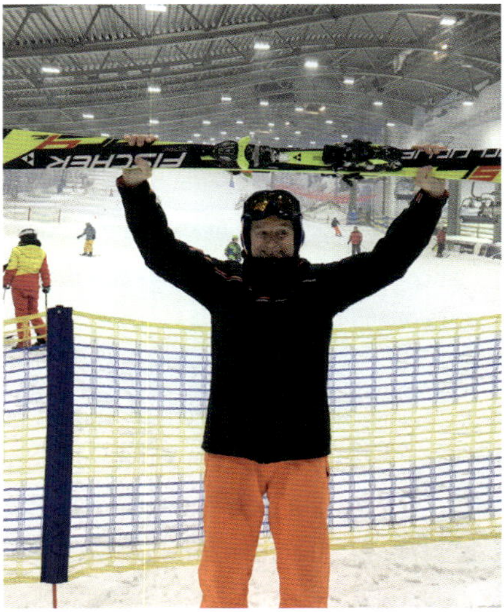

Vorsichtig probiert Wolfgang das Skifahren erst ein Jahr nach der OP in der Skihalle Neuss.

„Ob beim Skifahren oder auch Rennradfahren, man wird automatisch vorsichtiger – und das ist gut so."

viel Spaß! Die Gewissheit war da, auch für meine Lieblingssportart wieder fit zu sein. Die erste Tiefschneeabfahrt wenige Wochen später im Arlberg-Gebiet war für mich dann krönender Abschluss meiner Reha-Phase.

Ende gut – alles gut, sollte man meinen. Aber ich bin kein Mensch, der zu Superlativen neigt, sondern eher Realist, der das offene Wort schätzt. Auch wenn es mir heute hüftmäßig vergleichsweise gut geht und ich seit Kurzem wieder als Handballtrainer in der Halle stehe, wäre es übertrieben zu behaupten, es ist alles wieder wie vor den ersten Hüftschmerzen. Nein, ist es nicht.

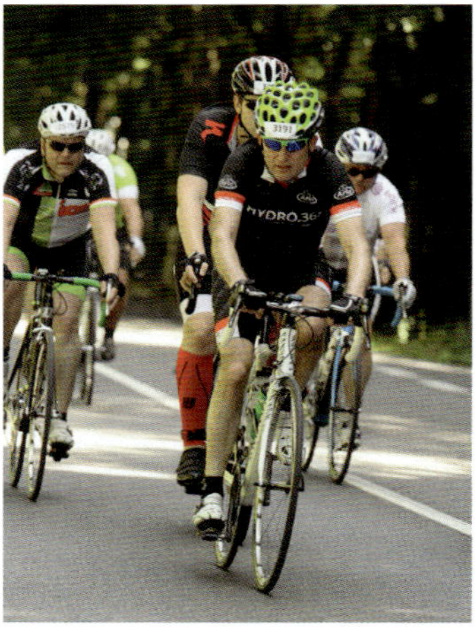

Nach der OP wieder glücklich auf dem Rennrad: Wolfgang 2016 bei einem Rennen in Köln.

Man wird gerade bei sportlichen Aktivitäten daran erinnert. Hallo: da ist ja das Ersatzteil! Du musst schon aufpassen. Ob beim Skifahren oder auch Rennradfahren, man wird automatisch vorsichtiger – und das ist gut so. Ich kann nur empfehlen, auch nach der Reha-Phase weiter an sich zu arbeiten. Gezieltes Kraft- und insbesondere das meist vernachlässigte Beweglichkeitstraining machen absolut Sinn und schützen dazu das künstliche Gelenk.

Wenn ich heute den Vergleich meines Zustandes vor und nach der Hüft-OP heranziehe, fällt mein Fazit aber eindeutig aus: Ich würde es auf jeden Fall wieder machen lassen. Denn es ist definitiv ein neues Lebensgefühl. Ohne Wenn und Aber!

HR

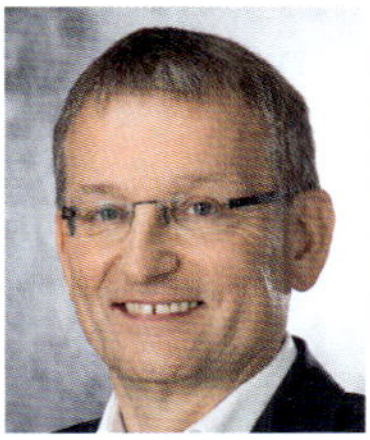

Der Vorsichtige

Wolfgang Rommel
Diplom-Sportwissenschaftler, Handball-Trainer und Journalist
*30. November 1959 in Trier

Hüft-Beschwerden: Erste Beschwerden 1998, zunächst insbesondere nach intensiven sportlichen Belastungen. 2001 Umsteigen im Ausdauerbereich von Joggen auf Rennradfahren und Mountainbike. Zunehmende Beschwerden ab 2010, dann auch bei Wanderungen und längeren Spaziergängen. Zunächst Muskelverspannungen und Schmerzen an der Hüftaußenseite (Trochanter-Region). Später dann auch zunehmend Bewegungseinschränkungen. Bis zuletzt keine Schmerzen im Leistenbereich.
Ursache: Gelenkverschleiß durch sehr viel Sport. In der Kindheit nicht erkannte, leichte Hüftdysplasie. Vermutlich auch genetisch bedingt (Vater und Mutter beide Hüft-OPs)
Diagnose: 2010 Coxarthrose beidseitig, links Grad 2, rechts im weiter fortgeschrittenen Stadium
Behandlungen vor der OP:
Physiotherapie, Osteopathie, Gymnastik, Kraftaufbau zur Stärkung der hüftumspannenden Muskulatur
Hüft-OP: 17. November 2015
Klinik und Operateur: Orthopädisches Krankenhaus Schloss Werneck, Prof. Dr. med. Christian Hendrich
Krankenkasse: IKK Südwest-Direkt, gesetzlich; private Zusatzversicherung für Krankenhaus Aufenthalt
Technik und Material: Muskelschonendes Verfahren mit sehr kleinem Schnitt, Zimmer® Maxera™ Pfanne, Fitmore Schaft B6, Keramik-/Keramik Hüftversorgung mit großem Kopfdurchmesser für mehr Bewegungsfreiheit und Stabilität.
Komplikationen nach der OP: Keine

Reha:
Sechs Tage stationär nach OP in Werneck; dann sechs Wochen lang spezielles Reha-Programm am Wohnort bei einem bekannten Physiotherapeuten mit vier bis fünf Einheiten pro Woche.
Reha-Ziel: Zunächst den Alltag wieder schmerzfrei bewältigen und später wieder sportlich aktiv sein können. Traumziel: erste Tiefschneeabfahrt mit TEP (Dezember 2016)
Behandlungen nach der Reha:
Bis heute einmal pro Woche Physiotherapie
Sportarten vor der Hüft-OP:
Handball, Judo, Ski-Alpin, Tennis, Fußball, Bergwandern, Rennradfahren, Mountainbike
Sportarten nach der Hüft-OP und ab wann:
Nordic-Walking (nach 5 Wochen), Rennradfahren (nach 12 Wochen), Mountainbike, Bergwandern, Ski-Alpin (11 Monate nach OP)
Fitness-Training vor der OP:
Rennradfahren, Mountainbike, Gymnastik, Muskeltraining im Fitness-Center
Fitness-Training nach der OP:
Fahrrad-Ergometer (2 Wochen nach OP), Ausdauer- und Muskeltraining, nach und nach Aufnahme der anderen Sportarten
Wie zufrieden heute, 2017?
Abhängig von den Ansprüchen, die man an sich selbst stellt.
Im Alltag: super zufrieden, absolut top. Bei sportlichen Aktivitäten: die Zufriedenheit wird zunehmend größer
Mutmach-Satz für andere:
Auf keinen Fall zu lange mit der Operation warten. Es ist sicher gut, verschiedene ärztliche Meinungen einzuholen. Die Steigerung der Lebensqualität durch die komplette Schmerzfreiheit ist enorm. In der Reha-Phase braucht man aber Geduld und sollte lieber etwas zu vorsichtig sein. Auf Dauer macht sich das bezahlt!

Kirsten Lorenzen, 56, eine Hüft-TEP

Die Psyche war nicht die Ursache

Kennengelernt haben wir Autoren Kirsten Lorenzen über amazon. Sie war die bislang einzige Buchkäuferin, die unseren Mutmach-Ratgeber zurückschicken wollte, und zwar mit den Argumenten: Es fehlen ihr die psychischen Komponenten und das Thema Sexualität und künstliche Hüfte. Beides holen wir in diesem Buch ebenso nach wie in der Rubrik „Dr. TEP rät“ auf unserer Homepage.

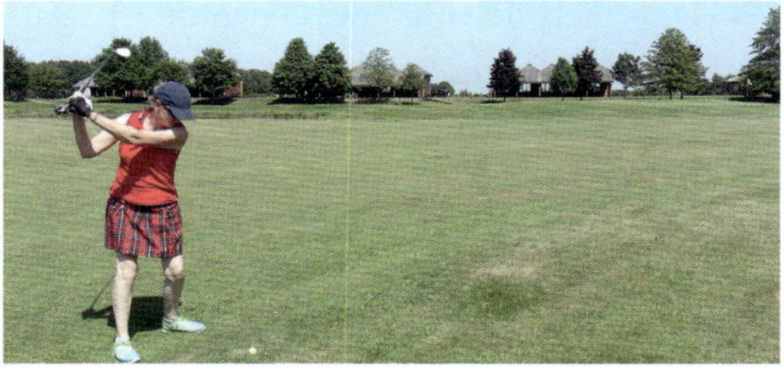

Golfrunde im GC Seddiner See bei Berlin: Und immer die Hüfte beim Schwung mitnehmen – beim Aufschwung ....

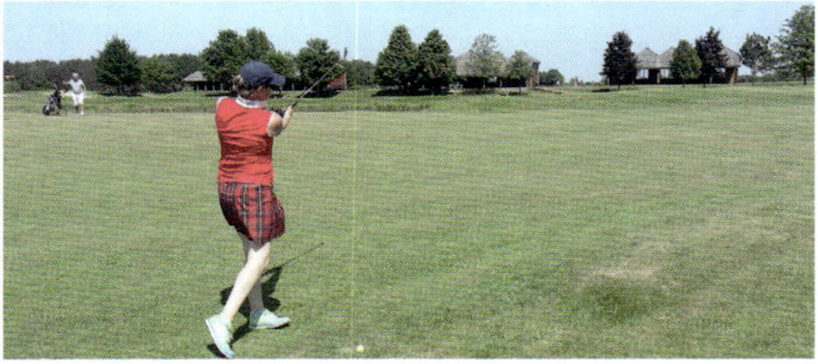

....beim Durchschwung....

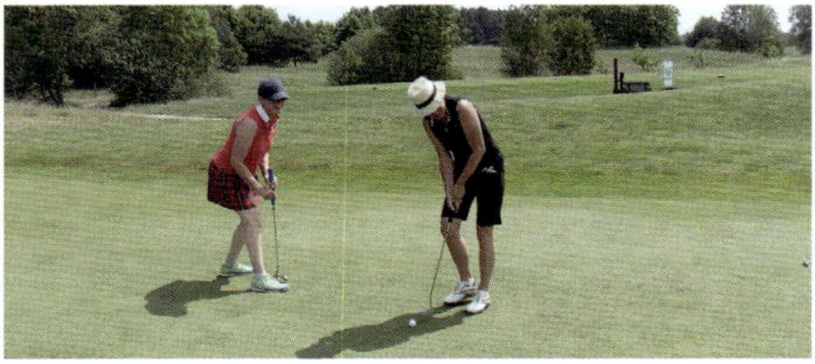

...und auch beim Putten muss man beweglich sein. Hier mit Autorin Heidi Rauch

Wegen der psychischen Auswirkungen einer bevorstehenden und dann eingesetzten Hüft-TEP habe ich die in Berlin lebende Kirsten kontaktiert und sie bei einem meiner Heimatstadt-Besuche getroffen. Inzwischen sehen wir uns öfter, haben schon zusammen Golf gespielt (siehe Fotos) und wollen unseren Lesern ihre Überlegungen zum Thema Angst vor der Hüft-OP an dieser Stelle gern näherbringen. Denn immerhin lagen zwischen den ersten Symptomen, der Diagnose und der OP in ihrem Fall fünf Jahre.

Scharfer Schmerz beim Joggen

Das tägliche Joggen war für Kirsten eine Selbstverständlichkeit und lieb gewonnene Gewohnheit. Ausgerechnet dabei meldete sich ihre Hüfte zuerst. „Fast genau fünf Jahre vor der OP, 2008, spürte ich eines Morgens beim Joggen einen scharfen Schmerz im linken Hüftgelenk, der mich abrupt stehen bleiben ließ. Während der langen Überlegung, wie und ob ich denn jetzt nach Hause komme, bin ich heimgehumpelt. Nach ein paar Tagen war der Schmerz dann so weit abgeklungen, dass ich wieder in die Schuhe gestiegen bin, um meine tägliche Runde zu laufen. Das ging eine ganze Weile noch gut, bis zu dem Punkt, wo das Aufhören noch schmerzhafter war als das Rennen und ich meine täglichen Laufzeiten sehr ausgedehnt habe.“

„Schon nach dieser ersten großen Schmerzattacke kamen die ersten Gefühle des Versagens auf.“

Nach ca. zwei Jahren war der Schmerz auch im täglichen Leben nicht mehr zu ignorieren, und selbst das Laufen tat mir nicht mehr gut. Als kurz darauf dann auch das Rudern auf dem Ergometer zur Qual wurde, schickte mich meine Hausärztin zum MRT und ich bekam die Diagnose Coxarthrose links.“

Diese Diagnose wollte Kirsten nicht akzeptieren und haderte mit ihrem Schicksal. Sie beschreibt das in ihrem eigenen Blog folgendermaßen: „Schon nach dieser ersten großen Schmerzattacke kamen die ersten Gefühle des Versagens auf. Ich, die Anderen hilft, ihnen mit Rat und Tat zur Seite steht – als Fachkrankenschwester für Anästhesie und Intensivmedizin, psychotherapeutische Heilpraktikerin, systemischer Coach – habe ein körperliches Leiden.“

Hilfe mit Meditation und verschiedenen Therapien

Kirsten gehört sicher aufgrund ihrer Ausbildung zu den Menschen, die zuerst schauen, ob Krankheiten nicht psychische Ursachen haben könnten. Sie orientierte sich an dem in Systemtherapeuten-Kreisen beliebten Ausspruch: „Geh Du vor, sagte die Seele zum Körper, auf mich hört er nicht. Vielleicht hört er auf Dich.“ Und so wird der Körper krank, um dem Menschen Zeit zu geben, sich um seine Seele zu kümmern.

Kirsten fragte sich daher: „Was also ist in meiner Psyche so ‚krank‘, dass ich mir meine Hüfte zerstöre? Ich rauche nicht, trinke mäßig Alkohol, esse kaum Fleisch und wenn Bio, daran kann es nicht liegen.“ Auch der Tod ihres Vaters, der in diese Zeit fiel, machte ihr zu schaffen und brachte sie zu der Überlegung, dass vielleicht da einiges unaufgearbeitet geblieben ist.

„Das Gefühl, es nicht beeinflussen zu können, aufzugeben, war überwältigend schmerzhaft.“

In ihren Versuchen, die OP hinauszuzögern ähnelt sie vielen Patienten, auch wenn ihre Motivation dazu vielleicht eine andere war. Sie fragte sich intensiv: „Was ist bei mir schief gelaufen? Warum? Warum ich? Warum so früh???“

Sie suchte sich Hilfe bei Kolleginnen und Kollegen und nahm die unterschiedlichsten Therapiestunden, sowohl für die Seele als auch für den Körper: Gesprächs-, Gestalt- und Maltherapie, regelmäßige Meditationen, dazu Homöopathie, Osteopathie und Chinesische Medizin. Weiterhin ging sie wöchentlich zu einer Craniosacral-Therapeutin und flog einmal im Jahr für drei Wochen in eine Ayurveda-Klinik nach Indien.

Damit erzielte sie zunächst gute Erfolge: „Allein die Meditationen haben ganz wundervoll dazu geführt, dass ich bis zum Schluss fast ohne Medikamente ausgekommen bin, weil ich meine Einstellung zum Schmerz geändert habe. Und die Unterstützung durch die Craniosacral-Therapie und die Ölbäder in Indien haben mir regelmäßig schmerzfreie Wochen beschert."

„Die Hüfte ist wütend auf mich"!

Bei einer MRT-Kontrolluntersuchung Ende November 2012 hatte sich der Befund allerdings so dramatisch verschlechtert, dass die Gefahr eines Spontanbruchs bestand und Kirsten sich der Schulmedizin bzw. einer OP stellen musste. Sie war niedergeschlagen: „Das war das erste Mal, dass ich eine dunkle Ahnung von ‚aufgeben müssen' bekommen habe, was mir extrem schwer gefallen ist. Es war ein tiefes Gefühl der Traurigkeit, das mich nun eine Zeitlang fest im Griff hatte."

Aber aufgeben wollte Kirsten noch lange nicht. Sie machte eine systemische Aufstellung, denn schließlich hat sie selbst eine Ausbildung als Systemikerin gemacht. Wer das nicht kennt: Am ehesten bekannt geworden ist die klassische Familienaufstellung nach Hellinger. Das Prinzip ist immer ähnlich: Man benennt in einem Personenkreis sogenannte Stellvertreter und versucht so z. B. Familienkonflikte zu lösen. Auch Drehbuchautoren nutzen die Aufstellung, um sich über die Figuren-Konstellationen in ihrem Film besser klar zu werden.

„Es war ein tiefes Gefühl der Traurigkeit, das mich nun eine Zeitlang fest im Griff hatte."

Kirsten lässt also ihre beiden Hüften von zwei Stellvertreterinnen „aufstellen", was sie zu folgender Erkenntnis bringt: „Als ich das Bild, die Bewegungen der Stellvertreterinnen sah und die Worte hörte, war das der Moment des Verstehens, dass meine linke Hüfte einfach ‚nicht mehr kann' und auch wirklich ‚wütend' ist, weil ich sie so lange gezwungen habe, zu funktionieren. Dennoch war das Gefühl, es nicht beeinflussen zu können, aufzugeben, überwältigend schmerzhaft. Und es hat noch etwas gedauert, bis ich das Gefühl liebevoll annehmen konnte."

Entsetzt über das Ausmaß des Schadens

Dann ging alles ganz schnell. „Ich habe mir nach Rücksprache mit befreundeten Ärzten und meiner Hausärztin einen Orthopäden und somit die Klinik gesucht. Auf dem dort angefertigten Röntgenbild konnte ich erstmals den ganzen Schaden wirklich erkennen und war wahrscheinlich ebenso entsetzt, wie der Arzt, bei dem ich saß. Allerdings war meine dreiwöchige Indienreise im Dezember (Ayurveda im Amala Ayurvedic Hospital, Kerala) schon fest gebucht. Deshalb habe ich den OP-Termin auf Anfang Januar 2013 gelegt und dafür doch viel ungläubiges Kopfschütteln des Arztes geerntet. Aber sowohl mein Körper als auch meine Seele wollten noch einmal Ruhe, Wärme und vor allem die Ölbäder genießen, bevor ich mich unter das Messer legte."

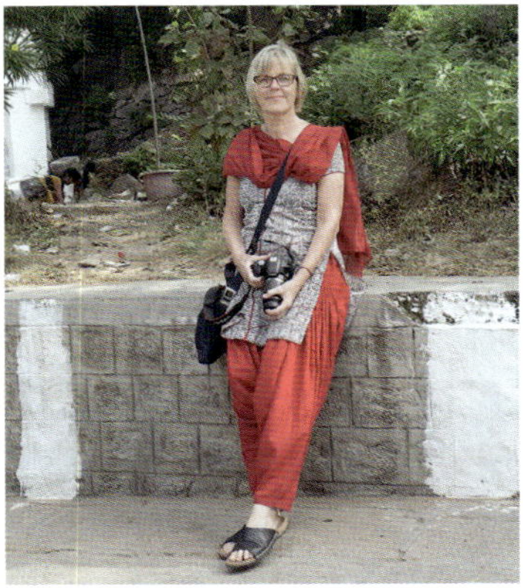

Indien, my love: 1.280 Treppen bis zum Tempel sind mit der neuen Hüfte kein Problem mehr.

Der richtige Zeitpunkt für die OP

Der Ablauf der OP- und Reha-Zeit bei Kirsten sah zusammengefasst folgendermaßen aus: stationär im Krankenhaus elf Tage, sechs Wochen mit 15 kg Belastung zu Hause, drei Wochen AHB, weitere fünf Wochen mit 25 kg Belastung, zwei Wochen halbes Körpergewicht und dann Vollbelastung.

Nach der OP im Januar 2013 ging es ihr sehr gut, sie hatte die ganze Zeit kaum bis keine Schmerzen und konnte deshalb auch die Medikamente schnell absetzen. „Der Schnitt bei meiner Micro-Hüftkopf-

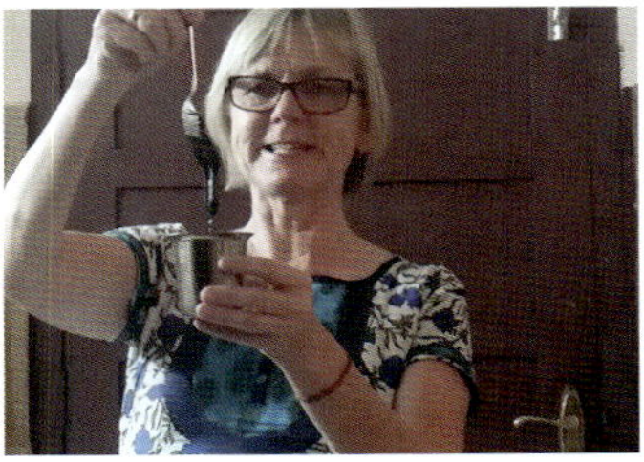

Wenn's hilft: Kirsten ist eine Anhängerin der ayurvedischen Medizin.

prothese ist klein und verheilte dank meiner wundervollen Physiotherapeutin, die mich die Narbenpflege gelehrt hat, sehr gut“, erzählt Kirsten.

„Ich hatte alles versucht, um diesen Eingriff zu umschiffen, allerdings haben die Schmerzen dann eine andere Sprache gesprochen.“

Gefühlt war die OP für sie zum absolut richtigen Zeitpunkt: „Ich hatte alles versucht, um diesen Eingriff zu umschiffen, allerdings haben die Schmerzen dann eine andere Sprache gesprochen.“

Schreckstarre durch Druck von außen und innen

Auch im Hinblick auf andere Patienten, denen es ähnlich geht, versucht Kirsten zu beschreiben, was hinter ihrer fünf Jahre langen Weigerung steckt, den notwendigen Schritt zur OP zu akzeptieren.

„Unter anderem habe ich gedacht: Eine TEP, das ist doch was für ‚Alte‘. Alt bin ich um die 50 Jahre noch nicht wirklich, aber ich bin auch keine 20 mehr. Es ist schon die zweite Lebenshälfte, und ich bin dem Ende wahrscheinlich näher als dem Anfang. Diese Tatsache so konkret zu erkennen, war für mich, sage ich es charmant, doch plötzlich sehr einschränkend.“

„Ich hatte einfach ein schlechtes Gewissen, es war mir irgendwie peinlich, versagt zu haben.“

Auch das Gefühl „Das passiert nur anderen, aber mir doch nicht“, hat sie stets begleitet. Dahinter steckt sicher eine Art Kränkung, warum der eigene Körper versagt, den man doch eigentlich so gut gepflegt hat. „Vielleicht habe ich doch nicht alles getan, was nötig war? Ich hatte einfach ein schlechtes Gewissen, es war mir irgendwie peinlich, versagt zu haben.“

Dieses Gefühl wurde zusätzlich oft und ausgiebig von außen durch gut gemeinte Ratschläge gefüttert: „Kennst Du schon xy, der hat jetzt über ‚seine Heilung aus eigener Kraft‘ einen Film gemacht‘. „Warst du schon bei xy, ich habe von einer Freundin gehört, dass… und jetzt kann sie wieder laufen". „Also eine OP ist doch wirklich nur die letzte Möglichkeit. Hast Du schon Hypnose, Quantenheilung, Magnetfeld-Therapie, Spritzen, usw. probiert?"

Fremdheitsgefühl nach der OP

Bei Kirsten Lorenzen kam zum Gefühl des Versagens auch noch eine psychische Blockade nach der OP hinzu: Ein eigenartiges Fremdheitsgefühl angesichts des künstlichen Gelenks erfasste sie.

Kirsten beschreibt das folgendermaßen: „Fünf Jahre lang hatte ich bei jedem ersten Schritt darauf geachtet, ob was und wie es weh tat. Meinen Gang habe ich entsprechend angepasst. All die Jahre war mein Gehen schmerzgesteuert – und jetzt gehe ich und es tut nicht mehr weh! Denn nach der OP war der Schmerz ja weg – und das hat zumindest mein Gehirn irritiert."

Was war zu tun, um dieses alte Reiz-Reaktionsmuster zu verlernen? „Da ich ein optischer Mensch bin – ich verstehe besser, wenn ich etwas sehe bzw. anfassen kann –, habe ich bei der Visite darum gebeten, mir das Röntgenbild mit der Prothese zu zeigen.
Es gibt ja immer eines, das als Kontrolle direkt im Operationssaal aufgenommen wird, bevor die Wunde verschlossen wird. Da musste ich schon sehr hartnäckig darauf bestehen, denn die Orthopäden haben nicht verstanden, was meine Psyche gelernt hat und wozu ich es jetzt benötige, um es wieder zu verlernen."

„Es galt, die alten Muster zu verlernen. Und dies ging am besten mit Hilfe meines Röntgenbilds."

Der junge Orthopäde, der ihr schließlich ihre eigenen Bilder zeigte, hat dann alles richtig gemacht, indem er das Bild mit der Prothese über ihr altes Röntgenbild ohne Prothese geschoben und ihr so verdeutlicht hat, dass dies nun der neue Zustand ist.

„Danach ging das Lernen zum Glück relativ schnell, und ich bin stündlich sicherer mit meinen Gehhilfen auf den Fluren unterwegs gewesen", erinnert sich Kirsten. „Mein Hirn kam so langsam zur Ruhe. Zu Hause habe ich mir meine Röntgenbilder noch oft angeschaut und übereinander gelegt, um für mich wirklich zu verinnerlichen, was da jetzt in mir funktioniert."

Der nächste Schritt war der vom Drei-Punkt-Gang in den Vier-Punkt-Gang. „Also von den schützenden Gehhilfen für die operierte Hüfte zum lässigen Gehen mit ihnen. Ich war dann sehr froh, ohne meine Freunde, die Gehhilfen – oder Gehilfen, wie meine Schwester gerne sagt –, den Frühling draußen genießen zu können."

Matten- und Faszientraining

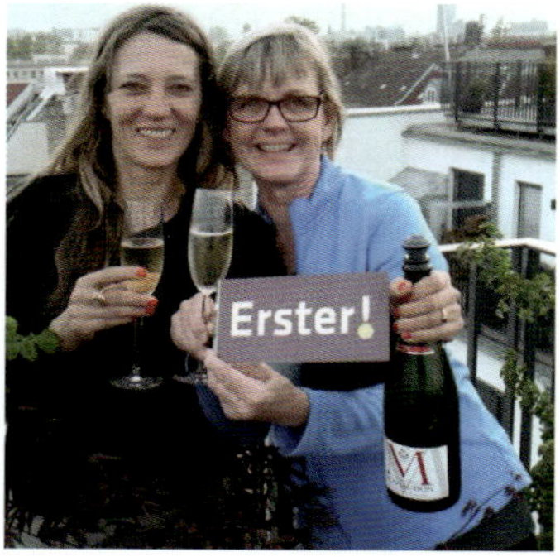

Ein gutes Gespann: Kirsten, rechts, mit ihrer Physiotherapeutin und Personal Trainerin Andrea Kovac.

Wie es für Kirsten typisch ist, hat sie schon in der ersten Woche nach der OP am Muskelaufbau und ihrer Fitness gearbeitet. Dabei lässt sie sich bis heute von ihrer Physiotherapeutin Andrea Kovac helfen. Die kommt sogar einmal im Monat zu Kirsten und ihrem Mann nach Hause, um intensive Übungen mit den beiden zu machen. „Ich bin eine Freundin von Mattentraining, um u. a. die tiefen Bauchmuskeln und die Beckenbodenmuskulatur zu aktivieren", erzählt Andrea. „Es ist wichtig, das Spannungsgleichgewicht im Körper wieder herzustellen und zu halten. Es ist ein Gesetz der Statik, dass sich der Winkel zur Hüfte ändert, wenn das Becken einen anderen Stand bekommt."

Nach 12 Wochen durfte Kirsten das Bein wieder belasten und ist ab dann wieder walken gegangen, ist Fahrrad gefahren und hat das Mattentraining mit Andrea auf intensive Einheiten, Faszientraining und Übungen auf der Airexmatte umgestellt. „Nebenbei hatte ich aber auch zwei Jahre lang manuelle Therapie, weil mein Rücken die Veränderung eher zaghaft angenommen hat", lacht sie.

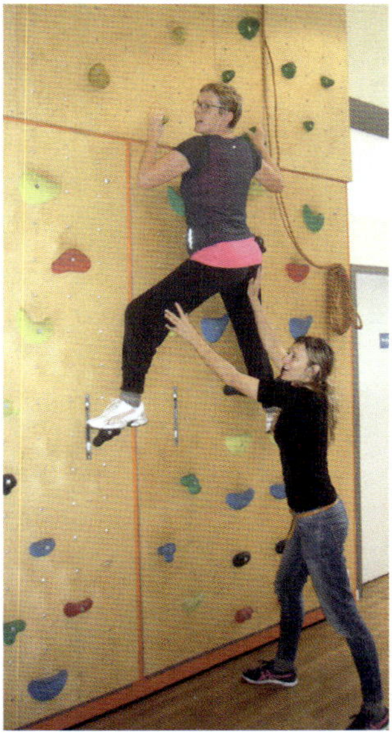

Mit Hilfe ihrer Trainerin Andrea traut sich Kirsten inzwischen sogar an die Kletterwand.

Und sie hat neue Sportarten für sich entdeckt: „Seit anderthalb Jahren spiele ich begeistert Golf (immerhin mittlerweile Handicap 37) und habe seit April 2017 Cross-Shaper. Die Info über die Teile habe ich aus dem Facebook TEPFIT-Forum. Ich bin von den Geräten echt begeistert, auch wenn sie eher ‚behindert' aussehen, aber ich wohne ja in Berlin – und da ist es eh egal…"

HR

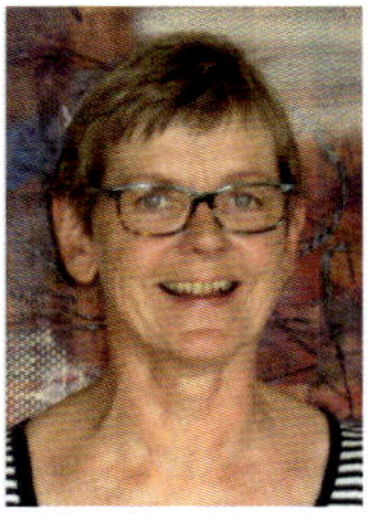

Die Sensible

Kirsten Lorenzen
systemischer Coach, Beraterin,
Supervisorin (DGSF) Mediatorin, Künstlerin
* 17. Juli 1961 Neumünster

Hüft-Beschwerden: Seit 1985 während der Schwangerschaft, dann immer mal wieder und ab 2008 massiv.
Ursache: Wahrscheinlich ein angeborener Beckenschiefstand (Wringung des Beckens), der dann durch Langstreckenläufe zu sehr belastet wurde.
Eine sichere Diagnose gibt es nicht.
Beschwerden vor der OP: Bei Sonderbelastungen wie klettern, springen, zu Beginn von Laufeinheiten und Squash spielen immer wieder stechende Schmerzen. Solange ich beim Laufen unterwegs war, waren sie eher dumpf, nur aufhören wurde immer problematischer.
Ab 2008 dann Dauerschmerzen auch in Ruhephasen und nachts.
Diagnose:
Anfang 2009 aktive Coxarthrose links (MRT),
Ende 2012 deutliche Läsion im Femurkopf, chronisch aktivierte Coxarthrose.
Behandlungen vor der OP (von 2009 bis 2012):
Ambulante Reha, Akupunktur, wöchentliche Craniosacral Therapie, regelmäßige Ayurveda Massagen, 1x jährlich drei bis vier Wochen Besuch des Amala Ayurveda Hospitals in Kerala (Indien), Massagen und Medikamente; Osteopathie, Homöopathie, psychologische Astrologie, systemische Aufstellungen, systemische Psychotherapie
Hüft-OP: 10. Januar 2013
Klinik und Operateur:
Asklepios Klinik Birkenwerder (bei Berlin), OA Dr. Dirk Leutloff und Marc Gerstner, Facharzt für Orthopädie und Unfallchirurgie

Krankenkasse: Techniker Krankenkasse
Technik und Material:
Micro-invasive OP, Vollnarkose, zementfreies Micro Implatat von DePuy, Keramik Gleitpaarung. Der größte Teil des Oberschenkelknochens bleibt erhalten.
Komplikationen nach der OP:
Außer Rückenschmerzen und Reaktionen auf das Narkosemittel keine. Leider bietet die Klinik keine Spinalanästhesie bei dieser Art TEP an.
Reha: Vier Wochen zu Hause mit 2 x wöchentlich Krankengymnastik, dann drei Wochen Reha Brandenburg Klinik Bernau bei Berlin.
Reha-Ziel:
Mobilität, Muskelaufbau, Beweglichkeit, Stabilisierung des Gangbildes
Behandlungen nach der Reha:
2 x wöchentlich manuelle Therapie, ca. 12 Monate lang; ambulante Reha ca. sechs Wochen
Sportarten vor der Hüft-OP:
Squash, Tennis, Langstreckenlauf mehr als 10 km, Yoga, Fahrradfahren, Gerätetraining, ab 2010 Walken mit kurzen Stöcken statt Laufen
Sportarten nach der OP:
Walken mit kurzen Stöcken und Cross-Shaper, Yoga, intensives Matten- und Faszientraining, Fahrradfahren und völlig begeistert Golf spielen
Fitness-Training vor der OP:
Laufen, alle zwei Tage mindestens eine Stunde, den Rest ca. 4 x die Woche
Fitness nach der OP: Täglich mehr als 30 Minuten, am Wochenende und im Urlaub Golf und Mattentraining
Wie zufrieden heute, 2017?
Ich bin total zufrieden, kann mich super bewegen und habe keine Schmerzen in der Hüfte.
Mutmach-Satz für andere: Schmerzfrei in Bewegung sein zu können, macht das Leben einfach noch großartiger!

Werner Dörrenbächer, 63, zwei Hüft-TEPs

Marathon-Ikone mit 230.000 Laufkilometern auf den Hüften

Werner Dörrenbächer hat die Welt laufend fast sechs Mal umrundet! Kein Wunder, dass sich irgendwann mal die Gelenke bemerkbar machten, sollte man meinen. Doch bis dahin gingen immerhin knapp 60 Jahre für den Weltklasse-Marathon-Polizisten ins Land.

Werner hat sich früh neben seinem Job für den Leistungssport entschieden. Gab es damals zwar keine Sportförderung wie heute, so konnte er doch vormittags während seines Dienstes bei der Bereitschaftspolizei Saarbrücken seine erste Trainingseinheit absolvieren. Nach seinem Tagesdienst erfolgte dann die tägliche zweite Trainingseinheit.

Begonnen hat der Saarländer mit den mittleren Strecken von 800 Metern bis 10.000 Metern, um sich dann nach und nach als Langstreckenläufer einen Namen zu machen. Dabei waren ihm auch Strecken von 100 Kilometern nicht zu lang, und er hatte die deutsche Bestzeit von 6:34:45 Stunden immerhin drei Jahre für sich gepachtet (1987 – 1990). Ebenfalls drei Jahre hatte seine deutsche Marathon-Bestzeit von 2:12:22 Stunden Bestand (1980 – 1983).

„Ich habe in meinem Sportlerleben mehr als 230.000 Kilometer zurückgelegt. Inzwischen habe ich fast sechs Mal die Welt umrundet!“

Bis heute bedeutet das einen Top-20-Platz in der ewigen Deutschen Bestenliste. Und übrigens lief Dörrenbächer stets ohne Socken, auch im Winter!

Marathon '80:

Saarbrücken. (ZaS). Marathon für Frauen, für Kinder, für Hinz und Nachbar Kunz – 42,195 Kilometer. Tausende nehmen die sonntägliche Tortur auf sich, schütten Tee in, und Wasser über sich, mixen ihr Gebräu, aus dem nur das eine herausgesogen wird: Energie.

Die Jogger haben für einen „Ich-Tripp im Sauerstoffumfeld" ihre Gartenlaube verlassen. Sie kriegen in letzter Zeit allerlei Gedrucktes über sich zu lesen.

Zuletzt auch das: Marathon als Herausforderung für Hochleistungssportler, eine Nagelprobe auf Teufel, pardon, auf Schweinehund komm' 'raus.

In Paris-Essonne war der 25 Jahre alte Bereitschaftspolizist Werner Dörrenbächer auf die Zeit von 2:12:22 Stunden gekommen, hatte den Deutschen Rekord von Lutz Philipp aus dem Jahre 1972 endlich um eine knappe Minute hinter sich gelassen. Und auch der für Quelle Fürth startende Saarländer Reinhard Leibold hatte noch 2:13:24 erreicht. Plötzlich waren sie ein Teil der Weltklasse.

Eine jahrlange Flaute unter den bundesdeutschen Langstrecklern schien beendet. Die Schreiberei über die überschlanken Jungs in ihren windschlüpfrigen Netzhemden, über die Großtat von Werner Dörrenbächer waren jedoch nicht viel mehr als artige Bücklinge. Marathonlauf ist immer noch ein Randbezirk des Hochleistungssport.

In den USA, dem heutigen Schlaraffenland der Straßenläufer ist schon längst eine Wechselwirkung eingetreten zwischen der Elite und dem nacheifernden und hechelnden Fußvolk. In USA bedingt eins das andere. Vielleicht weil dort schon ein gewaltiger Markt (1978 ein Umsatz von über 500 Millionen Dollar) entstanden ist, vom Schuhwerk bis zum Stirnband, vom Massageöl bis zum Laufband im Wohnzimmer.

Zugnummer sind die Stars, die wie der Münchener Olympiasieger Frank Shorter oder der zur Zeit Weltbeste Bill Rodgers ihre Ladenketten und Versandgeschäfte besitzen, und jeder Erfolg auf der Straße hält auch das Geschäft am Laufen.

Auch in der Bundesrepublik liegt das Geld auf der Straße. Das haben noch zu wenige Läufer erkannt und die Geschäftsleute scheuen ebenfalls noch das Risiko.

Doch am Ende überzeugt die Leistung. Der Saarländer Dörrenbächer hat da seinen Teil geleistet. Der lange Atem vor seinen großen Erfolg auf den hügeligen und windigen 42,195 Kilometern von Essonne am 16. März war nötig. Erst seit zwei Jahren erhält Dörrenbächer eine zusätzliche Stunde dienstfrei für das Training.

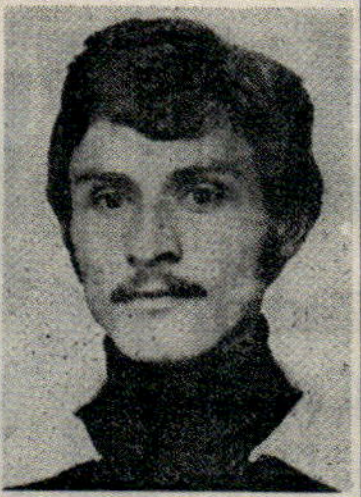

Mit seinen Erfolgen brachte er die Marathonläufer wieder ins Rampenlicht: Dörrenbacher.

Jetzt hat er sich durchgebissen. Da droht der Olympiaboykott die jahrelange Quälerei ad absurdum zu führen. Wobei wir auch daran erinnern wollen: Bei seinem Sieg „Rund um den See Genezareth" wurde er in 2:18:31 Stunden Sieger. Die Nachmessung ergab eine um 800 Meter zu lange Strecke! Glücksgöttin Fortuna hat schon ein paar Mal mit langem Finger auf ihn gezeigt. Es wird Zeit, das auch einmal jemand hinschaut.

Seine bisher größte Enttäuschung erlebte Werner Dörrenbächer 1978 bei der Europameisterschaft in Prag. Damals fühlte sich der Saarbrücker schon pfeilschnell. Auch der Bundestrainer hatte ihn für den EM-Start vorgeschlagen.

Aber die Funktionäre, die die Nominierung zu verantworten hatten, sagten „Nein". Werner Dörrenbächer erzählte damals enttäuscht dem „Kicker": „Ich war wie am Boden zerstört". Mehr als nach einem Rennen über 42,195 Kilometer ...

Bericht einer SPD-Wahlzeitung
zu den Landtagswahlen 1980

Nominiert für die Olympischen Spiele

Das Jahr 1980 hätte Werners absoluter sportlicher Höhepunkt werden können und sollen: War er doch für die Olympischen Spiele in Moskau nominiert. Leider machte ihm der politische Boykott der Spiele diesen Traum zunichte. Doch auch das hielt den laufverrückten Saarländer nicht davon ab, z. B. 1988 in Algerien 13 Marathonläufe in täglicher Folge oder ein Jahr später am Baikalsee in Sibirien 12 Marathons in Folge zu laufen, um nur einige seiner spektakulären Wettkämpfe zu nennen.

„Was von dem Ausnahme-Athleten Dörrenbächer vor allem in Erinnerung bleibt, sind sein erstaunliches Durchhaltevermögen und seine Leistungsbereitschaft", schrieb die Saarbrücker Zeitung zum Ruhestand der Marathon-Ikone an dessen 60. Geburtstag. Passend zur Überschrift „Die pure Lust am schnellen Laufen" heißt es dort: „Der 1,72 Meter

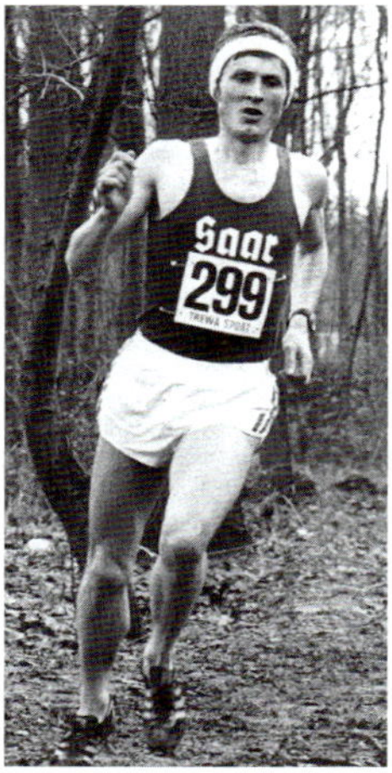
Crossläufe und Hindernisläufe gehörten auch zu Werners Repertoire.

große und idealerweise 60 bis 62 Kilo leichte Athlet mit dem extrem langen Schritt rannte, weil er es so gut konnte. Nicht weil man ihm einredete, er solle es zu irgendeinem Ziel machen. Reinheit! Kunst!"

Im Übrigen war Werner in ganz jungen Jahren (1966 bis 1977) auch noch 10-facher Saarland-Meister im Skilanglauf. Laut seinen dokumentierten Aufzeichnungen hat er mehr als 230.000 km zurückgelegt.

Trainingspausen brachten keine Besserung

Auch wenn das nicht bewiesen ist, kann man doch vermuten, dass diese doch sehr extremen Belastungen der Gelenke dafür verantwortlich waren, dass es ab 2013 bei lockeren Trainingsläufen anfing, in der Hüfte zu zwicken. Dies machte sich mit plötzlichen Schmerzen in der Hüftbeuge bemerkbar. Man vermutete zunächst eine Zerrung.

Leider brachten auch die Trainingspausen keine Besserung. Schließlich stellte Werner das Laufen ganz ein, hielt sich aber noch mit Radfahren und Skirollern (Skiken) fit. Als jedoch die Beschwerden immer schlimmer wurden, begann der Gang zu diversen Spezialisten, von denen der Marathonläufer auf Grund seiner Leistungssportkarriere einige kannte.

„Was von dem Ausnahme-Athleten vor allem in Erinnerung bleibt, sind sein erstaunliches Durchhaltevermögen und seine Leistungsbereitschaft."

Ein befreundeter Orthopäde hat dann durch Röntgen Coxarthrose in beiden Hüftgelenken festgestellt. Die Schmerzen wurden immer schlimmer, Laufen war unmöglich und wurde eingestellt, Radfahren und Skiken gingen jedoch immer noch. Werner suchte daraufhin eine bekannte Privatklinik in Heidelberg auf. Ein ehemaliger Zehnkämpfer aus seinem Verein und inzwischen ein bekannter Professor diagnostizierte einen Labrumeinriss (Gelenklippe) am linken Hüftgelenk sowie einen Knorpelschaden dritten Grades. Er empfahl Werner eine Hüft-Arthroskopie mit dem Ziel, das Einsetzen einer TEP zeitlich möglichst nach hinten zu schieben.

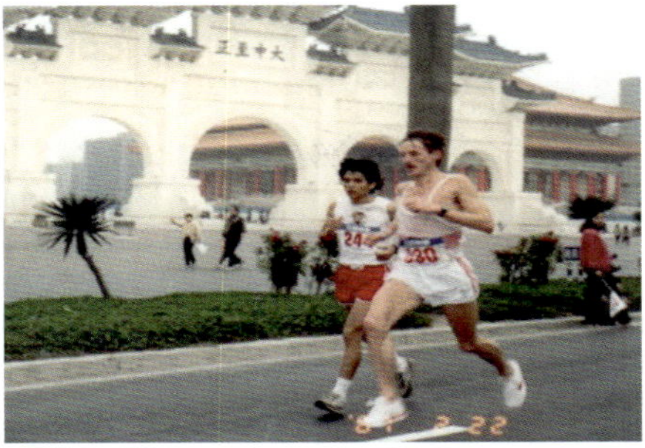

Man sieht es deutlich: Werners ausgeprägte Schrittlänge ist ein deutlicher Vorteil. Hier in Taipei, Taiwan, 1987.

Hüftarthroskopie ohne Erfolg

Die Hüftarthroskopie fand im Oktober 2013 in Heidelberg statt, allerdings ohne Erfolg.

Werner war entnervt: „Ich bin weiterhin gehumpelt. Tiefes Bücken links sowie Socken anziehen, Fuß waschen oder Laufsport waren unmöglich. Es musste sich was ändern."

„Ich wollte auf keinen Fall eine Nullachtfünfzehn-Prothese in irgendeinem Krankenhaus implantiert bekommen."

So schnell ging das aber nicht, denn Werner steckte mitten im Umzug bzw. im Auswanderer-Fieber: Als Ort für seinen (Un-)Ruhestand hatte er nämlich Bulgarien gewählt und bereits mit dem Hausbau am Schwarzen Meer begonnen. So quälte er sich noch ein Jahr durchs Leben, bevor sein Entschluss reifte, sich ein künstliches Gelenk einbauen zu lassen.

Um nichts dem Zufall zu überlassen, begann er mit umfangreichen Recherchen im Dezember 2014. „Es war ein Glücksfall, dass ich über das Internet dieses Buch gefunden und natürlich sofort bestellt habe", sagt er begeistert über „Mut zur neuen Hüfte!" und fügt lobend hinzu: „Ich habe es in zwei Tagen gelesen, finde es gut gelungen und für den Laien sehr verständlich. Respekt vor Eurer Leistung für die Allgemeinheit."

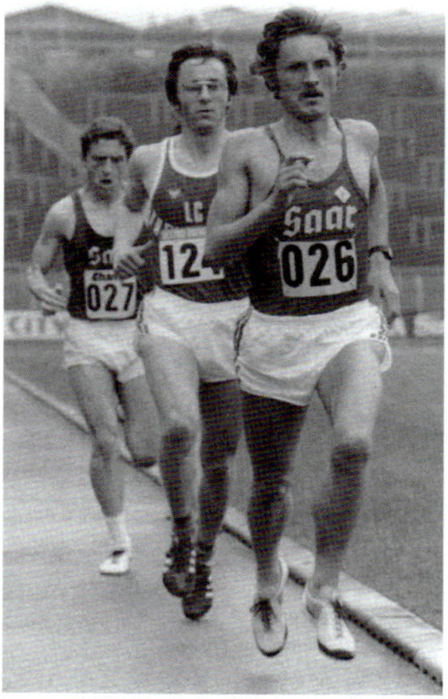

1974 – 1990 erlief sich Werner mehr als 40 Saarland-Meistertitel im Mittel-, Langstrecken- und Crosslauf.

Werner stieß bei seinen weiteren Recherchen auf die Klinik Schloss Werneck, wo Prof. Dr. Christian Hendrich operiert. „Auch sein Buch habe ich mir sofort bestellt und an einem Stück durchgelesen", berichtet er. „Ich wollte auf keinen Fall eine Nullachtfünfzehn-Prothese in irgendeinem Krankenhaus implantiert bekommen. Die verständnisvolle Aufklärung auf der Website und das Gesamtkonzept haben mir gleich sehr gut gefallen. Die Klinik hat laut eigener Aussage sehr geringe Infektionsraten."

Nach zwei Besuchen in der Klinik, die immerhin 330 Kilometer von seinem Heimatort im Saarland entfernt ist, stand sein Entschluss fest, sich dort operieren zu lassen. Bis zu seinem OP-Termin am 16. Februar 2015 hat sich Werner immer noch täglich mit Training auf der Fahrradrolle im Wechsel mit Skiken fit gehalten.

Puls von 33 nach der OP und kosmische Hilfe

Nach Werner Dörrenbächers OP erreichten uns euphorische e-mails, aus denen wir hier ein paar Zitate zum Mutmachen entnehmen: „Also, es geht mir unfassbar gut. Die OP war am Rosenmontag um 15 Uhr. Gegen 17 Uhr bin ich nach Vollnarkose im Aufwachraum wieder zu mir gekommen. Man sagte mir, die OP sei gut verlaufen. Ich spürte keine Folgen der Narkose und hatte auch keine Schmerzen. Irgendwann kam der Narkosearzt zu mir. Er sagte, dass er gewusst hatte, dass ich Ausdauersportler bin, aber als er meinen niedrigsten Puls mit 33 Schlägen gemessen hatte, wurde er ein wenig nachdenklich. Zugegeben, ich auch, denn das ist ein Wert, den ich zu meinen besten Zeiten als Marathonläufer hatte. Ich verblieb die anschließende Nacht auf der Aufwachstation. Alle 10 Minuten wurde der Blutdruck gemessen (meistens +- 100 / +- 60). Mein Ruhepuls pendelte zwischen 45 und 50."

Werner und wir Buchautoren sind uns bewusst, dass er aufgrund seiner außergewöhnlichen Fitness eine Ausnahme-Erscheinung ist. Er führt seinen hohen Energielevel aber auch auf ein paar übersinnliche Einflüsse zurück, die man glauben darf oder auch nicht: „Meine Frau Ina weilte zu der Zeit im Amazonischen Regenwald in Peru und absolvierte dort in einem Camp eine mehrwöchige Ausbildung bei einem Schamanen. Da sie über den Zeitpunkt meiner OP informiert war, hat sie mich natürlich energetisch unterstützt. Da waren auch noch weitere Personen beteiligt, und ich konnte das auch ganz deutlich spüren."

„52 Stunden nach der OP konnte ich ohne Gehhilfen laufen! Unfassbar!"

Auch in puncto Schmerzmittel hat Werner seine individuelle Linie gefahren: „Der ganze ‚Chemiecocktail' muss wohl für eine Zeitlang sein, aber die Schmerzmittel habe ich nie eingenommen. Warum auch? Ich hatte und habe bis jetzt keine Schmerzen. Die Kompressionsstrümpfe habe ich brav getragen, konnte sie auch selber an- und ausziehen. Auch die Mini-Tablette pro Tag zur Thromboseprophylaxe habe ich natürlich genommen."

Selbst überrascht war Werner dann beim ersten Besuch des Chefarztes: „52 Stunden nach der OP kam Professor Hendrich abends auf mein Patientenzimmer und sagte: ‚Wo ist der Supersportler? Herr Dörrenbächer, ich will sie jetzt laufen sehen, richten Sie sich mal im Bett auf.' Er half mir sogar beim Anziehen der Sandaletten. Als ich nach den Krücken greifen wollte, sagte er ‚Stopp. Ich will Sie laufen sehen und zwar ohne Gehhilfen'.

Mein Bett stand am Fenster und ich musste neben Professor Dr. Hendrich bis zur Tür und zurück laufen, ohne Gehhilfen, sollte seinen Unterarm nur ergreifen bei Unsicherheit… Es funktionierte, unfassbar, 52 Stunden nach der OP! Mein Zimmerkollege, der am Knie operiert worden war, schaute ungläubig zu. Professor Dr. Hendrich betonte allerdings, dass er diesen Test der Vollbelastung natürlich nicht mit jedem frisch operierten Patienten macht und verwies auf meine außergewöhnliche Fitness. Fünf Tage postoperativ durfte ich nach Hause."

„Als Ausdauersportler habe ich über Jahrzehnte ein sehr feines Körpergefühl entwickelt, das ich mir von keinem Therapeuten oder Arzt in Abrede stellen lasse."

Fitnesstraining mit Fahrradrolle und Skiken

Eine Woche nach der erfolgreichen OP begann Werner eine dreiwöchige stationäre Reha. Begeistert schrieb er uns: „Jetzt habe ich schon eine Woche Reha hinter mir und auch hier bin ich auf der Überholspur. Ich konnte bereits wieder mein Ausdauertraining aufnehmen und fahre schon wieder eine Stunde auf dem Ergometer, mit 100 Watt." Er schob aber auch selbsterkennend hinterher: „Bei all der Euphorie bin ich dennoch Realist und weiß auch, dass ich die nächsten Wochen noch ein wenig langsam machen und mich sogar manchmal selbst bremsen muss. Allerdings habe ich auch über Jahrzehnte ein sehr feines Körpergefühl entwickelt, das ich mir von keinem Therapeuten oder Arzt in Abrede stellen lasse."

Vier Wochen post-OP war er wieder auf der Fahrradrolle. Nach sieben Wochen traute er sich wieder problemlos auf sein Mountainbike.

Etwas erschrocken war Werner allerdings über die Aussage eines Oberarztes aus dem Team von Prof. Dr. Hendrich, dass seine rechte Hüfte genauso kaputt sei und er am besten direkt nach der Reha zur zweiten OP kommen solle. Davon wollte er zunächst absolut nichts wissen.

Im Mai 2015 verließ Werner dann wie geplant Deutschland, um in Bulgarien am Meer und in den Bergen (dort hat er noch eine Ferienwohnung) je nach Jahreszeit seinen Ruhestand zu genießen. Ab jetzt trainierte er fast täglich, entweder auf dem Fahrrad, beim Aquajogging, beim Nordic Walking oder beim Skiken. Sechs Monate nach seiner Hüft-OP bestieg er den höchsten Berg Bulgariens (Musala, 2925 Meter), um dann im September 2015 wieder ganz langsam mit Genuss-Laufen anzufangen. Sechs Wochen später konnte er schon wieder völlig schmerzfrei eine Stunde am Stück laufen mit einem Kilometerschnitt von 5:40 Minuten.

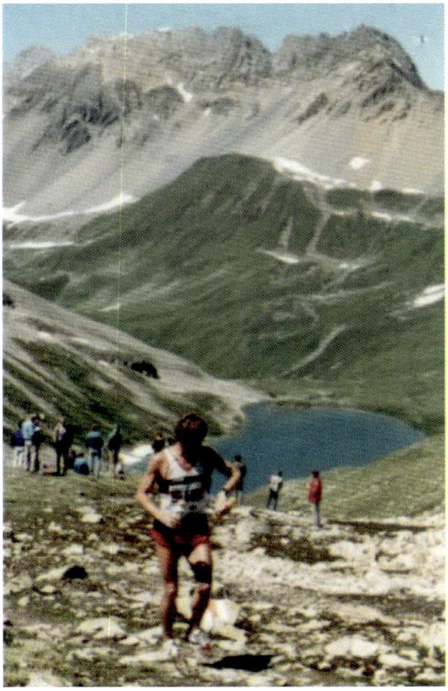

Werner liebt Berge – damals wie heute. Hier beim Extremberglauf „Swiss Alpine" über 67 km in Davos.

Zweite Hüft-Reha ambulant mit Physiotherapeuten-Hilfe

Aber wie von Prof. Hendrich prophezeit, machte sich ein Jahr später im August 2016 die rechte Hüfte bemerkbar. Dieses Mal wollte Werner keinesfalls so lange warten wie beim ersten Mal. Anfang Dezember rief er im Schloss Werneck an und bekam am 19. Dezember 2016, also kurz vor Weihnachten, seinen OP-Termin. Der Flug wurde gebucht, die OP durchgezogen, und am 23. Dezember 2016 konnte Werner von seiner Frau abgeholt werden, um die nächsten 14 Tage bei Freunden im Saarland zu verbringen. Auf eine klassische Reha verzichtete er dieses Mal. „Das wäre über Weihnachten und Silvester ohnehin schwierig gewesen", lacht er. „Stattdessen habe ich lieber zehn Tage lang täglich mit einem Physiotherapeuten trainiert, den ich zwei Jahre zuvor bei meiner Reha kennengelernt hatte."

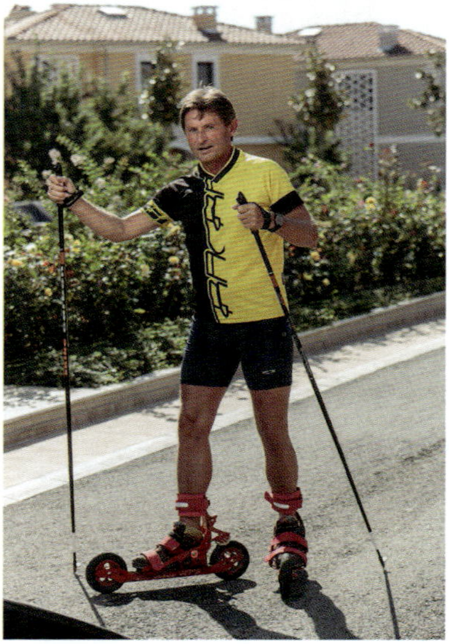

Skiken, auch als Cross-Skating bekannt, ist ein Ausdauer- und Gesundheitssport-sport, bei dem ca. 90 Prozent der gesamten Muskelmasse trainiert wird.

Und es funktionierte prima: Genau drei Wochen nach der zweiten OP flog Werner mit seiner Frau zurück in seine neue Heimat Bulgarien. Der anschließende Verlauf klingt wie eine Kopie der Zeit nach der ersten OP: Nach sechs Wochen ging es wieder aufs MTB, nach sieben Wochen wurde mit Nordic Walking gestartet und nach acht Wochen wieder mit Skiken.

Wie schon nach der ersten OP hatte Werner zu keiner Zeit nach der OP Schmerzen und ist im Juli 2017 wieder langsam ins Lauftraining eingestiegen. Auf das Skifahren im Winter freut er sich ganz besonders.

PH / HR

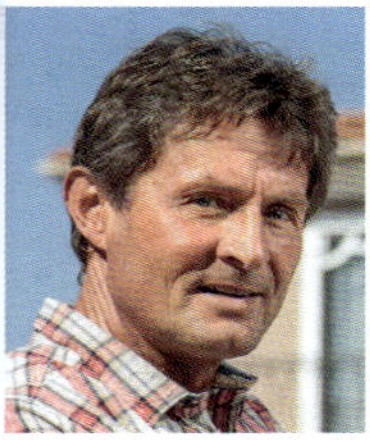

Die Marathon-Ikone

Werner Dörrenbächer
Polizeibeamter (im Ruhestand)
* 5. Oktober 1954 Schiffweiler, Saarland

Hüft-Beschwerden:
- Linke Hüfte seit April 2013, eine Art „Zerrungsschmerz“ in der linken Hüftbeuge, später „humpeln“
- Rechte Hüfte seit August 2016, zeitweise Schmerzen im rechten Hüftgelenk bei bestimmten Bewegungen, oft nächtlicher und Ischias-ähnlicher Nervenschmerz, d. h. Ziehen von der rechten Po-Backe am hinteren Oberschenkel vorbei über das vordere Knie bis in den Schienbeinbereich

Ursache:
1. Hüfte links: Zunächst unbekannte und unzufriedene Diagnostik
2. Hüfte rechts: Coxarthrose + Knorpelschaden

Diagnose:
1. Hüfte links: Juni 2013 Coxarthrose, Feststellung durch Röntgen, September 2013 Labrum-Einriss linke Hüfte, Knorpelschaden 3. Grad
2. Hüfte rechts: Keine Diagnose

Behandlungen vor der OP:
1. Hüfte links: Zunächst nur physiotherapeutische Behandlungen bis September 2013, 16. Oktober 2013 Hüftgelenk-Arthroskopie mit dem Ziel, eine „irgendwann nicht mehr vermeidbare Hüft-TEP“ möglichst lange nach hinten zu schieben. Ohne Erfolg.
2. Hüfte rechts: Keine

Hüft-OP:
1. TEP links: 16. Februar 2015
2. TEP rechts: 19. Dezember 2016

Klinik und Operateur:
Beide TEPs Orthopädisches KH Schloss Werneck,
Prof. Dr. med. Christian Hendrich
Krankenkasse: Beihilfe (Saarland) und DBV Winterthur
Technik und Material:
Beide TEPs OP minimal-invasiv, seitlicher Schnitt (ca. 7 – 8 cm),
MAXERA Großkopfpfanne (44 mm ID x 54 mm AD),
zementfreier Kurzschaft, Gleitkomponenten Keramik (Biolox)
Komplikationen nach der OP: Beide TEPs keine
Reha:
1. TEP (links): Hochwald Kliniken Weiskirchen (Saarland), drei Wochen
2. TEP (rechts): Keine klassische Reha, acht Tage post-OP zehn Doppeltermine mit einem Weltklasse-Physiotherapeuten (je eine Stunde), danach eigenes sportliches Aufbauprogramm
Reha-Ziel: Schnellstmögliche Wiederherstellung meiner körperlichen Fitness
Behandlungen nach der Reha: Keine
Sportarten vor der Hüft-OP:
1. TEP links: fast tägliches Laufen bis zum Beginn meiner Probleme (April 2013), Mountainbiken bzw. Radfahren auf der Fahrrad-Rolle, Skiken (Skiroller), gelegentlich Aqua-Jogging
2. TEP rechts: drei- bis viermaliges Laufen pro Woche (max. 60 Minuten) bis zum Beginn meiner Probleme (August 2016), Mountainbiken, Skiken (Skiroller), gelegentlich Aqua-Jogging
Sportarten nach der Hüft-OP und ab wann:
1. TEP links: Radfahren auf der Fahrradrolle vier Wochen post-OP, Nordic Walking sieben Wochen post-OP, MTB sieben Wochen post-OP, Skiken neun Wochen post-OP
2. TEP rechts: Radfahren auf der Fahrradrolle drei Wochen post-OP, MTB sechs Wochen post-OP, Nordic Walking sieben Wochen post-OP, Skiken acht Wochen post-OP

Fitness-Training vor der OP: Ausdauersportarten im täglichen Wechsel
Fitness-Training nach der OP: Ausdauersportarten im täglichen Wechsel
Wie zufrieden heute, 2017?
Total zufrieden, happy und vielen außergewöhnlichen Menschen dankbar, dass ich meine „vorherige Lebensqualität“ wieder zurück habe.
Mutmach-Satz für andere:
Es ist nicht genug zu wissen, man muss es auch anwenden –
Es ist nicht genug zu wollen, man muss es auch tun. (J. W. von Goethe)

Birgitta Trommler, 74, und
Ingrid Rose Maier, 60, je eine Hüft-TEP

Tanzend glücklich

Geht das Tanzen wieder mit künstlicher Hüfte? Das werden wir oft gefragt – in der TEPFIT-Facebook-Gruppe oder auch privat. Aber ja doch, ist unsere Antwort. Für das Wie traf ich zwei Tänzerinnen im „Tanzprojekt München“: Birgitta Trommler ist Profi-Tänzerin und Choreographin, eine Institution in München seit 1975 (Gründung des Tanzprojekts zusammen mit Angela Dauber), erfolgreich auch als Film-Choreographin, u. a. für Caroline Link („Jenseits der Stille“) oder Bully Herbig. Die Hälfte des Jahres lebt und arbeitet sie in New York. Ingrid Rose Maier ist Hobby-Tänzerin, verdient ihr Geld als Grafik- und Webdesignerin, hat u. a. die Website des Tanzprojekts gestaltet. Beide haben ihre Hüft-TEPs von Prof. Dr. Werner Plötz bekommen, der auch in diesem Buch mit einem Facharzt-Interview vertreten ist. Damit hat es sich aber auch schon mit den Gemeinsamkeiten.

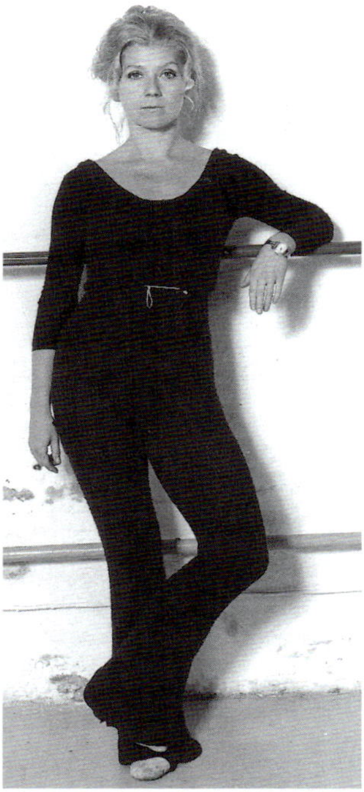

Schon früh ging Birgitta Trommler in die USA, wo sie in verschiedenen Ensembles tanzte.

Kurze Zusammenfassung der Gegensätze: Birgitta ist die Pragmatisch-Positive, die ganz professionell an die Wiederherstellung ihrer körperlichen Leistungsfähigkeit heranging. Ingrid ist die eher Ängstlich-Abwägende, die sich langsam wieder an ihre Möglichkeiten herantastet, etwa mit dem mir bis dato unbekannten Floor Barre AIM-Training, das ich natürlich gleich selbst ausprobiert habe.

Zuerst Rückenprobleme

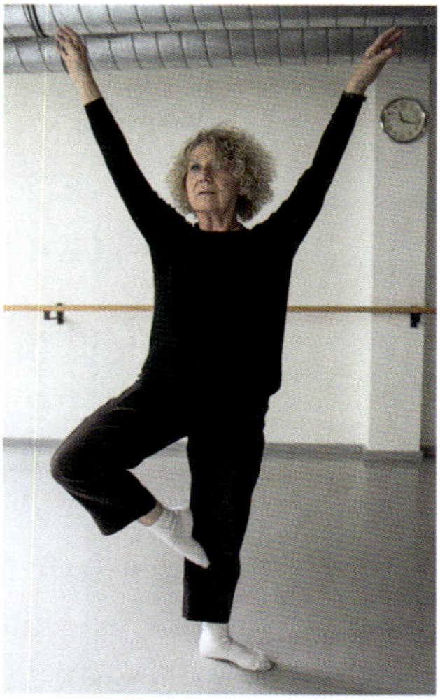

Choreographin Birgitta Trommler demonstriert ihre Ideen temperamentvoll selbst.

Zu unserem Kontakt kam es über eine e-mail von Ingrid am 31. Mai 2017. In der schrieb sie u. a.: „Ihr Buch hat mir eine Studienkollegin empfohlen, die ein Jahr vor mir ihre erste künstliche Hüfte erhalten hat. Wir hatten wirklich viel Angst vor der OP, aber es gab keinen Ausweg mehr. Bei mir ergab es sich vor ca. fünf Jahren, dass ich relativ plötzlich Rückenprobleme hatte. Der erste Orthopäde schickte mich zunächst zu einem Physiotherapeuten, der mein schief stehendes Becken begradigen sollte.

Dann folgten erste Behandlungen bei einem Osteopathen. Ich kann mich noch gut an den Urlaub vor fünf Jahren erinnern, als ich in Mecklenburg-Vorpommern nach einer Schifffahrt einen kleinen Ort besuchen wollte und nur noch stark humpelnd das nächste Café erreichen konnte. Zuhause angekommen suchte ich also noch mal den Orthopäden auf, der dann doch eine Röntgenaufnahme machte und mir schließlich eröffnete, dass ich eine künstliche Hüfte (rechts) brauchen würde. Ich hatte bis zu dieser Zeit ohne große Probleme getanzt – Jazz Dance – Hip Hop – Afro (damals in der Dance Station München). Allerdings konnte ich mich erinnern, dass ich als Kind wegen Hüftproblemen in Extra-Gymnastikkurse ging (waren nix Besonderes…). Genaue Diagnose wusste ich nicht – mir wurde was von einer leichten Hüftlähmung erzählt. Heute erst weiß ich, dass ich eine angeborene Hüftdysplasie habe.

„Die Diagnose ließ mich in ein regelrechtes Loch fallen." (Ingrid)

Die Diagnose ließ mich in ein regelrechtes Loch fallen. Genau an dem Tag der Diagnose rief mich ein Tanzfreund an und war auch entsetzt

– riet mir aber erst zu Lindebergs Gesundheitszentrum in München-Bogenhausen. Dort war ich auch eine Weile in Behandlung und konnte dann tatsächlich wieder relativ gut laufen. Die Osteopathen und Trainier sind dort ausgezeichnet – allerdings muss man auch viel Geld in die Hand nehmen."

Verschleiß bei der Profi-Tänzerin

Ganz anders der Verlauf bei Birgitta Trommler. Hier ist keine angeborene Hüftdysplasie die Ursache, sondern Verschleiß wie bei vielen Profisportlern. Man denke nur an Tenniscrack Boris Becker mit seinen künstlichen Hüften, an Skifahrer Markus Wasmeier, Torwart Oliver Kahn oder Fußball-Libero Klaus Augenthaler, der auch in diesem Buch von seinen Erfahrungen berichtet.

„Ich habe als Kind Leistungsturnen gemacht, Sport studiert mit Schwerpunkt Tanz und Psychologie. Da weiß ich natürlich über die Anatomie meines Körpers bestens Bescheid", sagt Birgitta Trommler selbstbewusst. „Ich habe die Schmerzen genau im rechten Hüftgelenk gespürt und fragte mich, was sitzt da wohl drin?" Eine Kollegin empfahl ihr Dr. Plötz. „Ibuprofen wollte ich nicht nehmen, die vertrage ich nicht. Also ging ich zum Gespräch mit Dr. Plötz. Dieser Arzt ist völlig unaufgeregt. Er spielt nicht rum, strahlt Ruhe aus. Er hat auch tolle Oberärzte und Assistenten." Weil jemand seine OP abgesagt hatte, kam Birgitta gleich am nächsten Tag dran!

„Dr. Plötz ist völlig unaufgeregt. Er spielt nicht rum und strahlt Ruhe aus." (Birgitta, aber auch Ingrid ist dieser Meinung)

Angst? „Nein, wieso? Angst hatte ich überhaupt keine. Ich hatte ja auch gar keine Krankenhaus-Erfahrung bisher. Ich bin aus der Narkose aufgewacht, habe ein leichtes Ziehen gespürt und gleich gedacht: so schön, toll, es ist gut so! Heute noch spüre ich nach dem Aufwachen, dass alles am richtigen Platz ist und freue mich. Ich habe mir zusammen mit meinem Mann sogar meine Ersatzteile vorher angeschaut und finde, sie sehen so ästhetisch aus wie ein Sportwagen!“

Noch fünf Jahre Aufschub für Ingrid

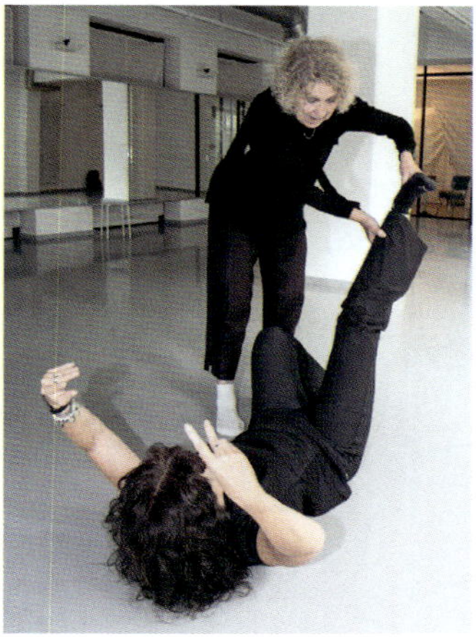

Birgitta zeigt ihrer Schülerin Ingrid wie es sich richtig anfühlen sollte.

Dagegen ging es bei Ingrid keineswegs so schnell, was wiederum ein Beweis dafür ist, dass jeder seinen eigenen Weg finden muss. Erst dann kann eine Hüft-TEP angenommen werden und passt sowohl physisch als auch psychisch.

Ingrid versuchte alles, um die OP hinauszuschieben, unter anderem probierte sie Nahrungsergänzungen und Hyaluronspritzen aus. Ihr Fazit hierzu: „Ein Jahr hat es geholfen, nach der zweiten Spritzenserie habe ich große Schmerzen bekommen.“

Zwischenbemerkung von Birgitta: „Ich wundere mich, dass Menschen so leidensbereit sind, nur um eine unvermeidliche OP zu verzögern.“

Natürlich holte Ingrid sich auch Zweitmeinungen: „Ein Kunde von mir, Arzt und Naturheilkundler Dr. med. Siegfried Ascher in Erding-Aufhausen, hat die Röntgenbilder angesehen und gemeint, es könnte noch vier bis fünf Jahre gehen. Er sollte Recht behalten“, berichtet sie.

„Ich war fasziniert, als ich sah, wie beweglich sie mit ihren über 70 ist – und das noch mit einer TEP!“ (Ingrid über Birgitta)

„Wie es so ist, trifft man immer mehr Menschen, die auch Probleme mit der Hüfte haben. Ich hatte vor ca. drei Jahren begonnen, im Tanzprojekt München zu trainieren. Dort lernte ich Birgitta Trommler kennen, die mir auch Mut machte. Sie hat ihre TEP inzwischen seit einigen Jahren.

Ich war fasziniert, als ich sah, wie beweglich sie mit ihren über 70 ist – und das noch mit einer TEP! Birgitta und meine Studienfreundin rieten mir zu den Barmherzigen Brüdern und Prof. Dr. Plötz.

So ging ich im April 2016 zu einem ersten Gespräch zu Prof. Dr. Plötz. Er ist zwar nicht sehr gesprächig, aber sehr freundlich, ruhig und sagt genau das, auf was es ankommt und bringt alles schnell und effektiv auf einen Punkt. Bei mir rieb sich an einer Stelle schon Knochen an Knochen. Ich fragte, ob September 2016 noch für die OP reichen würde – er bejahte das, und so war ich also am 15. September 2016 zur OP dran. Es ist alles planmäßig verlaufen. Nur die erste Nacht fand ich wirklich furchtbar, weil die Schmerzen enorm waren. Trotz der Opiate kam ich erst ab dem 3. Tag mit den Schmerzen besser zurecht. Viele schreiben ja was von wenig Schmerzen – bei mir war das etwas anders. Immerhin gingen die Fortschritte bei der Genesung recht schnell und ich war dann nach acht Tagen in Bad Wiessee zur stationären Reha."

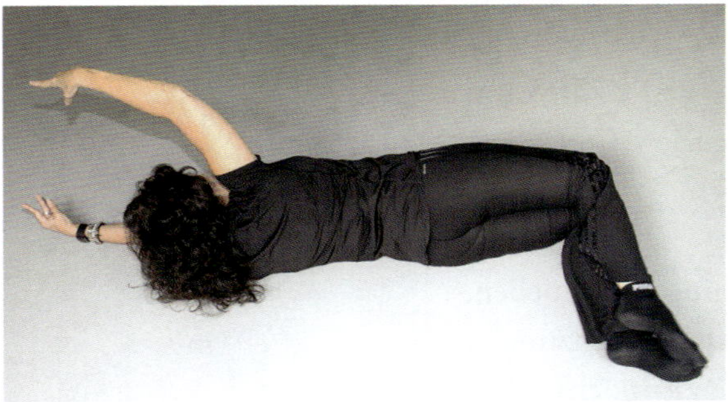

Beim Floor Barre-Bodentraining übt Ingrid ohne Schwerkraft die verschiedensten Alltagsbewegungen.

Fitnesstraining zu unpräzise für die Anatomie-Spezialistin

Die quirlige Birgitta Trommler dagegen wählte eine ambulante Reha. Hier wäre ich gern Mäuschen gewesen. Irgendwie meint ja jeder, seinen Körper bestens zu kennen und begibt sich dann doch ganz gern nach so einer großen OP in die Hände von professionellen Therapeuten – mal mit mehr, mal mit weniger Zweifeln. Birgitta dagegen glaubt so gar nicht daran, dass medizinische Trainingstherapie ihr irgendetwas bringen könnte. „Ich bin überhaupt keine Freundin von Fitnesstraining. Das ist mir einfach nicht präzise genug. Die meisten Physiotherapeuten schauen nicht genau hin. Dabei stimmt schon mal bei der Mehrzahl der Menschen die Aufrichtung nicht. Schon bei Kindern steht alles schief. Da müsste als erstes kontrolliert werden, wie welche Bewegungen ausgeführt werden. Außerdem langweile ich mich bei den Übungen. Das finde ich zu stumpfsinnig."

„Geschult werden bei Floor Barre im Liegen die Stabilität, Balance, korrekte Ausrichtung und Platzierung der gesamten Muskulatur des Körpers." (Birgitta)

Somit sind wir bei dem eingangs erwähnten Floor Barre AIM-Training, das sie selbst weiterentwickelt hat.

Es handelt sich um eine funktionelle Bewegungsmethode am Boden, d. h. ohne die Anstrengung, der Schwerkraft trotzen zu müssen. Floor = Boden, Barre = die Ballettstange. "Floor Barre" = das Basis-Balletttraining wird von der stehenden Position auf den Boden verlegt. Geschult werden dabei die Stabilität, Balance, korrekte Ausrichtung und Platzierung der gesamten Muskulatur des Körpers. Ziel ist es, dass Muskeln und Gelenke aufeinander eingespielt werden und in kürzester Zeit die muskuläre Erinnerung einsetzt.

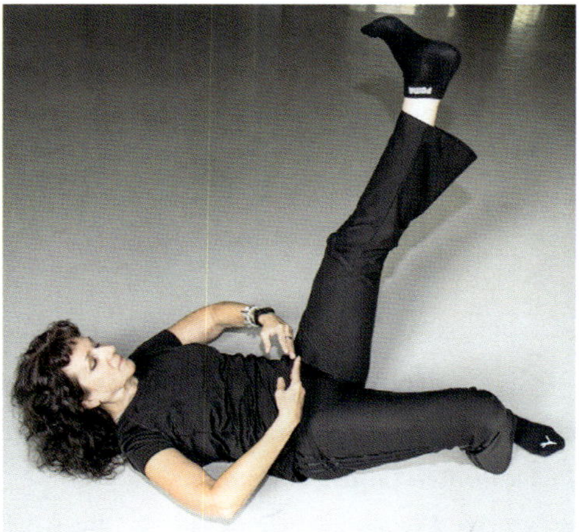

Muskelspannung ist auch beim Floor Barre-Training gefragt.

Eine Trainerin leitet die Schüler zum Stehen, Sitzen, Gehen und Drehen im Liegen an. Das geschieht keineswegs in völliger Entspannung, sondern stets mit leichtem Muskeltonus, denn sonst würde man ja realiter umfallen (am Boden liegend natürlich nicht). Die Übungen sind im besten Sinne befreiend. Schönes Bild von Birgitta: „Öffne Deine Leiste, lass' die Sonne hineinscheinen, als ob Du ein Sonnenbad nehmen würdest. Mach Dich lang und frei!“ Die Idee: Der Körper spürt sich selbst in die ideale Balance-Position hinein. Nach einer Stunde fühlt man sich tatsächlich leicht schwebend…

„Schon Dr. Plötz hat im Krankenhaus eindringlich klar gemacht, wie wichtig es ist, das operierte Bein lang zu ziehen“, erinnert sich Birgitta. Ganz saubere Bewegungen sind ihr wichtig: „Der Körper soll nicht nachmachen, sondern selber erfahren, lernen.“ Damit trifft sich diese Methode mit der Alexander-Technik, die ich ja im Vorfeld meiner eigenen Hüft-OPs auch kennenlernen durfte. Es geht darum zu spüren, wie Bewegungen möglichst anstrengungslos, weil mit den ‚richtigen‘ Muskeln, ausgeübt werden. Ich selbst zum Beispiel halte immer den Atem an, wenn es anstrengend wird. In der Floor Barre-Stunde habe ich etwa geübt, mich mit dem Ausatmen aus dem Liegen fließend aufzurichten – und nicht hauruck mit zusammengebissenen Zähnen.

Wenn man das Anfänger-Stadium überwunden hat, geht man bei Floor Barre übrigens zu fließenden Bewegungen am Boden zu Musik über. Denn AIM steht für Anatomy in Motion.

Auch Ingrid ist ein Fan von Floor Barre: „Die Übungen haben mir immer sehr gut getan. Inzwischen gehe ich regelmäßig wieder in die Stunde und genieße auch mit der TEP die Bewegungen.“

„Es kommen Glückshormone, wenn der Körper richtig funktioniert, alles so stimmt und durchlässig ist.“ (Birgitta)

„Ja, und wie schön ist es zu spüren, wenn alles so stimmt und vollkommen durchlässig ist“, ergänzt Birgitta. „Da kommen gleich die Glückshormone, wenn der Körper richtig funktioniert.“ Im Idealfall braucht auch ein Profi-Tänzer keine Masseure und Therapeuten, meint sie: „Jeden Tag eine Stunde Floor Barre-Training, dann verändert sich der Körper und reguliert sich selbst. Dann gibt es auch keine Verletzungen."

Ingrids Ziel: wieder Jazz Dance

Ingrid, die natürlich nicht so fit war wie Profi-Tänzerin Birgitta, hat sechs Monate vor der OP extra ein Fitnesstraining begonnen. „Ich bin heute noch fast täglich im Le Studio in Puchheim, wo ich einen sehr guten Trainer mit Reha-Ausbildung gefunden habe", erzählt sie. „Ich finde, dass ein sehr gutes Fitnessprogramm sehr hilfreich ist. Mit Pilates im Tanzprojekt habe ich auch wieder begonnen und mit Orientalischem Tanz an der VHS Puchheim. Mein Traum wäre, dass ich wieder in Jazz Dance I gehen kann. Extremes Überkreuzen oder Sprünge muss man mit TEP zwar weglassen, aber ich denke, dass sonst die Stunde machbar sein müsste."

„Ich finde, dass ein sehr gutes Fitnessprogramm sehr hilfreich ist." (Ingrid – ganz im Gegensatz zu Birgitta)

Dazu Birgitta: „Jede Art von Tanz geht wieder. Ich kenne viele Profi-Tänzer mit künstlichen Hüft- und Kniegelenken. Sogar Rock'n Roll ist machbar. Den Überschlag sollte man allerdings weglassen. Ich selbst muss ja auch nicht in den Bergen herumkraxeln. Mir reicht das tägliche Spazierengehen, und zwar zügig. Ich habe mal gemessen, dass ich allein in der Stadt 22.500 Schritte mache. Wenn ich in New York hin und zurück zum Training am Hudson entlang laufe und am Broadway zurück, habe ich vier Kilometer absolviert."

Ingrids Leben ist auch im Sitzen beweglicher geworden: „Ich habe mir den ergonomischen Bürostuhl Capisco von Hag gegönnt", sagt sie. „Beraten wurde ich im Fachgeschäft Muckenthaler in München. Leider hat die Rentenanstalt keinen Zuschuss für den 1.400 Euro teuren Stuhl bewilligt. Trotz Attest der Ärztin vom IRENA-Programm uvm. wurde das einfach abgelehnt – mit dem Hinweis auf den Arbeitgeber, der das zahlen müsste. Nur habe ich als Selbstständige keinen! Auch ein Widerspruch brachte leider keinen Erfolg."

Trotzdem schaut Ingrid positiv in die Zukunft und möchte gern noch einige Tipps weitergeben für alle, die ein Kunstgelenk brauchen:

- auf alle Fälle Bewegung (Kraft und Dehnung – so gut es geht…), Beratung durch gute Physiotherapeuten – evtl. Fitness-Studio mit gut ausgebildeten Trainerin (mit Reha).
- Geduld haben (fiel mir auch nicht immer leicht), immer ein wenig Vorsicht, ohne zu ängstlich zu sein
- alles langsam und behutsam angehen, sich für neue Bewegungen genug Zeit lassen
- gesunde Ernährung (ich bin Vegetarierin) – wenig Zucker – Salat – Gemüse – Obst –Vollkornprodukte
- beruflich: nicht zu lange am Stück sitzen, wenn möglich zwischendurch aufstehen und etwas laufen
- im Idealfalltäglich irgendeinen Sport.

HR

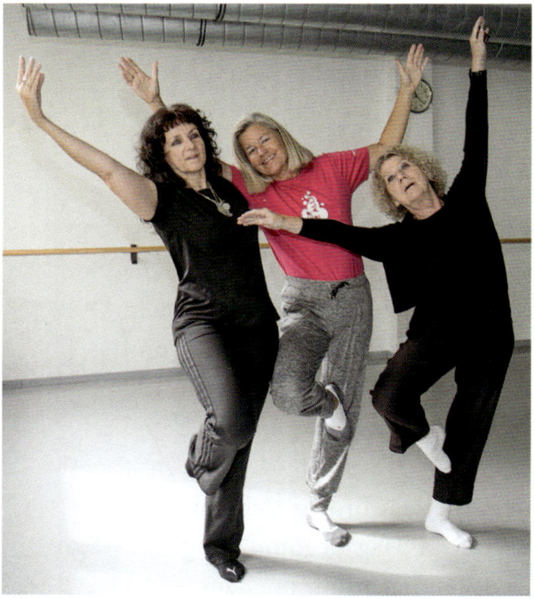

Zum Schluss Spaß zu dritt: Ingrid, Autorin Heidi und Birgitta.

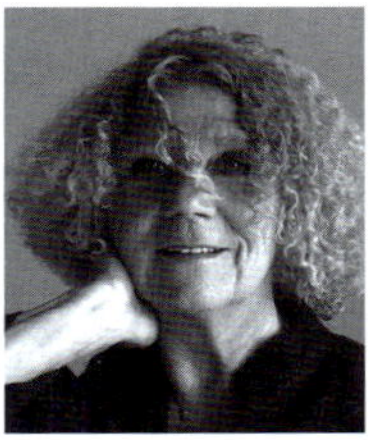

Die Profi-Tänzerin

Birgitta Trommler
Choreografin und Tänzerin
*29. Januar 1944 in München

Hüft-Beschwerden: Ein halbes Jahr vor der OP Beschwerden direkt im Gelenk
Ursache: Verschleiß
Diagnose: Coxarthrose rechts, sofort festgestellt
Behandlungen vor der OP: Keine, ich war genug trainiert
Hüft-OP: 8. Februar 2013
Klinik und Operateur:
Krankenhaus Barmherzige Brüder München, Prof. Dr. Werner Plötz
Krankenkasse: Barmer privat
Technik und Material:
TEP von Zimmer, Spotorno-Schaft unzementiert, Biolox Keramik-Kopf, Durasul Insert, Allofit-Pfanne unzementiert
Komplikationen nach der OP: Nein
Reha: Drei Wochen ambulant Giesing Reha-Sport, München
Reha-Ziel: Schnell fit sein
Behandlungen nach der Reha: Keine
Sportarten vor der Hüft-OP: Tanzen, Stadtspaziergänge
Sportarten nach der Hüft-OP und ab wann:
Sobald es ging Tanzen, Stadtspaziergänge und Floor Barre AIM
Fitness-Training vor der OP:
Tanztraining, Stadtspaziergänge und Floor Barre AIM
Fitness-Training nach der OP:
Tanztraining, Stadtspaziergänge und Floor Barre AIM
Wie zufrieden heute, 2017? Sehr
Mutmach-Satz für andere: Jeder Tag mit Schmerzen ist zu lang.

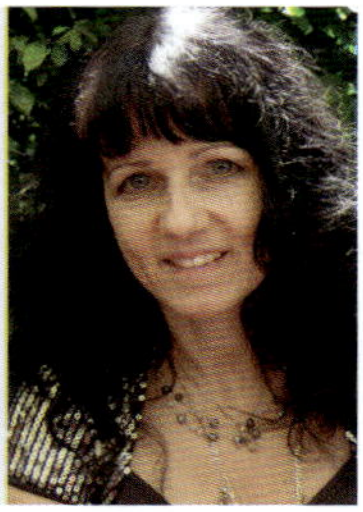

Die Hobby-Tänzerin

Ingrid Rose Maier
Diplom-Designerin (FH),
selbständige Grafik- und Webdesignerin
*16. Dezember 1958 in Nürnberg

Hüft-Beschwerden:
Beginn 2012, bemerkbar durch Rückenschmerzen, Blockaden des Illiosakralgelenks, weniger Beweglichkeit, andere bemerkten ein schlechtes Gangbild

Ursache/Diagnose:
Angeborene Hüftdysplasie. Arthrose-Stadium drei bis vier.

Behandlungen vor der OP:
Medizinische Trainingstherapie und Osteopathie; zwei Mal Spritzkuren mit Hyaluron ins Gelenk, beim zweiten Mal heftige Schmerzen und keine Erleichterungen mehr.

Hüft-OP: 15. September 2016

Klinik und Operateur:
Krankenhaus Barmherzige Brüder, München, Prof. Dr. Werner Plötz

Krankenkasse:
Techniker (gesetzlich), per Wahlleistung OP-Chefarzt privat bezahlt

Technik und Material:
Zementfreie TEP rechts, minimal-invasive Technik. Implantat: Zimmer Allofit Alloclassic Pfanne 52/II – CLS Spotorno 135°, Schaft Größe 7, Konus 12/14 – Sulox-Kopf 32/-3,5-Halslänge S (12/14) – Durasul alpha PD-Inlay II/32

Komplikationen nach der OP: Zum Glück keine

Reha: Drei Wochen Medical Park St. Hubertus in Bad Wiessee

Reha-Ziel: Steigern der Beweglichkeit – gesunde Einheilung des Implantats.

Behandlungen nach der Reha:
IRENA und erste Übungen im Fitness-Studio, das Trainer mit Reha-Ausbildungen hat, Physiotherapie

Sportarten vor der Hüft-OP:
Viele Jahre Tanzen: Jazz Dance, Hip Hop, Street Style, Afro.
Vier Jahre vor OP: Medizinische Trainingstechnik, Pilates, Yoga.
Halbes Jahr vor OP: extra Muskelaufbau, Milon Zirkel, Bauchtanz

Sportarten nach der Hüft-OP und ab wann:
Zunächst Übungen aus dem Reha-Programm, vier Wochen nach der OP Radfahren, Nordic Walking, erste leichte Übungen im Fitness-Studio; nach drei Monaten neue Übungen und Milon Zirkel;
Floor Barre im Tanzprojekt München, nach vier Monaten Bauchtanz und Pilates, nach zehn Monaten Barre Work

Fitness-Training vor der OP:
Radfahren (Ergometer), Milon Zirkel, Beinpresse, TRX, Pilates

Fitness-Training nach der OP:
Radfahren (Ergometer), Milon Zirkel, Beinpresse, TRX; nach zehn Monaten zusätzlich Floor Barre, Barre Work, Pilates, Bauchtanz; nach einem Jahr Jazz Dance und Afro Brazil

Wie zufrieden heute, 2017?
Bin absolut zufrieden, dass ich schnell wieder laufen konnte.

Mutmach-Satz für andere:
Mit Geduld und regelmäßiger Bewegung hat man wieder ein normales Leben und kann wieder fast alle Aktivitäten wahrnehmen.

Volker P. Andelfinger, 57, zwei Hüft-TEPs auf einmal

Kein Mimimi auf dem Sofa

Rucksack-Fotos aus Spanien und enthusiastische Mutmach-Posts in der TEPFIT-Facebook-Gruppe vom Jakobsweg: Volker P. Andelfinger begeistert mit seiner positiven Art. 18. September 2017: „Also ich widme jetzt einfach mal einen Teil meines Jakobsweges Euch hier in der Gruppe. Trotz Komplikationen nach der OP und der notwendigen zweiten OP im April: alles ist möglich. Gebt nicht auf, sondern kämpft Euch durch. Lasst Euch nicht hängen, sondern tut etwas. Physio, Bewegung, Sport, Kraft- und Ausdauertraining. Kein Mimimi auf dem Sofa, es ist Euer Leben. Also engagiert Euch. Knapp 300 von 800 km hab ich jetzt. Mit 14 kg Rucksack. Es geht. Ich gehe."

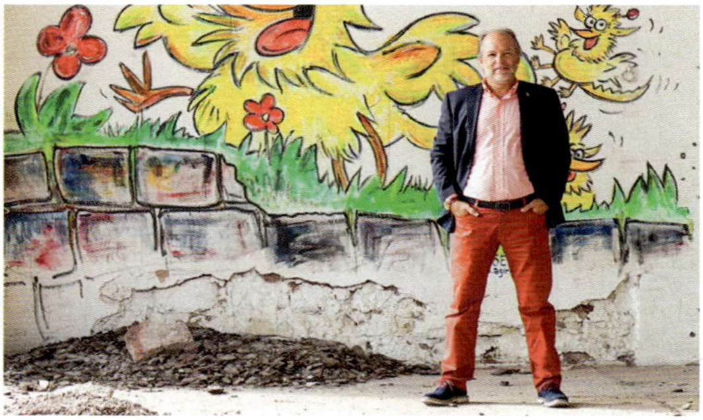

Volker sportlich und fröhlich ein paar Monate vor der Doppel-Hüft-OP

15. Oktober 2017: „Nach sechs Wochen und über 800 km sind wir in Santiago de Compostela eingetroffen. Die beiden Hüfties haben klaglos alles mitgemacht." Und am 27. Oktober glücklich: „Am Ziel angekommen, rund 1.000 km mit zwei nagelneuen Hüften zum Ende der Welt."

Als Autor und Fachjournalist hat Volker seine Geschichte selbst aufgeschrieben.

Kindheit unter der Käseglocke

Dass meine beiden Hüftgelenke mal ausgetauscht werden müssten, das wusste ich seit vielen Jahren. Als ich 40 war, befand ich mich zum dritten Mal in einer orthopädischen Fachklinik. Der erste Aufenthalt war einem Autounfall geschuldet, danach ging es kontinuierlich mit der Gesundheit abwärts. Kein Wunder, ohne Sport und mit stetig steigendem Arbeitspensum. Sport hatte ich auch in der Kindheit nicht gemacht, ständig war ich wegen meiner Bronchitis unter einer Art Käseglocke weggeschlossen. Meine Mutter hat es gut gemeint.

„Klug wurde ich erst mit 40, nachdem ich meinen Körper ordentlich ruiniert hatte."

Raus an die Luft und Bewegung, das wäre richtig gewesen. Hinterher ist man immer klüger. Klug – was das angeht – wurde ich aber erst, nachdem ich meinen Körper ordentlich ruiniert hatte, also mit 40. Alles tat weh, der Rücken, die Knie und: natürlich die Hüftgelenke. Die Orthopädin kam irgendwann auf über ein Dutzend Diagnosen.

Was die Hüften anging, riet sie mir, eine OP hinauszuzögern, solange wie möglich. Ich sollte mich an meiner Lebensqualität orientieren. Wäre ich zu eingeschränkt, sollte ich eine OP machen lassen. Solange ich mich aber noch wohlfühlte, ausreichend beweglich sei, solange sollte ich warten. Material und OP-Techniken – das sei ja zu erwarten – wären in der Zukunft sicher besser. Für diesen Rat bin ich ihr sehr dankbar.

Mit Übergewicht und Schmerzen im Fitness-Studio

Was aber tun, wenn man nachts nicht weiß, wie man die Beine legen soll, damit sie nicht schmerzen? In der Klinik steckten sie mich in ein Fitness-Studio. Ich dachte: Wie bescheuert ist das denn? Mir tut alles weh und dann soll ich „turnen"? Ich war bei 106 Kilo angekommen, bei 171 Zentimetern Körperlänge. Den Berg rauf gehen? Nicht mehr zu leisten.

Aber ich bin lernfähig. Ich habe schnell verstanden, dass es so nicht weitergehen konnte. Und habe, zunächst eher widerwillig, angefangen, regelmäßig in ein Fitness-Studio zu gehen. Zunächst zumindest ein oder zwei Mal pro Woche. Und ich habe Bergstöcke gekauft, auf Anraten der Klinik. Das hat auch geholfen.

„Eine sehr simple Übung am Seilzug führte innerhalb von drei Monaten dazu, dass ich nachts keine Schmerzen mehr an den Hüften hatte.“

Einer meiner Kollegen im Büro war früher Leistungssportler. Auch mit zu viel Sport kann man seine Knochen ruinieren. Im Alter von nicht einmal 40 hatte er sich die beiden Hüftgelenke operieren lassen. Er war super zufrieden und riet mir, das doch auch zu tun. Er empfahl mir einen Professor in Mainz an der Uniklinik. Einen zusätzlichen Rat kann man sich ja holen, dachte ich, und machte einen Termin. „Die linke Hüfte könnten wir sofort operieren, die rechte hat noch Zeit. Wann wollen Sie?“ Nun, ich wollte gar nicht. Nicht mit Anfang 40. „Was kann ich tun, wenn ich das jetzt noch nicht will?“ Seine Antwort war dieselbe, wie die meiner Orthopädin. Zusätzlich sagte er: „Stärken Sie die Muskulatur rund um die Hüftgelenke, fragen Sie mal im Fitness-Studio.“

Eine sehr simple Übung am Seilzug führte innerhalb von drei Monaten dazu, dass ich nachts keine Schmerzen mehr an den Hüften hatte. Eine ganz simple Übung! Aber ich könnte auch morgen gleich operieren lassen? Never! Jetzt war mir klar, was ich mit einem besseren Umgang mit meinem Körper erreichen – oder aufhalten konnte.

Fünf bis zehn Stunden Sport pro Woche

Das Sportpensum habe ich kontinuierlich erhöht. Wenn es meine Zeit zulässt, oder ich es eben einfach tue, mache ich bis zu fünf Mal Sport pro Woche. In Spitzenzeiten kam ich auf über zehn Stunden pro Woche. Das Gewicht ging runter, der Fettgehalt meines Körpers ebenso, Muskelmasse rauf. Na ja, schlank werde ich wohl nie, aber mit jetzt um die 90 Kilo und rund 12 Kilo mehr Muskelmasse als ein durchschnittlicher Mann meines Alters (ermittelt über eine bioelektrische Impedanz-Analyse) fühle ich mich sehr wohl. Meinen lahmen Stoffwechsel und die Weihnachtszeit kann auch ich nicht ganz austricksen.

„Bei den Hüften war das Problem jetzt eher die Beweglichkeit.“

Aber irgendwann geht es eben los mit den Einschränkungen. Das waren gar nicht mal so sehr die Schmerzen. Beispiel HWS-Syndrom: Ibuprofen einwerfen, dann ins Fitness-Studio gehen, eine Stunde Krafttraining und alles geht wieder. Früher? 14 Tage Schmerzen und auf der Couch hängen, jammern.

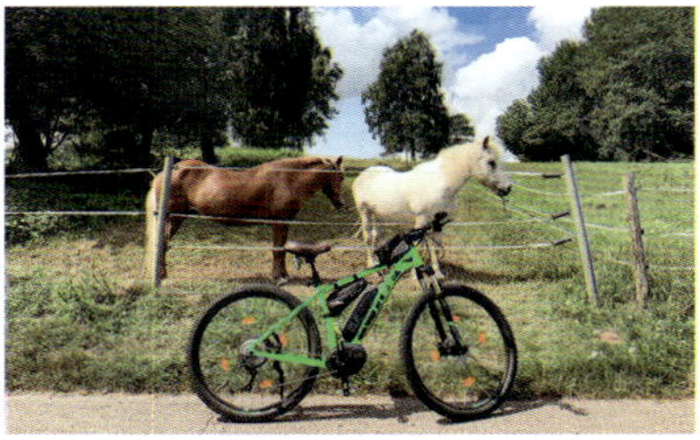

Zweirad vor zwei PS, aber eigentlich liebt Volker mehr PS.

Bei den Hüften war das Problem jetzt eher die Beweglichkeit. Da ging bald nichts mehr. Die Schmerzen waren mit Sport, Krafttraining, Ausdauertraining, Radfahren, Nordic Walking nach wie vor gut „im Griff“. Außer beim Motorradfahren. Da hatte ich mittlerweile Schmerzen, und zwar oft so sehr, dass ich schon darüber nachgedacht hatte, dieses Hobby an den Nagel zu hängen. Aber hängen Sie mal eine Harley an einen Nagel: viel zu schwer, geht also nicht.

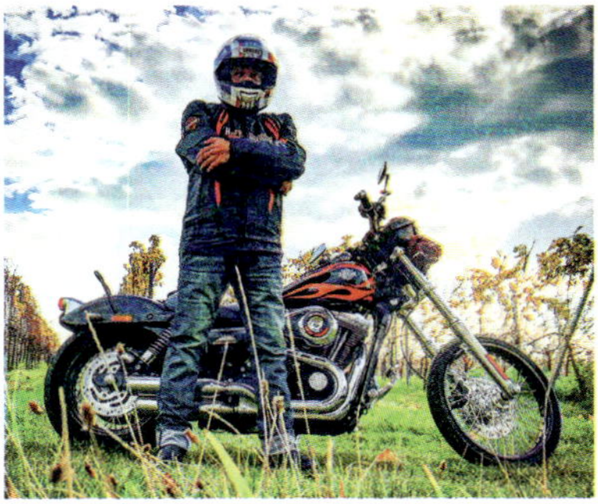

Seine geliebte Harley muss er nun nicht an den Nagel hängen.

Termine bei zwei Ärzten bis zur Doppel-OP

Mitte 50. Also langsam mal Rat holen. Was ist der Stand bei den OP-Techniken mittlerweile? Wer macht das wie und wie oft und wie gut? Wie ist die Haltbarkeit? All die bekannten Fragen.

Zwei Termine habe ich mir „gegönnt". Einen in einer Klinik in München, weil ich dort meist arbeite und München viele gute Kliniken hat. Aber das ist weit weg von der Heimat, der Pfalz. Also ein weiterer Termin in Heidelberg, in der Atos-Klinik bei Prof. Dr. Fritz Thorey. Laut meinen Recherchen im Internet arbeiten beide Kliniken minimal-invasiv.

„Gell, die Arme sind nicht mehr lang genug zum Sockenanziehen?"

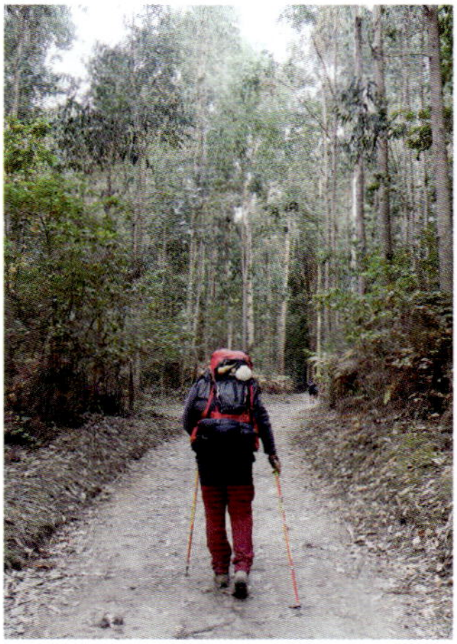

Ziel nach der OP: den Jakobsweg gehen

Beiden Ärzten habe ich auch gleich gesagt, dass ich den Jakobsweg laufen möchte. In München meinte der Arzt, das könnte ich vor oder nach der OP machen, das sei egal. Prof. Thorey sagte, den Jakobsweg könnte ich mit den alten Gelenken nicht mehr zu Ende laufen, da müsste ich damit rechnen, abzubrechen. Beim Blick auf das Röntgenbild und den nicht mehr vorhandenen Gelenkspalt, insbesondere links, war das plausibel. Mit den neuen Gelenken sei es aber kein Problem. „Wenn wir das im Dezember 2016 machen, dann können Sie ohne Probleme im September 2017 loslaufen." Da war es so ungefähr später Sommer 2016. Ausreichend Zeit, zu planen. OP Anfang Dezember, dann wäre ich Ende Januar 2017 wieder bei der Arbeit. Eine Zeit, in der nicht so viel los ist, da freut sich auch der Arbeitgeber.

Nebenbei bemerkt zum Thema Beweglichkeit: „Gell, die Arme sind nicht mehr lang genug zum Sockenanziehen?" Ja, Herr Prof. Thorey. Meine nächste Frage war: „Können wir beide Hüften gleichzeitig machen? Die andere mag zwar jetzt noch einen Tick besser aussehen, aber lange macht die es doch auch nicht mehr? Können Sie das?" Er macht wohl um die 30 doppelte Hüft-OPs pro Jahr - und ja, die rechte Hüfte sah nicht wirklich besser aus.

Der rechte Prothesenschaft rutscht nach

4. Dezember 2016, es ist nachmittags etwa 15 Uhr und ich bin in der Atos-Klinik Heidelberg, fühle mich gar nicht so wirklich wie in einer Klinik. Alles ist überschaubar. Es riecht nicht mal nach Krankenhaus. Prof. Thorey operiert auch in anderen Kliniken, aber ich bin privat versichert. In solchen Fällen ein – wenn auch teures – Privileg. Doppelte OP am 5. Dezember 2016, alles läuft prima, am nächsten Tag stehe ich auf den Beinen. Erste Schritte mit Krücken.

Nächster Tag: Die Therapeutin kommt und meint, jetzt gehen wir mal die Treppen. Wir stehen vor der Treppe. Sie so: „Normalerweise haben wir jetzt ein gutes und ein schlechtes Bein und fangen mit dem…. Aber mit welchem fangen wir bei Ihnen an?" „Egal, jetzt haben wir halt zwei mittelprächtige." Ich bin einfach losgelaufen.

Ja, die ersten zwei drei Tage sind nach der doppelten OP etwas beschwerlicher, aber danach ist es völlig egal. Ich würde es wieder so tun.

„Schuldfrage? Unwichtig. Shit happens. Nach vorne blicken, eine Lösung muss her."

Entlassung nach einer Woche, ich bin auf eigenen Wunsch vorsichtshalber bis montags geblieben, Taxi nach Hause. Zwei Tage später geht die ambulante Reha los. Ich werde morgens mit einem Bus zusammen mit anderen Patienten geholt und nachmittags nach Hause gebracht. Zunächst läuft alles nach Plan. Aber dann, im Januar irgendwann, stockt es. Ich humple, laufe schief, das rechte Bein ist kürzer. Was ist da los?

Arzttermine, in der Reha, in der Atos-Klinik, Zweitmeinung in einer anderen Klinik. Das wird nichts. Der rechte Prothesenschaft ist nachgesintert, also nach der OP irgendwann in den Oberschenkel nachgerutscht, rund einen Zentimeter. Ausgleich im Schuh? Aussichtslos. Die aufwändige OP, um dann jahrelang schief zu laufen? Das kommt nicht in Frage. Schuldfrage? Unwichtig. Shit happens. Nach vorne blicken, eine Lösung muss her.

Ein halbes Jahr krank zu Hause

Prof. Thorey schlägt schließlich vor, nochmal zu operieren. Nachschauen, ob die Prothese festsitzt. Wenn nicht, dann austauschen, wenn fest, dann oben verlängern. Ich weiß ja nicht, ob ich damit richtig lag, aber ich dachte, wenn ich diese OP etwas verzögere, besteht eine bessere Chance, dass die Prothese fest wird und dann nur verlängert werden muss. Also nächste OP Anfang April. An arbeiten war so ohnehin nicht zu denken. Am Ende war ich ein halbes Jahr krank zu Hause. Zwischen den OPs und nach der zweiten OP Reha, Reha, Reha.

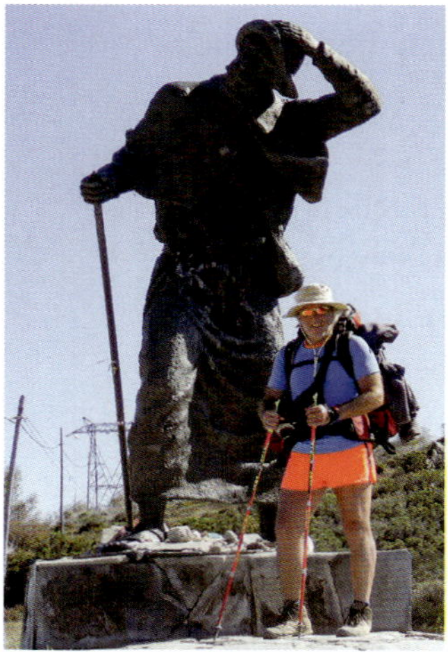

Volker am 1.337 Meter hohen Pass Alto do Poio...

Am Tag nach der Korrektur-OP stand ich auf und wusste sofort: Jetzt passt es. Mit einer Verlängerungshülse und einem neuen Keramikkopf war die Beinlänge jetzt wieder korrekt. Die Prothese war fest. Die Muskulatur war „zufrieden". Prof. Thorey meinte, er habe „recht sportlich dagegen geschlagen". Ich werde nie verstehen, warum Menschen sich mit einer Rückenmarkspritze zufriedengeben. Ich will gar nicht wissen, was er unter sportlich dagegen schlagen versteht.

„Je mehr ich radelte, umso besser wurde es. Wieder dieses Phänomen: bewegen, nicht auf die Couch!"

Die Reha verlief nun deutlich besser und schneller. Nach ein paar Wochen bin ich schon zum ersten Mal mit dem Fahrrad zur Reha gefahren. 25 Kilometer einfach. Ich war glücklich. Aber war das jetzt noch genug Zeit bis zum geplanten Jakobsweg? Die Anreise und der

Rückflug waren gebucht, das muss. Ausdauertraining, Ausdauertraining, Ausdauertraining – und Krafttraining auch. Bis kurz vor dem Jakobsweg musste ich noch zur Krankengymnastik, die Muskulatur krampfte zum Teil heftig. Je mehr ich radelte, umso besser wurde es. Wieder dieses Phänomen: bewegen, nicht auf die Couch!

Jakobsweg mit 14 Kilo auf dem Rücken

3. September 2017: Unser Zug fährt von Kaiserslautern über Paris und Dax nach Bayonne. Am 4. September geht der Jakobsweg in St. Jean Pied de Port los. In Paris kommt es zu Hektik, wir müssen nach einer Zugverspätung beim Umsteigen sogar eine Absperrung überklettern. Linker Oberschenkel, Muskulatur gezerrt. Das geht ja gut los, mit 14 Kilo auf dem Rücken rennen ist also nicht so gut. Die ersten Tage des Jakobsweges war ich noch sehr skeptisch. Vertrauen in die eingebaute Technik hatte ich noch nicht zu sehr. Zu viel war schiefgelaufen, im wahrsten Sinne des Wortes.

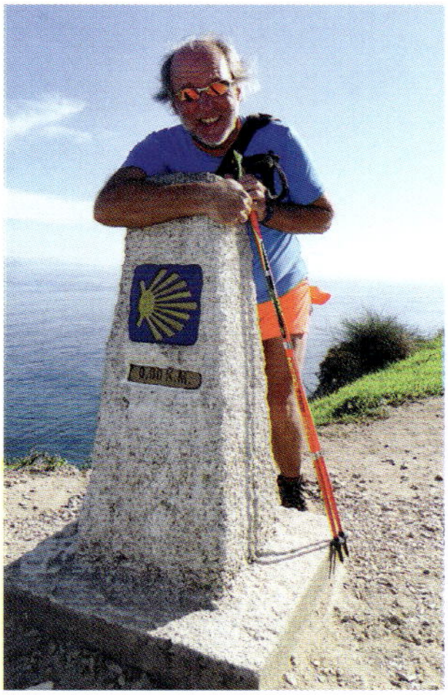

...und gute zwei Wochen später, 1.100 Meter tiefer am Cap Fisterra, dem Ende der Welt!

Aber, schon wieder dasselbe Phänomen: Je mehr ich lief, umso besser wurde alles. Die Tagesetappen bewegten sich zwischen 15 und 25 Kilometern, ein paar Mal auch um die 30. Dazwischen in den großen und interessanten Städten ein paar Tage Pause. Am Ende waren es rund 1.000 Kilometer bis Fisterra (Kap Finisterre) am Atlantik, 900 Kilometer reiner Jakobsweg, der Rest Besichtigungen und Extratouren, wie etwa mal nachmittags noch auf einen Berg rauf, weil da eine Burg mit toller Aussicht einladend rumstand. Knapp 1,5 Millionen Schritte in zwei Monaten. Jetzt war klar: wenn das geht, dann geht alles. Das Vertrauen war da.

„Knapp 1,5 Millionen Schritte in zwei Monaten. Jetzt war klar: wenn das geht, dann geht alles.“

Na ja, alles? Also ich würde nicht versuchen, irgendwelche Mannschaftssportarten zu probieren, so mit Körperkontakt wie bei Fußball oder Handball, oder Sportarten mit heftigen Stops, Tennis oder Squash. Ich kann aber alles das, was ich vorher gerne gemacht habe, auch wieder tun. Nur besser. Wie zum Beispiel laufen, weit laufen, oder Motorrad fahren. Die Harley braucht keinen Nagel.

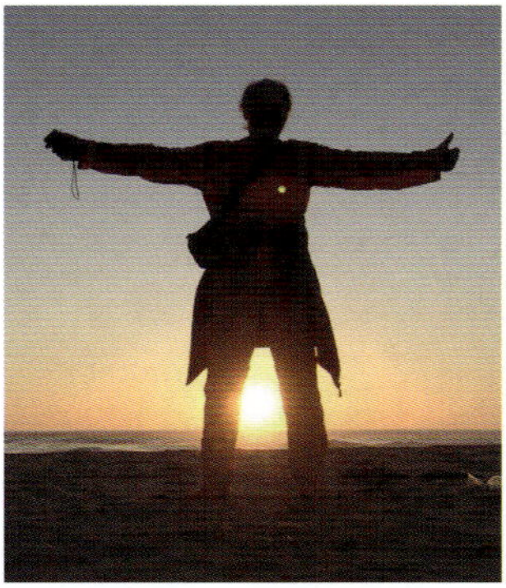

Geschafft – und schon wieder neue Pläne für bewegende Wanderungen.

Pläne? Klar. Nächstes Jahr den Camino Portugues. Der ist jetzt nur noch ein Klacks mit 250 Kilometern Distanz von Porto nach Santiago. Da reicht der Sommerurlaub, sogar noch für weitere 100 Kilometer nach Fisterra, oder diesmal Muxia. Ich muss nur noch meine Frau überreden. Und im September ist schon eine Alpenüberquerung gebucht, mit meiner ältesten Tochter. Und wenn es klappt, dann noch eine Studienreise und ein wenig Trekking im Oman Ende 2018. Da ist es schön warm, das mögen meine Knochen lieber als den nasskalten Winter hier.

Und selbstverständlich mache ich auch weiter mein Ausdauer- und Krafttraining. Keine Couch!

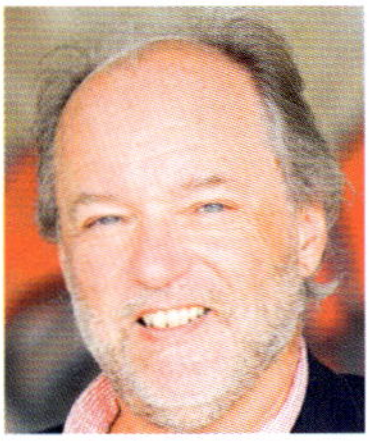

Der Jakobsweg-Geher

Volker P. Andelfinger
Unternehmensberater, Redner, Dozent, Autor, Fachjournalist
*3. August 1960 in Annweiler am Trifels, Rheinland-Pfalz

Hüft-Beschwerden:
Mit Ende 30 unterschiedliche Schmerzen in Ruhe und Bewegung, oft stechend. Bewegungseinschränkungen.
Ursache:
Zu dick, zu wenig Sport, zu viel gearbeitet und schlechte Gene. Arthrose liegt in der Familie.
Diagnose: Mit etwa 40 sagte mir meine damalige Orthopädin, dass meine Hüften irgendwann „fällig" seien. Ich sollte mich nach meinem persönlichen Empfinden richten. Also: Wann schränken die Beschwerden meinen Lebensalltag so ein, dass es unangenehm wird. Bis dahin sollte ich konservativ behandeln lassen, Sport machen und die OP rauszögern, weil man davon ausgehen konnte, dass Material und Methoden besser werden.
Behandlungen vor der OP:
Krankengymnastik, Massagen und seit ca. 40 zunehmend Sport, Sport, Sport. Zwischen fünf und zehn Stunden Sport pro Woche. Kraft und Ausdauer, Nordic Walking. Spezielle Kräftigung der Muskulatur um die Hüftgelenke herum mit dem Seilzug.
Hüft-OP: 5. Dezember 2016, doppelt. Komplikationen im Januar 2017, daher Korrektur-OP 3. April 2017
Klinik und Operateur:
Prof. Dr. Fritz Thorey, ATOS-Klinik Heidelberg
Krankenkasse: Privat, SDK
Technik und Material: Zementfreie Kurzschaftprothesen, Firma B. Braun, Kopf Keramik auf Keramik

Komplikationen nach der OP:
Rechter Schaft nachgesintert (eingesunken), Ursache unbekannt
Reha: Eine Woche nach der OP ging es los, durchgehend bis August 2017 wegen der Komplikationen. Bis Juni durchgehend fünf Tage pro Woche ambulante Reha im Reha med-Gesundheitspark in Herxheim bei Landau (Pfalz). Etwa vier oder fünf Wochen nach der Korrektur-OP bin ich teils wieder Rennrad gefahren, auch zur Reha, 25 Kilometer einfach.
Reha-Ziel: Gerade laufen können, Kraft und Ausdauer aufbauen
Behandlungen nach der Reha: Sport, Sport, Sport. Ausdauer, Fahrrad und ein paar Massage- und KG-Behandlungen im August
Sportarten vor der Hüft-OP: Tanzen, Fitness im Studio: Ausdauer Crosstrainer, Kraft an Geräten; Fahrrad, Nordic Walking
Sportarten nach der Hüft-OP und ab wann: Tanzen mangels Gelegenheit noch nicht wieder probiert, alles andere wie vorher. Kraft ist wieder auf dem Level wie vorher. Aber ich habe die Gewichte bewusst etwas reduziert, um die Implantate nicht überzubelasten. An den meisten Geräten schaffe ich muskulär 80 bis 100 Prozent der verfügbaren Gewichte.
Auf Sportarten mit heftigen Stops, abrupten Bewegungen, Kampfsport, Mannschaftssport mit Kontakt hatte ich noch nie Lust und würde es jetzt auch nicht tun oder gar empfehlen. Auch wenn man mit zwei neuen Hüften Box-Weltmeister werden kann (wie Manuel Charr am 25. 11. 2017).
Fitness-Training vor der OP: s. o.
Fitness-Training nach der OP: s. o.
Wie zufrieden heute, 2017? Nachdem ich den Jakobsweg geschafft habe, habe ich auch das Vertrauen, das die Komplikationen in den Keller gedrückt hatten, wiedergefunden. Fast 1,5 Mio Schritte in zwei Monaten, rund 1.000 Kilometer mit Rucksack. Also sehr zufrieden.
Mutmach-Satz für andere:
Runter von der Couch. Besser wird es nur mit Bewegung.

Klaus Augenthaler, 60, eine Hüft-TEP

Wieder weltmeisterlich die Tore treffen

Die Jobbeschreibung eines Liberos ist ziemlich einfach: viel Zweikampf, viel köpfen und viel grätschen. Die logische Folge vor allem letzterer Tätigkeit: immer wieder unsanft mit dem Po, sprich Hüfte, auf dem Rasen aufkommen. Klaus Augenthaler hat in rund 500 Spielen als Profispieler seinen Körper wirklich nicht geschont. Er war bekannt für sein körperbetontes Spiel und seinen legendären harten Schuss – 52 Tore gelangen ihm allein in 404 Bundesliga-Spielen. Auch dies ein weiterer Stressfaktor für seine Hüfte.

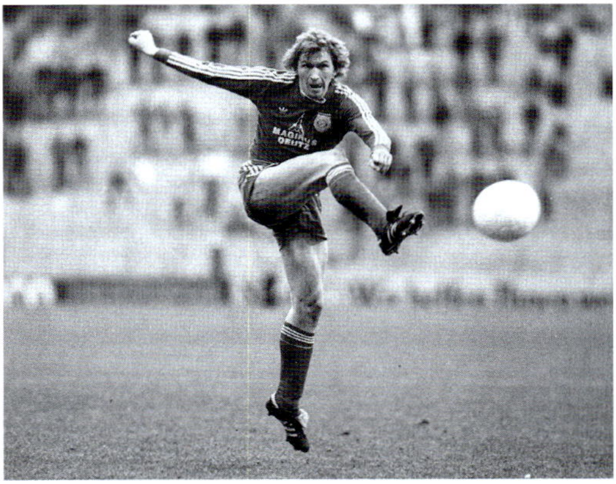

8.3.1980: Jung-dynamisch schießt Auge buchstäblich aus der Hüfte.

Berühmt wurde Klaus Augenthaler ja mit dem Tor des Jahrzehnts der 80er Jahre, als er von der Mittellinie aus mit einem harten, platzierten 50-Meter-Schuss Torhüter Uli Stein bezwang. 1989 war das. Und legendär auch seine Hörner-Geste zwei Jahre zuvor gegen Real Madrid ("Wir sind hier doch nicht beim Stierkampf!"). Kurz danach folgte eine OP an der Bandscheibe. „Ich hatte in 17 Profijahren überhaupt nur zwei OPs", erzählt er in seinem Stammlokal am Ammersee, wo „Auge" heute mit seiner Lebensgefährtin Sandra im Fast-Ruhestand lebt. „Vor der Bandscheibe gab es noch eine Knorpel-OP im Knie. Da habe ich nach fünf Tagen wieder gespielt." Die Hüfte sollte erst Anfang 2016 drankommen.

Erfolgreicher Libero bei Bayern München

Aber der Reihe nach: Klaus Augenthaler wollte seit jeher Profifußballer werden. Seine große Karriere begann mit 16 Jahren, als sein Team aus Vilshofen in der damals neu geschaffenen Jugendbayernliga mit Bayern München und dem FC Augsburg in einer Gruppe spielte. Als Vilshofen dann in der Saison 1974 überraschend Meister in dieser Liga wurde, wurden vier Spieler aus seinem Verein von Bayern München zum Probetraining eingeladen. Klaus Augenthaler bekam so bereits im zarten Alter von 17 einen Vertrag. Nach einem Jahr bei Bayern Münchens Amateuren wurde er in das Profiteam berufen und spielte dort ununterbrochen von 1976 bis 1991.

„Unser Mannschaftsarzt hat mir schon Anfang der 90er Jahre prophezeit, dass ich mal eine künstliche Hüfte brauchen werde."

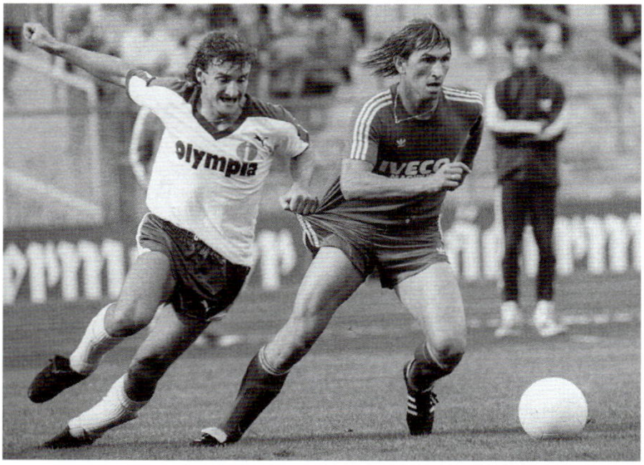

3.9.1983: Ja was macht denn der Rudi Völler da am Trikot von Auge?

Sein Stammplatz war der des Liberos. „Auge" interpretierte ihn kantiger und wuchtiger als sein legendärer Vorgänger Franz Beckenbauer. Aber ähnlich erfolgreich. Siebenmal wurde er mit Bayern München Meister, dreimal Pokalsieger. Sein größter Triumph war der Gewinn der Weltmeisterschaft 1990 in Rom – ausgerechnet unter Teamchef Franz Beckenbauer. Klanghafte Namen waren unter seinen Mitstreitern: u. a. Lothar Matthäus, Guido Buchwald, Andreas Brehme, Pierre Littbarski, Jürgen Klinsmann und Rudi Völler.

Wieder fit mit Hyaluronspritzen

Schon zu dieser Zeit seiner größten Triumphe machten sich bei Klaus Augenthaler leichte Hüft- und Leistenbeschwerden bemerkbar. Kurz stand sogar seine Teilnahme bei der WM in Frage. Der körperliche Stress und seine Spielweise forderten Tribut. Aber der bekannte Physiotherapeut Klaus Eder, dem er, ebenso wie das Team von Bayern München, auch heute vertraut, hat ihn wieder fit gemacht. Schon damals bekam Klaus Augenthaler regelmäßig Hyaluron-Aufbauspritzen in das rechte Hüftgelenk.

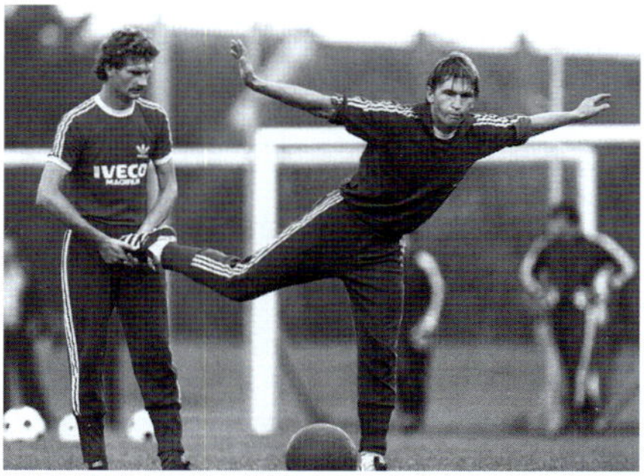

6.9.1983: Und immer schön dehnen! Das gilt auch heute mit TEP.

„Aber unser Mannschaftsarzt Dr. Hans-Wilhelm Müller-Wohlfahrt hat mir schon Anfang der 90er Jahre prophezeit, dass ich irgendwann ein neues Hüftgelenk benötigen werde. Das wollte ich natürlich nicht glauben", so „Auge" rückblickend mit leisem Kopfschütteln.

„Da war dann nur noch fischen möglich."

Ganz hartgesottener Profi-Fußballer ignorierte er nach Ende seiner Profikarriere einfach die Probleme. In seinem anschließenden Job als Trainer u. a beim FC Nürnberg, Bayer Leverkusen und dem VfL Wolfsburg konnte er die Einschränkungen ganz gut kompensieren. Bei seinem großen Hobby, dem Angeln, waren seine Hüftprobleme ohnehin unproblematisch.

Ausgewechselt wegen zu großer Hüftbeschwerden

Aber die Beschwerden wollten einfach nicht von selbst verschwinden. 2006 dann die nächste „Prophezeiung": Der Münchner Orthopäde Dr.

Erich Rembeck hat seinem prominenten Patienten mitgeteilt, dass die Arthrose so weit fortgeschritten sei, dass nur noch ein künstliches Gelenk helfen würde.

„Ich habe einfach keinen Orthopäden mehr aufgesucht.“

„Natürlich wollte ich das nicht sofort akzeptieren. Also habe ich dagegen gekämpft und versucht, mich auch unter Schmerzen so viel zu bewegen wie irgend möglich.“ Und noch etwas hat er getan: „Ich habe einfach keinen Orthopäden mehr aufgesucht.“ Das sagt er ganz trocken in seiner bayerisch-entspannten Art und zieht lässig an einer Zigarette, allerdings mit dem festen Vorsatz, das Laster aufzugeben.

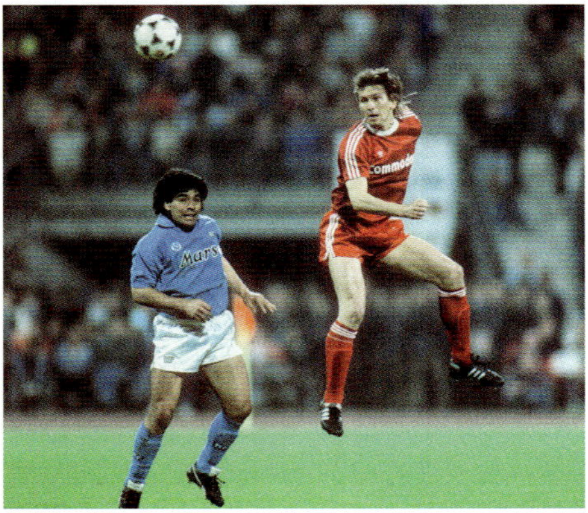

19.4.1989: Zwei Legenden unter sich – Diego Maradona und Klaus Augenthaler.

Seine Entscheidung zur Hüft-OP sollte erst acht Jahre später fallen. Beim Spiel des Allstar-Bayernteams 2014 in Madrid musste sich Klaus Augenthaler wegen zu großer Hüftbeschwerden auswechseln lassen. „Da war dann nur noch fischen möglich“, grinst er. Und man kann sich vorstellen, wie ihn, den bewegungsfreudigen Sportler, das gefuchst hat. Bei aller Liebe zum stressabbauenden Angelsport.

OP-Termin innerhalb von zwei Tagen

„Ich hätte mir keine Hüft-OP-Filme anschauen sollen.“

Ein befreundeter Arzt in seiner Heimatgemeinde stellte den Kontakt zur endogap in Garmisch-Partenkirchen und zu Dr. Christian Fulghum her. Bei den Vorgesprächen zur OP wollte Klaus Augenthaler am liebsten keine Details hören, sondern einfach nur „wiederhergestellt“ werden. Zwar hatte er schon einer Kreuzband-OP seiner Tochter beigewohnt, bei der der Operateur während der OP mit ihm lässig über Fußball plauderte. Doch vor der „recht blutigen“ Hüft-OP hatte er großen Respekt. Er bereut noch heute: „Ich hätte mir keine Hüft-OP-Filme anschauen sollen!“ Aber da er unverhofft kurzfristig innerhalb von zwei Tagen seinen OP-Termin erhielt, blieb keine Zeit mehr, um groß nachzudenken.

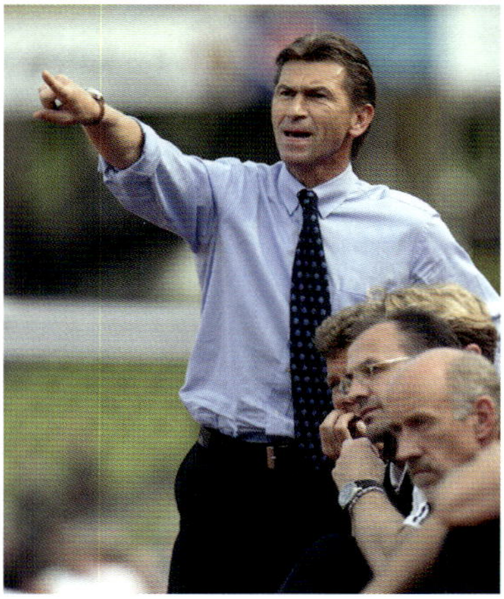

24.5.2003: Damals wie heute ist Auge als Trainer engagiert dabei.

Im Februar 2016 wurde er operiert und bereits sechs Tage später war er wieder zu Hause. Es wäre auch nach fünf Tagen möglich gewesen, aber Klaus Augenthaler bat darum, einen Tag länger bleiben zu dürfen. Der Grund: Am zweiten Tag nach der OP traf er in der Klinik einen ehemaligen Spieler aus der Jugendmannschaft in Vilshofen, der auch frisch operiert worden war. Klar, dass die beiden Spezln noch Zeit zum Ratschen brauchten und lieber zusammen entlassen werden wollten.

Alles wieder wie früher

Für die vollständige Wiederherstellung seiner Fitness und Beweglichkeit war dann wieder Klaus Eder zuständig. Nach der dreiwöchigen Reha in Donaustauf, war alles schon fast wieder wie früher. „Ich hatte vor der OP immer sehnsüchtig auf das Frühjahr gewartet, damit ich Slipper anziehen kann und mir keine Schuhe zubinden muss“, erzählt Klaus Augenthaler.

„Bei mir klappt auch das Treffen des Tors von der Mittellinie aus wieder problemlos.“

Inzwischen ist das alles Geschichte.
Klaus Augenthaler kann wie erhofft wieder alles wie früher machen und kickt in seinem aktuellen Job als Jugendtrainer-Ausbilder Inter-

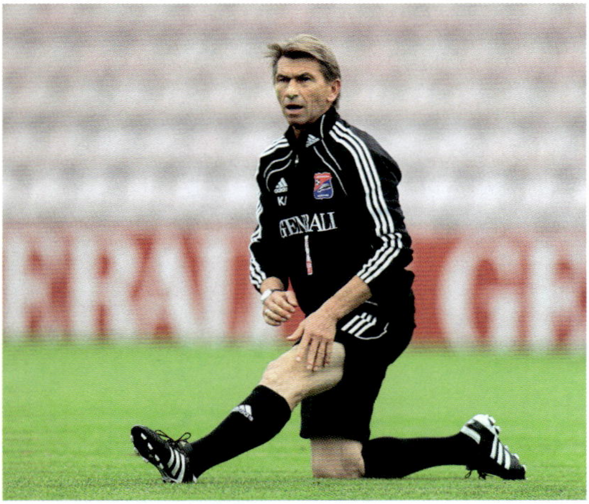

13.6.2010: Da tat Klaus Augenthalers Hüfte schon eher deutlich weh.

national, für den er verschiedene Kontinente bereist, oft mit den Jugendlichen mit. „Am Ende des Trainings", erzählt er augenzwinkernd, „lasse ich die Kids immer von der Mittellinie aufs Tor schießen, aber das schaffen nur wenige. Bei mir klappt das auch mit dem künstlichen Gelenk ganz problemlos."

Abseits seiner beruflichen Verpflichtungen genießt der als Landmensch heute in einem kleinen Dorf im Fünf-Seen-Land in Bayern lebende Fußballer seine wiedergewonnene Beweglichkeit und Sportmöglichkeiten. Neben Fußball spielt er Tennis, geht regelmäßig Laufen, läuft im Winter Ski und Schlittschuh – schließlich war er vor seiner Fußballkariere auch Eishockeyspieler! Zum Abschalten und Ausgleich genießt er sein sehr hüftschonendes Angel-Hobby.

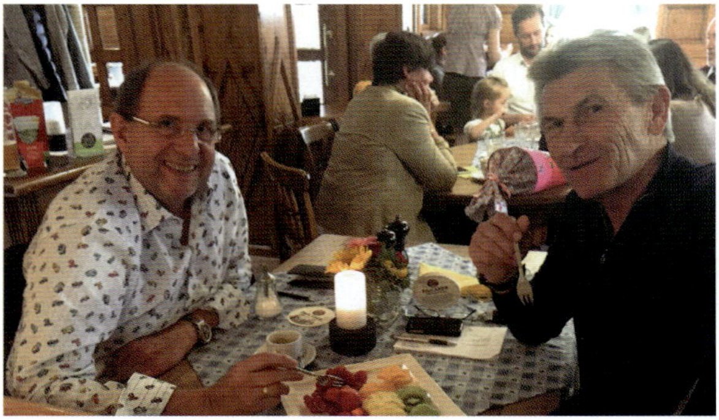

12.9.2017: Autor Peter Herrchen trifft Fußball-Legende Klaus Augenthaler in seinem Stammlokal unweit des Ammersees.

Wie die meisten bedauert Klaus Augenthaler nur, dass er eigentlich zu lange mit der OP gewartet hat: „Jeder Tag, den man mit den Einschränkungen lebt, ist ein verlorener Tag an Lebensqualität."

PH / HR

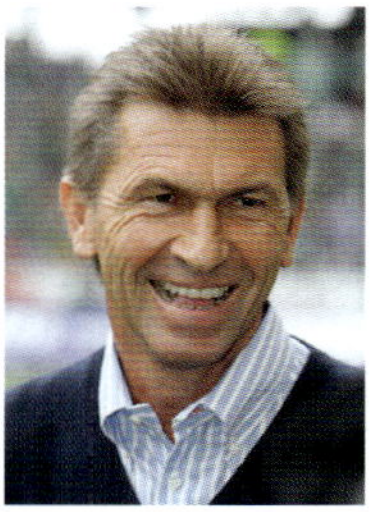

Der Fußball-Profi

Klaus Augenthaler
Jugend-Trainerausbilder International
*26. September 1957 in Fürstenzell, aufgewachsen in Vilshofen, wohnt am Ammersee, Oberbayern

Hüftbeschwerden:
Seit 1990/91 erste leichte Beschwerden, in den Folgejahren Schmerzen beim Sport und zunehmende Bewegungseinschränkungen
Ursache: Hohe Belastung als Profi-Fußballer
Diagnose:
2006 Dr. Erich H. Rembeck, Arthrose 4. Grades
Behandlungen vor der OP:
Physio und Bewegung soweit möglich
Hüft-OP: Februar 2016
Klinik und Operateur:
Endogap, Dr. Christian Fulghum, Garmisch-Partenkirchen
Krankenkasse: Privat
Technik und Material laut OP-Bericht:
Wenig invasiver dorsaler Zugang, zementfreie Titan-Hüftimplantate, Keramik/Polyethylen Gleitpaarung
Komplikationen nach der OP: Keine
Reha:
Drei Wochen bei Klaus Eder in Donaustauf
Reha-Ziel:
Alles wieder machen können wie vorher
Behandlungen nach der Reha:
Eigene Übungen nach Vorgaben von Klaus Eder
Sportarten vor der Hüft-OP: Fußball und Laufen

Sportarten nach der Hüft-OP:
Laufen, Tennis, Ski, Fußball
Fitness-Training vor der OP:
Normale sportliche Betätigung im Rahmen der Möglichkeiten
Fitness-Training nach der OP:
Gelegentlich Ergometer, ansonsten Sport (siehe oben) und beim Trainer-Job kicken mit den Jungs
Wie zufrieden heute, 2017: Super zufrieden
Mutmach-Satz für andere:
Jeder Tag, den man mit den Einschränkungen lebt, ist ein verlorener Tag an Lebensqualität. Deshalb lieber früher als später operieren lassen.

Unsere 10 ultimativen Hüft-Mutmach-Ratschläge

Aus unserer reichhaltigen Erfahrung mit insgesamt vier künstlichen Hüften wünschen wir all unseren Lesern:

1. Mut zum rechtzeitigen Röntgen!

Verkürzen Sie Ihre Leidenszeit. Bestehen Sie bei diffusen Beschwerden im „Gestell“ auf Röntgenaufnahmen der Hüften – und sparen Sie damit unter Umständen viel Geld, Zeit und Nerven für andere Behandlungen.

2. Mut zum Aktivsein trotz Schmerzen!

Humpeln Sie nicht. Das sieht nicht nur unschön aus, sondern schädigt auch andere Regionen Ihres Körpers. Hüftschmerzen „verführen“ leider zur sogenannten Schonhaltung. – Machen Sie vor der OP so oft wie möglich Dehnübungen und sanftes Muskeltraining, um die Beweglichkeit zu erhalten.

3. Mut zum raschen Handeln!

Warten Sie nicht zu lange mit der notwendigen OP. Die meisten Patienten entwickeln einen merkwürdigen Hang zur Selbstquälerei und Selbsttäuschung. – Lassen Sie sich eher früher als zu spät operieren; Sie werden hinterher garantiert sagen „Hätte ich doch nur schon früher…“

4. Mut zur Information!

Stöbern Sie im Internet, lesen Sie Bücher (!), fragen Sie im Bekanntenkreis herum. Denn Hüft-OPs sind glücklicherweise planbar. Man kann in Ruhe sein Köfferchen packen (solange man sich noch bücken kann).

5. Mut zur Suche nach dem „Richtigen"!

Führen Sie Gespräche mit so vielen Orthopäden und Operateuren wie Sie möchten. Denn zu seinem Operateur muss man Vertrauen haben. – Machen Sie ruhig mehrere Beratungs- und Besichtigungstermine aus; es gibt genügend erfahrene Operateure und auf Hüft-OPs spezialisierte Kliniken.

6. Mut zum positiven Denken!

Hadern Sie nicht mit Ihrem Schicksal und haben Sie keine Angst. Sehen Sie in der Hüft-OP eine Chance für mehr Lebensqualität. Hüft-OPs sind heutzutage Routine-Operationen und verlaufen in den allermeisten Fällen komplikationslos. – Gehen Sie mit einer positiven Grundstimmung in die Klinik – das Personal wird es Ihnen danken.

7. Mut zur Bewegung!

Trauen Sie sich etwas zu. Alles ist wieder möglich! Wahrscheinlich haben Sie schon längst vergessen, wie viel Spaß Bewegung macht. – Freuen Sie sich auf und über die Bewegungsübungen schon in der Klinik und dann in der Reha. Und später auf mehr – vom langen Spaziergang am See bis zur schweißtreibenden Bergtour.

8. Mut zum täglichen Training!

Überwinden Sie Ihren inneren Schweinehund. Bauen Sie Ihre Gymnastik-Übungen in Ihren Tagesablauf ein. 15 Minuten jeden Morgen sind drin, ganz bestimmt. Denn das neue künstliche Hüftgelenk braucht Muskelunterstützung für eine lange Haltbarkeit. – Sie werden den Tag viel energiegeladener beginnen, wenn Sie Ihre TEP „geschmiert" haben.

9. Mut zur ausgelassenen Freude!

Freuen Sie sich über den Fortschritt der Medizintechnik. Die künstliche Hüfte schenkt Ihnen eine neue Lebensqualität. – Seien Sie dankbar, dass Sie im 21. Jahrhundert leben. Früher wären Ihnen nur Krücken und später der Rollstuhl geblieben. Heute können Sie mit einer künstlichen Hüfte aktiv älter werden.

10. Mut zum Sport!

Haben Sie keine Angst vor sportlichen Aktivitäten. Fast alle Sportarten sind auch mit künstlicher Hüfte möglich, vor allem diejenigen, die Sie schon immer ausgeübt haben. Ihre Muskulatur ist ja daran gewöhnt. – Die Erfahrungsberichte in diesem Buch machen Ihnen hoffentlich Mut dazu!

„Mut zur neuen Hüfte!!"

ABC der Fremdwörter rund um eine Hüft-OP

Manchmal erklären wir im Text bereits einige Fremdwörter, manches kommt immer wieder vor. Wir haben hier mal die wichtigsten medizinischen Fachbegriffe erklärt (und danken an dieser Stelle gleich einmal Wikipedia):

Abduktoren (Gegenspieler Adduktoren)
Muskeln zum Abspreizen

Adduktoren (Gegenspieler Abduktoren)
Muskeln zum Heranziehen

Acetabulum
Als Acetabulum, Hüftgelenk- oder Beckenpfanne wird in der Anatomie der vom Becken gebildete knöcherne Anteil des Hüftgelenks bezeichnet. Der medizinische Fachbegriff leitet sich von seiner Ähnlichkeit mit einem Essignäpfchen (lat. acetum „Essig") ab, wie es im antiken Rom auf jeder Tafel zu finden war.

AMIS: anteriore minimal-invasive Hüftoperation
Ist keine neue aber wieder in Mode gekommene minimal invasive Operationsmethode. Der große Vorteil der AMIS Methode liegt darin, dass Muskeln, Nerven und Sehnen auf dem Weg zum Hüftgelenk erhalten bleiben, da sie nicht durchtrennt, sondern nur zur Seite geschoben werden. Es ist grundsätzlich ein sehr guter Zugangsweg, wenn der Operateur darauf auch spezialisiert ist. Als Nachteil wäre zu nennen, dass dieser Zugang bei Komplikationen nicht erweitert werden kann. Bei Hüft-Revisionen, besonders wenn das komplette künstliche Gelenk ausgetauscht werden muss, scheidet diese Methode ebenfalls aus.

Antetorsionswinkel

Orthopäden überprüfen stets zwei Winkelstellungen am Hüftgelenk: Den CCD-Winkel (Abkürzung für Centrum-Collum-Diaphysen-Winkel) zwischen Hals und Schaft des Oberschenkelknochens. Und den Antetorsionswinkel. Das ist die nach vorne abgewinkelte Stellung des Oberschenkelhalsknochens in der Hüfte. Der Antetorsionswinkel ändert sich mit dem Alter: Bei Kindern beträgt er 30 – 50 Grad, bei Jugendlichen nur noch 15 Grad, bei Erwachsenen durchschnittlich 12 Grad. Bei einer angeborenen Hüftgelenkluxation oder einer Dysplasie des Hüftgelenks ist der Antetorsionswinkel vergrößert.

Arthrofibrose

Ist die Bezeichnung für eine krankhafte Vermehrung von Bindegewebszellen (Fibrozyten), aufgrund von Entzündungsprozessen innerhalb eines Gelenks. Es ist eine häufige Komplikation nach operativen Eingriffen vor allem am Kniegelenk, insbesondere auch nach einer Implantation von Kniegelenk-Endoprothesen.

Arthroskopie

Abgeleitet aus dem Griechischen „Arthros“ für Gelenk, „skopein“ für schauen. Eine Untersuchung und Behandlung von Gelenken mit einem Spezialendoskop, dem Arthroskop. Eingesetzt wird die Arthroskopie, um den Verschleiß des Hüftgelenks schon frühzeitig zu behandeln. Durch die Entfernung freier Gelenkkörper, abgelöster Knorpelanteile und mechanisch störender Knochenvorsprünge kann, unter gleichzeitiger Korrektur des Hüftkopfwinkels, der Einsatz eines künstlichen Hüftgelenks hinausgezögert werden.

Bioelektrische Impedanz-Analyse

Die Bio-Impedanzanalyse (BIA) dient der Bestimmung der Körperzusammensetzung von Menschen und anderen Lebewesen. Die schmerzlose Messung erfolgt mittels Elektroden an Händen und Füßen, durch die sehr kleiner Wechselstrom geleitet wird. Ermittelt wird damit der allgemeine Ernährungszustand, d. h. die genauen Anteile des Körpers an Fett-, Muskel- und Körperzellmasse sowie Gesamtkörperwasser. Die gemessenen Widerstände werden in Relation zu Größe, Gewicht, Geschlecht und Alter gesetzt, so dass sich daraus besser noch als beim BMI (Body Mass Index), der nur das Gewicht berücksichtigt, der allgemeine Fitness-Zustand ablesen lässt.

Bump (am Schenkelhals)
Eine nicht ausreichende Taillierung des Übergangs zwischen Hüftkopf und Schenkelhals aufgrund einer Verbreiterung des Hüftkopfes.

Bursitis
Bei Schmerzen im Gesäß hat sich evtl. der Schleimbeutel im oberen Bereich des Oberschenkelknochens entzündet, der mit der Hüfte verbunden ist (Bursitis trochanterica).

CAM-Impingement
Ist der Oberschenkelkopf fehlerhaft geformt, spricht man von einem sogenannten Cam Impingement oder auch Nockenwellenimpingement.
Der Hüftkopf ist so vergrößert, dass er direkt, ohne ausreichende Taillierung, in den Schenkelhals übergeht. Dadurch weicht er von der üblichen Kugelform ab und schlägt bei kraftvoller Bewegung (beim Sport) an der Hüftpfanne an. Hierdurch kann der Knorpel vom Pfannenrand ausgehend nach innen abgerissen werden; auch die Gelenklippe am vorderen oberen Hüftpfannenrand kann geschädigt werden (Labrumläsion). Besonders betroffen vom CAM-Impingement sind athletische junge Männer. Das CAM-Impingement kann meist mittels Hüft-Arthroskopie behoben werden.

CCD-Winkel
Abkürzung für Centrum-Collum-Diaphysen-Winkel zwischen Hals und Schaft des Oberschenkelknochens.

Dorsal
Einer der verschiedenen Zugangswege zum Einsetzen eines künstlichen Hüftgelenks ist der dorsale Zugang (seitlich hinten).

Dunn / Rippstein-Röntgenaufnahme
Die Dunn-Rippstein-Aufnahme ist eine Röntgenaufnahme des Hüftgelenks, die zur genauen Beurteilung der Schenkelhalsstellung dient. Bei Verdacht auf eine Fehlstellung des Schenkelhalses wird eine solche Aufnahme angefertigt, um den genauen Antetorsionswinkel (s. dort) und CCD-Winkel (s. dort) des Schenkelhalses zu berechnen und eine eventuelle operative Korrektur zu planen.
In Rückenlage werden Hüftgelenk und Kniegelenk jeweils 90 Grad gebeugt. Das Hüftgelenk muss ca. 20 Grad abgespreizt (abduziert) werden, ohne die Rotation zu verändern. In dieser Position wird ein axiales Röntgenbild gemacht. Bei Kindern muss jemand bei der Aufnahme die Beine halten.

Dysplasie (Hüftdysplasie)
Eine Sammelbezeichnung für angeborene oder erworbene Fehlstellungen und Störungen der Verknöcherung (Ossifikation) des Hüftgelenks beim Neugeborenen.

Fast Track Surgery / Rapid Recovery
Diese beiden (Werbe)-Schlagworte stehen im Wesentlichen für eine optimierte Zusammenarbeit zwischen Pflege, Physiotherapeuten, Ärzten und Patienten. Die OP-Vorbereitung, die OP selbst und die Nachbehandlung sollen koordiniert und sehr effektiv gestaltet werden, um die Genesungs-

zeit entsprechend zu verkürzen. Letztlich geschieht das natürlich auch aus wirtschaftlichen Interessen.

Gleitpaarungen

Bei einem künstlichen Hüft- oder Kniegelenk gibt es verschiedene Kombinationen von Gleitpaarungen, also die Komponenten, die letztendlich der mechanischen Bewegung des Gelenks ausgesetzt sind. Stand heute gibt es vier verschiedene Gleitpaarungen: Keramik-Polyethylen (Kunststoff), Keramik–Keramik, Metall–Polyethylen und Metall–Metall.
Alle Gleitpaarungen haben vor und Nachteile hinsichtlich Abrieb, Beweglichkeit und Toleranz der Positions-Abweichung zwischen Kopf und Pfanne. Bei Keramik-Keramik ist diese am geringsten und erfordert eine sehr genaue, am besten computergestützte Planung des Implantats.
Unser Tipp: Vertrauen Sie hier Ihrem Operateur, aber fragen Sie ihn, warum er gerade bei Ihnen diese oder jene Gleitpaarung verwenden möchte.

Hämoglobinwert, Hb-Wert

Das Hämoglobin (Hb) ist ein Protein der roten Blutkörperchen, den Erythrozyten. Da es dem Blut seine rote Farbe verleiht, wird es auch als roter Blutfarbstoff bezeichnet. Die wichtigste Aufgabe des Hämoglobins ist der Transport von Sauerstoff und Kohlenstoffdioxid im Blut.
Der Hämoglobin-Normalwert ist vor allem abhängig von Geschlecht und Alter: Ein Hämoglobinwert zwischen 14 – 18 g/dL gilt bei Männern als normaler Hb-Wert. Frauen sollten einen Blut-Hb-Wert von 12 – 16 d/dL aufweisen.
Neben verschiedenen Erkrankungen, die zu einem niedrigen HB-Wert führen können, tritt ein zu niedriger Hb-Wert auch bei akuten Blutungen auf, wie sie z. B. durch eine Operation entstehen können, da der Körper nicht in der Lage ist, schnell genug neue rote Blutkörperchen zu bilden.

Hüftkopfnekrose

Nekrose kommt aus dem Griechischen und bedeutet Absterben, Töten. Es handelt sich um eine Erkrankung, bei der ein Teil des Oberschenkelknochenkopfes abstirbt. Ursache ist eine verminderte Durchblutung. Gehäuft treten Hüftkopfnekrosen bei Diabetes mellitus, Alkoholismus oder nach hochdosierter (meist systemischer) Kortison-Behandlung auf. Treten sie nach Verletzungen des Hüftkopfes auf, spricht man von posttraumatischen Hüftkopfnekrosen. Typisch ist die Hüftkopfnekrose nach Abscherung des Hüftkopfes bei einer traumatischen Luxation (s. dort) der Hüfte.

Hüftschnupfen

Der „Hüftschnupfen", lat. auch Coxitis fugax, ist die häufigste Hüfterkrankung im Kindesalter. Es handelt sich um eine bakterienfreie (abakterielle) Entzündung des Hüftgelenks, die meist schnell abklingt, aber selten auch länger anhalten kann. Sie tritt immer wieder im Rahmen oder zeitlich verzögert nach viralen Infekten auf, oft bleibt die Ursache aber unbekannt. Die Beweglichkeit des betroffenen Gelenks ist eingeschränkt und schmerzhaft, die Beschwerden können auch sehr plötzlich auftreten (das Kind möchte auf einmal nicht mehr laufen).
Eine Verbindung zu anderen Hüftgelenkerkrankungen oder Spätfolgen sind nicht bekannt. Insbesondere hat sich bisher keine Auswirkung auf eine spätere Arthrose des Hüftgelenks nachweisen lassen. Zu beachten ist, dass bei länger anhaltenden Beschwerden eine weitere Diagnostik erfolgen sollte: Ultraschall (Gelenkerguss), Röntgen ggf. Kernspintomographie, ggf. Hüftpunktion, um andere Ursachen der Beschwerden auszuschließen (→ Morbus Perthes). Die Therapie besteht aus Entlastung, Gabe von Schmerzmitteln und erst langsamer Belastungssteigerung (evtl. Gehstützen). Meist tritt schnell eine deutliche Besserung der Beschwerden ein. Ein Arztbesuch ist sinnvoll.

Hyaluronsäure
Die Hyaluronsäure ist Hauptbestandteil der Synovia (Gelenkflüssigkeit) und wirkt als Schmiermittel bei allen Gelenkbewegungen.

Iliosakralgelenk
Das Iliosakralgelenk (lat. Articulatio iliosacralis), Kreuzbein-Darmbein-Gelenk oder kurz Kreuz-Darmbein-Gelenk, ist die gelenkige Verbindung zwischen dem Kreuzbein (Os sacrum) und dem Darmbein (Os ilium).

Impingement
Impingement = engl. Zusammenstoß. „Einklemmende Hüfte". Unter Impingement-Syndrom versteht man Funktionsbeeinträchtigungen der Gelenkbeweglichkeit (vor allem auch bei Schultern). CAM- oder Nockenwellen-Impingement kommt bei Männern vor aufgrund eines zu großen Hüftkopfes, bei Frauen heißt es Beißzangen-Impingement und wird verursacht durch eine zu sehr vertiefte Gelenkspfanne.

IRENA
= Intensivierte Rehabilitationsnachsorge. Das gilt für alle Berufstätigen: Die Deutsche Rentenversicherung Bund gewährt noch einmal 24 Therapie-Termine nach einer stationären oder ambulanten Reha. Das sind meist Gruppen-Termine plus Gerätetraining, pro Termin 90 bis 120 Minuten, bis zu einem halben Jahr nach der Genehmigung gültig.

Labrumläsion
Darunter versteht man einen Riss der Gelenklippe (Labrum).

Lateral
Einer der verschiedenen Zugangswege zum Einsetzen eines künstlichen Hüftgelenks ist der laterale Zugang (seitlich).

Luxation

Aus dem Lateinischen „luxare“ für verrenken, auch ausrenken oder auskugeln. Eine Luxation stellt grundsätzlich eine schwere Schädigung eines Gelenks dar. Bei einer Hüftverrenkung, Hüft-Luxation, rutscht der kugelige Oberschenkelkopf aus der gegenüberliegenden Hüftgelenkpfanne.

Minimal-invasiv

Fast alle Operateure nutzen heute bei der Implantation einer Hüftprothese einen minimal-invasiven Zugang. Minimal-invasiv steht dabei für eine schonende OP-Methode.

Schonend heißt in diesem Fall: So wenig Beeinträchtigung der Weichteile (Haut, Unterhaut und Muskel) wie möglich, so Knochen sparend und so schnell und sicher operieren wie es geht. Das klingt selbstverständlich und einleuchtend, ist aber in der Praxis nur mit erheblicher Erfahrung möglich und mit großem technischen und apparativen Aufwand verbunden. Insgesamt ist diese Bezeichnung für die Gelenk ersetzenden OP-Verfahren wenig glücklich gewählt und weckt leicht falsche Erwartungen. Das Implantat hat einfach eine gewisse Größe und muss tief in den Körper eingebaut werden. Dazu sind Schnitte nötig, die sich mit dem Begriff „minimal-invasiv“ nicht wirklich vereinbaren lassen. Ist aber der zugrundeliegende Sinn des Begriffs, die weitestgehende Schonung, gemeint, passt er dann doch.

Morbus Perthes

Der Morbus Perthes zählt zu den orthopädischen Kinderkrankheiten. Es handelt sich um eine Wachstumsstörung des Hüftkopfs, vermutlich als Folge einer auftretenden Störung der Durchblutung. Das kann dazu führen, dass der Knochen teilweise abstirbt (Hüftkopfnekrose) und es zu einem Einbrechen von Teilen des Hüftkopfs kommt.

Nach Angaben der Morbus Perthes-Initiative tritt die Krankheit im Durchschnitt bei einem von 1.200 Kindern zwischen dem zweiten und zehnten Lebensjahr auf. Kinder im Alter von fünf bis acht Jahren sind am häufigsten betroffen. Jungen erkranken vier bis fünf Mal häufiger als Mädchen. Die Dauer der Erkrankung kann von einigen Monaten bis zu mehreren Jahren reichen. Es gibt konservative und operative Behandlungsmethoden. In vielen Fällen bleibt eine dauerhafte Schädigung des Gelenks zurück, die später zur Arthrose und Bewegungseinschränkung führt.

MRT – Magnetresonanztomographie

Die Magnetresonanztomographie (MRT, kurz auch MR) ist ein bildgebendes Verfahren, das vor allem in der medizinischen Diagnostik zur Darstellung von Struktur und Funktion der Gewebe und Organe im Körper eingesetzt wird. Es basiert physikalisch auf den Prinzipien der Kernspinresonanz (NMR), insbesondere der Feldgradienten-NMR, und wird daher auch als Kernspintomographie bezeichnet (umgangssprachlich gelegentlich zu Kernspin verkürzt). Die ebenfalls zu findende Abkürzung MRI stammt von der englischen Bezeichnung Magnetic Resonance Imaging.

Mit der MRT kann man Schnittbilder des menschlichen (oder tierischen) Körpers erzeugen, die eine Beurteilung der Organe und vieler krankhafter Organveränderungen erlauben. Die Magnetresonanztomographie basiert auf sehr starken Magnetfeldern sowie elektromagnetischen Wechselfeldern im Radiofrequenzbereich, mit denen bestimmte Atomkerne (meistens die Wasserstoffkerne/Protonen) im Körper resonant angeregt werden, die dann im Empfängerstromkreis elektrische Signale induzieren. Im Gerät wird keine belastende Röntgenstrahlung oder andere ionisierende Strahlung erzeugt oder genutzt. Eine wesentliche Grundlage für den Bildkontrast sind unterschiedliche Relaxationszeiten verschiedener Gewebearten. Daneben trägt auch der unterschiedliche Gehalt an Wasserstoff-Atomen in verschiedenen Geweben (z. B. Muskeln, Knochen) zum Bildkontrast bei.

MRT – Mars MRT
Mars steht für „Metal-artefact-reduction-sequences". Diese Art der Magnetresonanztomographie wird nötig, wenn eine TEP aus Metall-Gleitpaarungen besteht.
Mit diesem speziellen Verfahren des MRT werden die Metall-Artefakte, die bei einem normalen MRT die Bildgebung stören, herausgefiltert. Somit bekommt man aussagefähige Bilder trotz metallischer Implantate!

Nachsintern
Sintern kommt aus der Werkstoffkunde. In unserem Zusammenhang bedeutet es nachsinken. Das Ein- oder Nachsinken des Schafts ist eine der möglichen Komplikationen nach einer Hüft-TEP-OP. Eigentlich ist sintern hierfür nicht der ganz richtige Begriff, weil Sinterung zwar ein Schwinden der Größe bedeutet, aber auch ein Zusammenfügen mehrerer Werkstoffe unter hoher Temperatur und Druck. Der Begriff wird aber in der Prothetik so gebraucht.

Neolabrum Ersatzgewebe

Neurolyse
Als Neurolyse wird eine Operation bezeichnet, die die Einengungen eines Nervs (meist narbige Verwachsungen) und damit den ausgeübten Druck beseitigt. Nerven sind relativ stabil gegen Zugkräfte, reagieren jedoch sehr sensibel auf Druck von außen (z. B. mit Schmerz, Taubheit oder Lähmung).

Ossifikationen
Ist eigentlich ein positiv besetzter Begriff, bedeutet dieser doch Knochenaufbau.
Problematisch wird der natürliche Prozess dann, wenn Operationen oder Verletzungen dafür sorgen, dass Knochen dort wächst, wo er eigentlich

nicht hingehört. Diese Verknöcherungen sind ein mögliches Risiko bei Hüft- und Kniegelenksersatz und können je nach Größe bis zur Unbeweglichkeit des Gelenks führen. Dann ist in der Regel eine operative Entfernung notwendig, die aber nicht zwingend dauerhaften Erfolg verspricht.

Osteolysen
Kommt aus dem Griechischen (ostéon = Knochen und lýsis = Auflösung) und bezeichnet allgemein einen Knochenabbau. Bei Implantaten findet dieser Knochenabbau dann statt, wenn die Abriebpartikel der Gleitpaarungen mit zunehmender Standzeit des künstlichen Gelenks ins Gewebe eindringen. Die Folge ist die Lockerung des Implantats und eine daraus folgende notwendige Revision.

Polyarthritis
Die Polyarthritis ist eine meist chronische Entzündung der Innenhaut der Gelenke, aber auch der Sehnenscheiden und Schleimbeutel.

Revision
Mit Revision bezeichnet man den Austausch eines künstlichen Gelenks. Dabei wird entweder nur die Gleitpaarung (Pfannen-Inlay und Gelenkkopf) getauscht oder bei Lockerungen auch das komplette Implantat.

Sarkopenie
Sarkopenie bezeichnet den mit fortschreitendem Alter zunehmendem Abbau von Muskelmasse und Muskelkraft und die damit einhergehenden funktionellen Einschränkungen der motorischen Fähigkeiten des älteren Menschen. Der biologische Muskelabbau beginnt bereits ab einem Lebensalter von 50 Jahren und kann nur durch gezieltes und stetes Muskelaufbautraining so verlangsamt werden, dass die Beweglichkeit bis ins hohe Alter erhalten bleibt und das Sturzrisiko mit zunehmendem Alter minimiert wird.

Synovitis Gelenkkapsel-Entzündung

Tarsaltunnel

Der Tibialisnerv (N. tibialis, lat. tibia = Schienbein) versorgt die Muskulatur an der Beugeseite des Unterschenkels und die Muskeln der Fußsohle. Seine sensiblen Bereiche sind der hintere (dorsale) Bereich des Unterschenkels, der Ferse und der Fußsohle. Der Nerv verläuft durch den sogenannten Tarsaltunnel. Dieser Tunnel liegt hinter dem Fußinnenknöchel und wird bedeckt von einem Halteband. Beim Tarsaltunnel-Syndrom kommt es zu einer Kompression des Schienbeinnervs unter dem Innenknöchel des Fußes. Das führt zu Schmerzen und Störungen des Gefühls in diesem Bereich. Ein Ausstrahlen bis zur Fußsohle und zum Fersenbein ist typisch.

Trendelenburg-Zeichen / Trendelenburg-Hinken

Benannt nach dem Berliner Chirurg Friedrich Trendelenburg (1844 – 1924).

Als Trendelenburg'sches Zeichen bezeichnet man ein Absinken der Hüfte auf der Gegenseite, sichtbar beim Stehen auf dem erkrankten Bein. Dies führt kompensatorisch häufig zu einem Neigen des Oberkörpers auf die erkrankte Seite. Beim Gehen und bei stärkerer Ausbildung des Phänomens kommt es zu dem sogenannten „Watschelgang". Als mögliche Ursachen gilt eine Schwäche des M. gluteus medius (mittlerer Gesäßmuskel) und des minimus (kleiner Gesäßmuskel). Diese Muskeln setzen am Becken an und ziehen zum Trochanter major, dem Oberschenkelknochen. Bei einer Schwäche dieser Muskulatur kommt es zu einem Absinken des Beckens zur Gegenseite, dem Trendelenburg'schen Zeichen.

Zum anderen kann das Trendelenburg-Zeichen durch eine Hüftkopf-, Hüftgelenksschädigung verursacht werden. Nach längerer Schonung des Hüftgelenks kommt es auf dieser Seite häufig zu einer Schwächung der Muskulatur wegen einer verminderten Belastung. Wird dann eine Hüftgelenksoperation, eine Totalendoprothese (TEP), durchgeführt und die vormals bestandene schmerzbedingte Schonung behoben, wird die Schwäche der zum Teil über viele Jahre geschonten Glutealmuskulatur deutlich – das Trendelenburg´sche Zeichen ist nachweisbar.

Trochanter – major und minor
Großer und kleiner Rollhügel, Knochenvorsprünge am Oberschenkelknochen (Femur). An dessen Kopf schließt sich weiter nach unten (distal) der Oberschenkelhals an. Hier befinden sich seitlich ein großer und mittig ein kleiner Rollhügel. Am großen Rollhügel setzen die Gesäßmuskeln an (Gluteus maximus, medius und minimus); am kleinen Rolhügel ist der Ansatz des Musculus iliaus (Darmbeinmuskel, s. Iliosakralgelenk) und des Psoas Major (großer Lendenmuskel).
Zusammengefasst werden sie als Iliopsoas (Lenden-Darmbeinmuskel). Im Hüftgelenk bewirkt der Psoas eine Beugung (Flexion), er ist der stärkste Hüftbeuger des Menschen. Außerdem ist er im Hüftgelenk für die Auswärtsdrehung (Außenrotation) zuständig. All diese Muskeln werden bei einer Hüft-OP mehr oder weniger in Mitleidenschaft gezogen und müssen anschließend wieder aufgebaut werden.

Ventral
Einer der verschiedenen Zugangswege zum Einsetzen eines künstlichen Hüftgelenks ist der ventrale Zugang (von vorne).

Ventrolateral
Einer der verschiedenen Zugangswege zum Einsetzen eines künstlichen Hüftgelenks ist der ventrolaterale Zugang, eine Variante des lateralen Zugangs.

Kliniken und Reha-Einrichtungen aus den Erfahrungsberichten – nach PLZ

Kliniken

13585 Vivantes Klinikum Spandau, Berlin, www.vivantes.de (Ulrike)

16547 Birkenwerder bei Berlin, Asklepios Klinik Birkenwerder, www.asklepios.com (Kirsten)

22767 Hamburg, Helios Endo-Klinik, www.helios-gesundheit.de (Wiebke, Peters 1. Hüfte)

67269 Grünstadt, Kreiskrankenhaus Grünstadt, www.krankenhausgruenstadt.de (Saskia)

69115 Atos-Klinik Heidelberg, www.atos-kliniken.com oder www.hkf-ortho.de (Volker)

80634 München, Rotkreuzklinikum, www.rotkreuzklinikum-muenchen.de (Heidi)

80639 München, Krankenhaus Barmherzige Brüder, www.barmherzige-muenchen.de (Ingrid, Birgitta)

81369 München, OCM-Klinik, www.ocm-muenchen.de (Hubert)

81479 München, Sana-Klinik Solln, www.sana-solln-sendling.de (Heinz)

82467 Garmisch-Partenkirchen, endogap-Klinik für Gelenkersatz, www.endogap.de (Peters 2. Hüfte, Alfred, Klaus)

97440 Werneck, Orthopädisches Krankenhaus Schloss Werneck, www.orthopädie-werneck.de (Werner, Wolfgang)

Reha-Einrichtungen

15366 Hoppegarten bei Berlin, Median Kliniken Hoppegarten, www.median-kliniken.de (Ulrike)

16321 Bernau bei Berlin, Reha Brandenburg Klinik Bernau, www.brandenburgklinik.de (Kirsten)

24351 Damp, Helios Rehaklinik Damp, www.helios-kliniken.de (Wiebkes 1. Hüfte)

61350 Bad Homburg, Klinik Dr. Baumstark, www.klinik-dr-baumstark.de (Wiebkes 2. Hüfte)

66709 Weiskirchen, Hochwald-Kliniken Weiskirchen, Saarland, www.hochwaldkliniken.de (Werners 1. Hüfte)

68309 Mannheim, Zentrum für ambulante Rehabilitation ZAR, www.zar-mannheim.de (Saskia)

76863 Herxheim bei Landau (Pfalz), Reha med Gesundheitspark, www.reha-herxheim.de (Volker)

81539 München, Giesinger Reha-Sport, www.cms.giesinger-reha-sport.de (Birgitta ambulant)

83093 Bad Endorf, Simssee Klinik, www.simssee-klinik.de (Umstellungsosteotomie, 1. OP Heinz)

83670 Bad Heilbrunn, m&i-Fachklinik Bad Heilbrunn,
www.fachklinik-bad-heilbrunn.de (Heidis 1. Hüfte)

83707 Bad Wiessee, Medical Park St. Hubertus.
www.medicalpark.de (Peter, Heidis 2. Hüfte, Hubert, Alfred, Ingrid)

89081 Ulm, Universitäts- und Rehabilitationsklinikum Ulm (RKU),
www.rku.de (Heinz' 1. Hüfte ambulant)

89335 Ichenhausen, m&i-Fachklinik Ichenhausen,
www.fachklinik-ichenhausen.de (Heinz' 2. Hüfte ambulant)

93093 Donaustauf, Eden Reha,
www.eden-reha.de (Klaus)

Die Autoren

Heidi Rauch

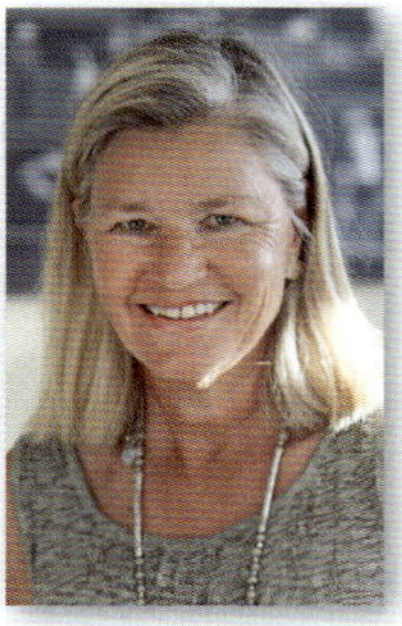

Heidi Rauch, geboren in Berlin, ist nicht nur Doppel-Hüft-TEP-Trägerin, sondern auch Diplom-Journalistin, PR-Frau für Kultur und Golf (www.schlossamerang.de, www.gc-eichenried.de) und Buchautorin (u. a. „Oliven – Eine Liebeserklärung an den Süden“). Die Schreiberin aus Leidenschaft studierte in München an der Ludwig-Maximilians-Universität plus der Deutschen Journalistenschule, 16. Lehrredaktion. Sie lebt in zweiter Ehe verheiratet mit dem Journalisten und Zukunftsforscher Michael Konitzer in Erding bei München – und mehrere Wochen im Jahr in den mittelitalienischen Marken. Von hier aus importieren die beiden Olivenöl unter dem Namen „Olio Piceno“ (www.oliopiceno.de) und haben eine Olivenölschule ins Leben gerufen. Sie schreibt auch weiterhin ihren Blog www.titanhuefte.com. Im eigenen Verlag Edition Rauchzeichen ist außer diesem Buch auch gemeinsam mit Peter Herrchen „Mut zum neuen Knie!“ herausgekommen.

Peter Herrchen

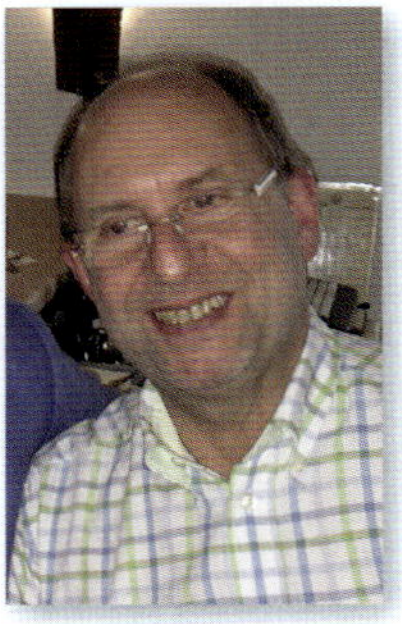

Peter Herrchen, geboren in Wiesbaden, ist nicht nur Doppel-Hüft-TEP-Träger, sondern auch Diplom-Betriebswirt. Er gründete 1986 seine eigene IT-Firma, die S&H EDV-Beratung GmbH. Nach deren Verkauf 2002 ist er weiterhin in dieser Branche tätig. Nebenbei hat er sich im Rahmen seiner vielen ehrenamtlichen Tätigkeiten in Vereinen (über 20 Jahre Abteilungsleiter beim TuS Eintracht Wiesbaden-Tischtennis) und Bildungseinrichtungen dort um Presse- und Öffentlichkeitsarbeit gekümmert sowie deren Web-Auftritte ins Leben gerufen und gepflegt. Für sein Engagement wurde er 1996 mit dem Ehrenbrief des Landes Hessen ausgezeichnet. Er lebt verheiratet in zweiter Ehe mit der gemeinsamen Tochter in Wiesbaden – und mehrere Wochen im Jahr am Tegernsee, Oberbayern. Er schreibt auch weiterhin seinen Blog endoprothese-und-sport.de. Zudem ist er Initiator und Admin der geschlossenen Facebook-Gruppe TEPFIT, die – Stand Dezember 2017 – über 2.000 Mitglieder zählt.

Das meinen Leser zu „Mut zur neuen Hüfte!" und „Mut zum neuen Knie!"

Nach dem Erscheinen der Erstauflage unseres Mutmach-Ratgebers „Mut zur neuen Hüfte!" und unseres Nachfolgers „Mut zum neuen Knie!" haben wir sehr positiven Zuspruch erfahren – und freuen uns noch immer über e-mails und Rezensionen. Auf amazon sind es allein für das Hüft-Buch – Stand November 2017 – bislang 49, fast alle mit fünf Sternen bewertet. Hier ein paar Lesermeinungen, auch aus der aktiven TEPFIT-Facebook-Gruppe.

Tolles Buch

Lese es gerade und finde mich in so vielen Berichten wieder „…müsste ich auf den geliebten Sport verzichten, lasse ich mich nicht operieren… ich will so ein Ding nicht in meinem Körper haben…" Lese jeden Bericht, jede Seite und je weiter ich komme desto mehr steigt meine Akzeptanz zur Hüfte und zur OP. Desto weniger routiert meine Psyche und desto mehr höre ich in meinen Körper hinein und weiß, dass die baldige TEP sicher auch mir wieder mehr Lebensqualität bringt. Und meine Ziele für nach der OP sind klar gesteckt… (Simone M., 20.11.2017, auf Facebook)

Dank dieses Buches habe ich mich endlich getraut, mich operieren zu lassen. Und dann habe ich gleich beide Seiten gemeinsam reparieren lassen. Ich bin so happy mit meinen Titanstaberln und so dankbar für dieses Buch! (Susi H., 20.11.2017, auf Facebook)

Ein guter Ratgeber

Dieses Buch ist ein guter Ratgeber und beschreibt auch Wege, die man vielleicht nicht gehen soll bzw. Verhaltensweisen, welche man aus Erfahrung vermeiden soll, um Fortschritte zu machen. Obendrein verspricht es Beruhigung. (Wolfgang H., 30.3.2017, amazon)

Sehr informatives Buch…,
das bei mir noch der Lektüre wenige Fragen offen ließ. OP-Vorbereitung, OP-Techniken, Kliniken, Reha – alles wird ausführlichst und gut verständlich behandelt. Besonders gut fand ich, dass es möglich ist, über deren Blog mit der Autorin Kontakt aufzunehmen. Sie hat auf eine Mail umgehend geantwortet und mir auch damit noch einmal weitergeholfen. Nicht nur das Buch, das Gesamtpaket ist mehr als hilfreich. (Sommersonne, 15.1.2017, amazon)

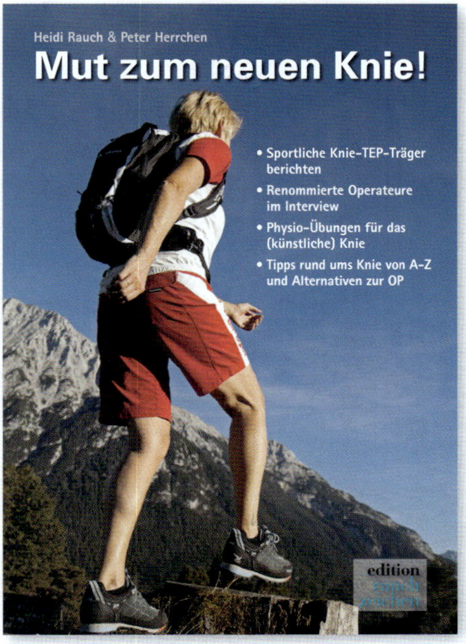

„Mut zum neuen Knie!" kostet in der gedruckten Version mit 312 Seiten und vielen vierfarbigen Fotos 24,90 Euro und ist auch als E-Book in der Edition Rauchzeichen erschienen.

Print-Buch: ISBN 978-3-00-043728-1
E-Book: ISBN 978-3-00-042325-3
www.mut-zum-neuen-knie.de

Hilft zur Entscheidung für OP
Ich hatte vier Jahre versucht, mich gegen eine OP zu wehren. In dem Buch sind gute und hilfreiche Informationen für eine Vor- und Nachbereitung für die OP enthalten. Der Titel passt sehr gut: Durch die Geschichten von anderen Leidensgenossen entdeckt man doch Parallelen zu dem eigen Erlebten. Sehr hilfreich fand ich die Tipps für Übungen und generell die praktischen Tpps. (Webixi, 16.1.2017, amazon)

Hallo Frau Rauch, nachdem mir Ihr Buch ja schon Mut zur neuen (linken) Hüfte gemacht hatte, jährt sich heute zum zweiten Mal der Einbau der rechten TEP. Die Entscheidung dazu fiel mir durch die eigenen Erfahrungen und durch Ihr Buch leichter als bei der ersten OP.

Auch diese OP wurde von Prof. Perka an der Berliner Charité durchgeführt. Seitdem geht es mir so gut, dass ich im letzten Jahr eine siebentägige Radtour über 530 km und in diesem Jahr eine sechstägige Radtour über 400 km problemlos gemeistert habe. Also auch an Sie meinen Dank für die Motivation. Viele Grüße aus Berlin. (Manfred H., 8.10.2017, via e-mail).

Ich habe das Buch „Mut zum neuen Knie" mit großem Interesse gelesen. Ich bin 48 Jahre alt und habe vor fünf Wochen meine Knie-TEP bekommen. Besonders der Erfahrungsbericht von Herrn Meilhammer hat mir meine eigene Sitaution widergespiegelt. (Roswitha S., 10.4.2016, via e-mail)

Für mich ist mit der Nachricht, dass ich eine Knie-TEP benötige, eine Welt zusammen gebrochen. Natürlich hatte ich schon seit Teenagerzeiten immer Probleme mit den Knien („Das liegt am Wachstum!", sagten meine Eltern immer). Vielen Dank für das Mutmachen; Ihr Buch war genau das, was ich in der ersten Phase nach der erhaltenen Nachricht und meinem Stimmungstief benötigt habe. (Kerstin B., 4.4.2015, via e-mail)

Danke

Bevor dieses Buch entstehen konnte, haben auch wir Autoren Menschen gebraucht, die uns Mut machen, uns unterstützen. Wir danken deshalb an dieser Stelle wie bei einer Oscar-Verleihung folgenden Lebensbegleitern:

- Für die „Produktion" danken wir unseren Eltern. Sie können nichts für unsere offensichtlich angeborenen Hüftprobleme. Dafür haben sie uns ein gesundes Selbstbewusstsein, Vertrauen in die eigenen Fähigkeiten und positive Energie mit auf den Weg gegeben.

- Für die „Technik" danken wir unseren Operateuren, den Krankenhäusern und Reha-Einrichtungen, die uns buchstäblich wieder auf die Beine gebracht haben.

- Für den „seelischen Support" danken wir unseren geliebten Ehepartnern.

- Für „Rat und Tat" danken wir unseren Freunden und allen Bekannten, die wir im Laufe der Buchentstehung mit dem „Work in progress" konfrontiert haben und die uns mit Kritik und Lob weitergeholfen haben.

Liebe Leserinnen und liebe Leser,
sollte Ihnen dieses Buch Mut gemacht haben, würden wir uns freuen, wenn Sie es weiterempfehlen. Auch sind wir offen für Lob oder Kritik, Anregungen und Ergänzungen sowie Fehlerteufel-Hinweise.
Wir beide mailen gern und freuen uns über Ihre Nachrichten an:
autoren@mut-zur-neuen-huefte.de

Impressum

Herausgeber: Edition Rauchzeichen, Schlossallee 28, 85435 Erding
Text- und Bild-Redaktion: Heidi Rauch, 85435 Erding, und Peter Herrchen, 65207 Wiesbaden, autoren@mut-zur-neuen-hüfte.de
Layout/Produktion: Ursula Erhard, Seestraße 92, 83209 Prien a. Chiemssee, www.prien-erleben.de
Logo-Gestaltung: Edition Rauchzeichen: brunner und gamböck, büro für visuelle Kommunikation, 84208 Landshut, www.brunnergamboeck.de
Druck und Verarbeitung: Bavaria Druck, 80807 München, www.bavaria-druck.de
Redaktionsschluss: 31. Dezember 2017

Fotos:
Heidi Rauch, Peter Herrchen, Hubert Hornsteiner, Volker P. Andelfinger, Joe Petrus (Golf-3D-Aufnahmen, www.image-photo.de), Conny Schweidler (Physio-Aufnahmen, www.connyschweidler.de), Ralf Gamböck (Autorenfoto Heidi Rauch, www.brunnergamboeck.de), Gregor Bresser (Übungen Birgit Ferber-Busse im ABC, www.bressermedia.de), Life-Kinetik (Neureuther-Foto im ABC, www.lifekinetik.com), Bellicon (Trampolin-Foto im ABC, www.bellicon.com), Haider Bioswing (Posturomed-Plattform im ABC, www.bioswing.de), Reit-Foto Wiebke (Sabine Peters; sabinepeters-artfulhorses.blogspot.de), Hans Rauchensteiner (Klaus Augenthaler, www.rauchensteiner.de), Mehmet Vanli (Floor-Barre-Fotos Ingrid und Birgitta), Gustav Ehmck (2 historische Fotos von Birgitta Trommler), clipart (male/female-Signet), Dr. Ingo Baltes (Porträt- und Wanderfoto von Peter).

ISBN: 978-3-00-058530-2

Rechtlicher Hinweis

Die Ratschläge und Empfehlungen dieses Buches wurden von den Autoren nach bestem Wissen und Gewissen erarbeitet und geprüft. Dennoch kann keine Garantie übernommen werden. Eine Haftung der Autoren für Personen-, Sach- oder Vermögensschäden ist ausgeschlossen.

Geschützte Warennamen (Warenzeichen) wurden meist nicht extra kenntlich gemacht. Aus dem Fehlen eines solchen Hinweises kann also nicht geschlossen werden, dass es sich um einen freien Warennamen handelt.

Wir möchten ausdrücklich darauf hinweisen, dass dieses Buch nur von uns beiden Autoren finanziert worden ist. Wir haben keinerlei Zuwendungen, Werbekostenzuschüsse oder Ähnliches von den genannten Personen oder Unternehmen erhalten.